정신건강 전문가를 위한

알기 쉬운 정신병리학

-정신병리에 대한 현상학적 이해-

이근후 · 박영숙 공저

圖書出版 하나醫學社

책을 내면서

이 책은 1976년 정신의학 강의 교재로 마련되었던 「精神醫學的 人間生物學」을 근간으로 하고, 그 이후 정신병리 강의를 지속하면서 보완하였던 내용들을 정리하여 완성되었다. 국내외에서 정신의학 강의교재와 저서들이 다수 출간된 상태이지만, 이 책을 지금 출간하고자 하는 몇 가지 이유가 있다.

첫째 공식적인 정신장애 역학 조사에 의해 높은 정신장애 발병률이 밝혀지고 있을 뿐만 아니라 일반인들의 정신건강 문제가 심각한 사회문제로 떠오르고 있는 현실에 대한 보다 적극적인 대처 노력이 필요하다는 인식을 바탕으로 하고 있다. 정신건강 문제는 아동 청소년이나 대학생을 비롯한 젊은 이들에게도 빈번하게 발생되고 있다는 점에서 어느 연령층도 자유롭지 못한 상태에 있다. 이러한 상황에서는 무엇보다 적극적인 대처가 요구되며 특히 조기 대처가 이루어져야 한다. 뿐만 아니라 체계적이고 조직적인 대처가 필요하다. 이를 위해서는 제한된 정신과 전문의뿐만 아니라 가족, 교사, 직장인 모두 정신병리 현상에 대해 인지할 수 있어야 하고 조기 대처가 무엇보다 중요하다는 인식 아래 노력해야 할 필요가 있어서이다.

둘째로는 정신건강 문제가 급증되고 있고 이에 따라 정신건강 문제를 다루어야 하는 전문가에 대한 수요가 급증되고 있는 상황이라는 점에서이다. 이러한 상황에서 바람직하기는 정신병리를 치료하는 기관에서 일정 기간

전문적인 훈련과 교육을 받은 전문가들이 정신건강 현장에서 활동하는 것이 무엇보다 중요하다. 그러나 현실적으로 임상 현장에 들어가서 정신병리 현상을 직접 관찰하고 실습하는 경험을 할 수 있는 기회는 현실적으로 매우 제한적이다. 이러한 상황으로 인해 정신장애에 대한 체계적인 훈련과 경험이 부족한 비전문가들이 정신병리 문제를 접하게 되는 경우가 발생되기 마련이다. 이러한 상황이 발생된다면 이러한 현상은 정신장애 증상을 갖고 있는 개인뿐만 아니라 이를 돕는 입장에 놓이게 되는 개인에게도 매우 부정적인 결과를 끼치게 된다. 증상을 앓고 있는 개인에게는 전문적이고 정확한 진단과 평가를 받지 못함으로써 적절한 치료의 기회를 갖지 못하게 됨으로 말미암아 증상이 악화되는 불행한 사태까지 발생될 수도 있다. 뿐만 아니라 비전문가가 고통 받고 있는 개인을 돕고자 하는 마음과는 다르게 오히려 해로운 영향을 미치게 되고 이로 인해서 전혀 인지하지 못하는 상황에서 피해를 입히게 되는 입장에 처할 수 있게 된다는 점에서 매우 불행한 상황이 발생하게 된다.

셋째로는 조기 발견과 조기 대처 노력은 가장 가까이 있는 가족에 의해 이루어지는 것이 효율적이고 바람직하다는 점에서 가족이 정신건강 문제와 정신병리적 현상을 정확하게 인식하는 것이 매우 중요하다.

이와 같이 심각한 문제로 떠오르고 있는 높은 정신장애 발생과 정신건강 문제를 적극적으로, 보다 효율적으로 대처하기 위해서는 전문가뿐만 아니라 가족이나 학교 교사, 직장 동료 등 주변 사람들이 정신건강 문제에 대한 인식을 갖는 것이 매우 중요해지고 있는 상황이다. 이에 따라 정신병리적 현상을 정확하게 이해할 수 있도록 돕는 길잡이 역할을 하는 안내서가 필요하다고 판단되었다.

이 책은 정신적 증상을 지닌 본인, 그리고 가족, 또한 증상을 가진 개인과 가족을 돕고자 하는 전문가들을 대상으로 한다는 점에서 이해하기 쉽도록 저술하고자 하였다. 그리고 정신병리적 현상을 쉽고 정확하게 이해하는 것을 돕기 위해 사례들을 제시하고자 노력하였다.

이 책은 저자가 1976년부터 강의록으로 사용하였던 「精神醫學的 人間生物學」과 저자가 1988년에 번역하였던 「최신 임상정신의학」 (Kolb & Brodie, 1982)을 근간으로 하여 쓰였다. 이 책은 전문가 수련 과정이나 정규 교육을 위한 교재로서 뿐만 아니라 정신건강 문제와 정신장애에 관한 이해를 돕도록 한다는 목적에 따라 구성되었다.

이 저서 출간을 위해 노고를 아끼시지 않은 하나의학사 오무근 사장님께 진심으로 감사드린다. 또한 이 책이 출간되는 동안 저자가 강의했던 「정신병리」 수업에 깊은 관심과 애정을 갖고 참여함으로써 이 책이 출간될 수 있도록 도와주었던 고려사이버대 수강생들에게도 고마운 마음을 전하고자 한다.

이 책의 출간이 정신장애에 대한 이해를 높이고 조기 대처와 적극적인 예방이 이루어지는데 조금이나마 도움이 되기를 기대해본다.

북악산 자락 신영동 연구실에서

저자 이근후

목차

목차

목차

목차

목차

목차

제 1 장 정신건강

한국 사회는 경제적, 사회적, 문화적으로 급격한 발전을 이루면서 세계적 수준에서의 성취를 다각적인 측면에서 달성해왔다. 특히 이러한 사회적 발전을 주도해 온 원동력으로서 교육적인 열기는 세계적으로 주목 받아 왔다. 그러나 이러한 사회적 발전 이면에는 다양한 부정적 현상들이 초래되고 있는데, 그 가운데 하나는 사회적, 개인적으로 겪고 있는 심각한 심리사회적 스트레스와 높은 비율의 정신장애의 발병 현상이다. 강도 높은 심리사회적 스트레스 현상과 높은 정신장애의 발병율은 취약성-스트레스 정신장애 이론을 근거로 할 때 매우 밀접한 관련이 있다.[1]

이러한 현상은 한국인의 정신장애 역학조사 결과에서 나타나고 있다. 최신 역학조사 결과에 해당되는 2006년 한국인 정신장애 발생 역학조사에 의하면, 전체 한국인 가운데 평생 적어도 한 가지 이상 주요 정신장애-알코올 사용장애, 니코틴 사용장애, 정신병적 장애, 기분장애, 불안장애 포함-를 앓았던 적이 있는 경우는 29.0%라고 밝혀졌다(조맹제, 장성민, 함봉진 외, 2009). 주요 정신장애 가운데 가장 유병율이 높은 정신장애는 기분장애였고, 기분장애 가운데서 주요우울장애가 가장 발병율이 높은데, 평생 유병률은 5.6%였다. 2006년 시행된 한국인의 정신장애 역학조사 연구는 최근에 실시된 연구이고, 전국 인구를 대상으로 비례배분표집에 의해 실시되었고 그 결과 최종적으로 6,510명을 대상으로 1차 검사와 더불어 2차 면담을 실시하는 조사과정으로 진행되었다는 점에서 이 역학조사 결과는 한국인의 정신장애 발병에 관한 가장 신뢰로운 자료라고 볼 수 있다. 이러한 역학조사 결과를 바탕으로 추정해볼 때 현재 한국 사회의 정신건강의 심각도를 짐작해

1) 취약성-스트레스 이론은 환경적 스트레스 자극을 받는 상태에서 개인에게 존재하던 취약성이 정신장애로 발현된다는 내용을 중심으로 하는 정신장애 발생 원인 및 과정을 설명하는 이론으로 (Zubin & Spring, 1977: 권석만, 2003에서 재인용)에 의해 정신분열증 취약성-스트레스 모델로 제안되기 시작하였고, 이후 통합적 정신장애 발병 이론으로 심리장애를 이해하고 효과적으로 치료하는 개념 모형으로 제시되고 있다(Perris, 1981, 1985; 원호택, 1997에서 재인용).

볼 수 있다. 2010년 통계청에 의해 산출된 총 인구는 48,219,000명(국가통계포털 KOSIShttp://www. kosis.kr/ wnsearch/totalSearch.jsp)이므로, 총 인구수에 한국인의 정신장애 평생 유병률을 연결지워 본다면, 한국인 가운데 약 1,300만명이 평생 동안 최소한 한 가지 이상 주요 정신장애를 앓게 되는 것으로 계산된다. 이는 매우 높은 정신장애 발병율이라고 평가될 수 있다. 특히 주요 정신장애들 가운데 우울장애가 가장 높다는 역학조사 결과(조맹제 외, 2009)와 우리나라 자살률이 인구 10만명당 28.4명으로 경제협력개발기구(OECD) 34개 국가 중 가장 높다는 결과는 한국인의 정신건강 문제의 심각도를 보여주고 있다(OECD 국가들의 평균 자살률은 11.2명/10만명당)(보건복지부, 2010, pp.777 - 778).[2] 특히 10대, 20대, 30대에서 사망원인 가운데 자살이 1위를 차지하고 있고, 이와 더불어 10대 청소년 자살이 급증하고 있다는 점에서 그러하다. (http://kostat.go.kr/portal/korea/kor_ko/5/2/index.board?bmode=read&aSeq=179513).

한편 아동 및 청소년들의 정신건강 문제 역시 그 심각성을 드러내주고 있다. 서울특별시학교보건진흥원(2010)에서 발간한 학교보건연보에 따르면 초등생 및 중학생, 고등학생, 총 38,000명 이상을 대상으로 인터넷 - 게임중독, 우울증, 불안장애, 주의력결핍 - 과다활동장애를 1차, 2차에 걸쳐 선별한 결과, 선별검사 대상자 전체 학생 가운데 5.3%가 불안장애, 인터넷 - 게임중독 등 정서장애와 행동장애가 우려되는 수준인 것으로 밝혀졌다. 또한 대상학생들 가운데 4.6%가 2차 선별검사 결과에서 우울증이 우려되는 수준인 것으로 보고되었다. 한편 2005년 서울시 학교보건진흥원에 의해 실시된 정신건강 조사 결과에서는 더욱 높은 비율을 나타내고 있다. 대상자는 서울시

2) 우리나라 자살사망자는 인구 10만명당 2006년 21.5명, 2007년 23.9명, 2008년 24.3명, 2009년 28.4명으로 지속적으로 늘고 있다(보건복지백서 2010. pp.777-778).

〈그림 1-1〉 OECD 국가 자살률 비교 (인구 10만명 당 자살율)

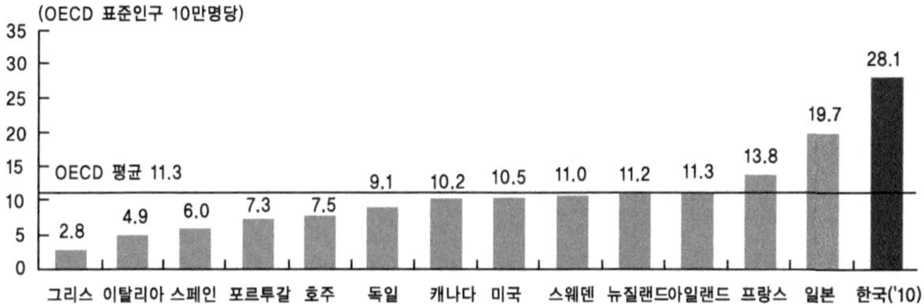

출처 : OECD, 「OECD Health Data, 2010」, 통계청, 「2009년 사망원인통계 2010」 (보건복지부, 2010, p.778).

6개 주요 권역에서 무작위로 선정된 초, 중, 고등학생 2,672명이었으며, 정서-행동 문제 및 정신장애 검사로 조사된 결과에 의하면, 행동장애 25.7%, 불안장애 23.0%, 기분장애 1.9%, 틱 장애 등 기타 정신장애 5,7%, 정신분열증 0.04%, 물질남용 및 의존장애 0.23% 수준으로 정신건강 문제가 있음이 보고되었다. 이와같이 소아 청소년을 대상으로 실시된 전자와 후자의 2번의 선별검사 시행 결과가 상당한 차이를 나타내고 있는데, 이는 조사방법의 차이에 의한 결과일 수 있다. 즉 2010년 조사에서는 1차 선별검사, 2차 선별검사 및 면담과정을 거치면서 진행되었고, 2005년 조사에서는 1차, 2차 과정이 모두 심리검사만을 대상으로 하였다는 차이점이 있다. 뿐만 아니라 2010년 조사에서는 정신건강 및 정신장애 뿐만 아니라 아동 청소년의 건강문제까지 포괄적으로 조사하였던 반면, 2005년 조사에는 정신건강문제만을 집중적으로 다루고 있다는 점에서 차이 있는 결과가 도출되었을 수 있다. 이러한 점을 고려한다고 하더라도 두 차례의 정신건강 선별검사 시행 모두에서 나타난 결과는 매우 충격적이라고 지적하지 아니할 수 없다. 특히 우려되는 현상은 우리나라는 OECD 국가 중 자살 1위, 10대 청소년들의 자살율이 급증되고 있다는 점이다.

이와 같은 한국인의 정신장애 역학조사 연구 및 아동 청소년 대상 정신장애 선별검사 결과는 정신장애 조기 발견과 조기 대처의 필요성 뿐만 아니라 예방적 접근이 매우 시급하게 요구되고 있음을 나타내주고 있다.

이러한 상황에서는 초기 정신장애 증상을 지니고 있는, 미확인된 정신장애자들이 학교 교실장면이나 상담 장면에 노출되고 있을 가능성을 충분히 예견할 수 있다. 정신장애 진행과정에서 초기에는 정신장애 증상이 잘 발견되기 어렵고 인식되기 어렵다는 점에서 치료적 환경이 아닌, 교육장면이나 상담장면에서 초기 증상의 발견이 매우 중요하다는 점이 지적될 수 있다. 이러한 상황에서는 정신장애를 치료하는 전문가가 아니더라도 교육자나 상담 전문가들이 초기 증상을 발견할 수 있고 이에 대한 적절한 도움을 제공할 수 있어야 한다. 이를 위해서는 다양한 영역에서의 전문가들이 정신장애 증상들을 정확하게 인식할 수 있어야 하고 치료 전문가와 연결해줄 수 있어야 한다. 이러한 정신장애 발견 및 치료기관과의 연결이 이루어질 수 있도록 정신장애 관련 증상들을 총체적으로 이해할 수 있도록 하고자 한다.

정신건강의 정의

세계보건기구 WHO (World Health Organization)에서는 건강 사업들 가운데 정신건강을 가장 중요한 사업으로 제시하면서 정신건강의 정의를 반복적으로 수정하여 왔다. 특히 2001년에는 정신건강 증진을 국제적 건강사업 중 가장 중요한 사업으로 결정하면서 포괄적이고 실행적인 정신건강 개념을 제시하고 있다. 이러한 정신건강 정의에 대해 살펴보면 다음과 같다.

"건강이란 신체적, 정신적, 사회적 안녕상태이며, 질병에 걸리지 않았다거나 쇠약하지 않은 상태가 바로 건강을 의미하는 것은 아니다"(WHO, 1948).

Ottawa 건강증진 선언(1986)에서는 다음과 같이 건강 및 건강 증진에 대해 정의 내리고 있다.

"개인이 자신의 건강에 대한 통제력을 높이고, 건강을 개선해나갈 수 있는 과정이다. 온전한 신체적, 정신적, 사회적 건강상태를 달성하기 위해서는 개인이나 집단이 이러한 목표를 인식할 수 있어야 하고, 이러한 요구를 충족시킬 수 있어야 하며, 환경을 변화시키거나 환경에 대처할 수 있어야 한다. 건강이란 삶의 목표가 아닌, 일상생활의 자원(resources)으로 인식된다."(WHO, 1986).

위 내용에서 주목되는 점은 개인의 통제 능력을 강조하고 있으며, 개인이나 집단이 건강의 중요성을 인식하고 이를 실현해나가야 함을 강조하고 있다는 것이다. 이와 더불어 건강은 개인이나 사회의 주요한 자원으로서 건강한 생활방식이 필수조건으로 요구됨을 강조하고 있다.

2001 정신건강 보고서(Mental Health Report 2001)에서는 정신건강의 개념을 재확인하고 정신건강을 위한 전략을 제시하고 있다(WHO, 2001). 정신건강의 정의에 앞서 정신건강이란 생물학적, 심리적, 사회적 요인 간 복잡한 상호작용의 결과임을 밝히면서 정신건강 정의를 다음과 같이 제시하고 있다.

"정신건강이란 개인이 자신의 능력을 인식하고 있고, 일상생활에서의 정상적인 스트레스를 대처할 수 있으며, 생산적이며 유익한 일을 할 수 있으며, 지역사회에 기여할 수 있는 상태이다." (WHO, 2001).

"정신건강은 다른 문화권에서 학자들에 따라 다양하게 정의되어 왔다. 정신건강의 개념은 주관적 안녕감 subjective well-bing, 자기효능감(效能感)[3] self-efficacy, 자율성 autonomy, 능력 competence, 세대간 의존관계 intergenerational dependence, 그리고 지적, 정서적 잠재력의 자기실현 self-actualization 을 포함한다.

위 내용에서 살펴보면, 정신건강이란 신체적 건강과 더불어 정신적, 사회적 건강이 함께 요구된다. 또한 질병이 없는 상태가 곧 건강상태는 아님을 강조하면서, 보다 적극적인 의미에서의 정신건강에 대해 강조하고 있다.

비교문화적 관점에서 볼 때, 문화적 배경을 고려하지 않고 정신건강을 정의하는 것은 매우 신중해야 하지만, 일반적으로는 정신건강이란 정신장애가 없음을 의미한다는 내용 이상으로 포괄적인 의미를 담고 있다는 점에서 동의하고 있다(WHO, 2001).

정신건강 개념을 포괄적으로 정리해보면 다음과 같다.

(1) 자아, 가족, 사회적 영역에서의 포괄적인 정신건강

① 자아 관련 정신건강 : 자아 인식, 자율성, 능력, 자아 실현

② 가족 관련 정신건강 : 세대간 의존

③ 사회 관련 정신건강 : 사회적 기여, 생산적인 일

(2) 정서적, 인지적, 행동적 측면에서의 포괄적 정신건강

① 정서적 : 스트레스 적응

3) 자기효능감 self-efficacy 자기 능력에 대한 강한 확신

② 인지적 : 능력, 자기 효능감

③ 행동적 : 생산적 일, 사회 기여

(3) 안정과 도전의 측면을 포함하는 포괄적 정신건강

① 적응과 안정 : 일상적 스트레스 대처와 적응

② 생산성과 기여 : 생산적인 일, 사회 기여

③ 잠재성의 실현 : 자아 실현

세계보건기구가 설정한 정신건강 개념은 세부적으로는 다음과 같이 기술될 수 있다.

첫째, 뚜렷한 자기 정체감을 지니고 있고, 인생의 목표를 자발적으로 추구하는 사람

둘째, 개인에게 괴로운 현실이라고 하더라도 이를 수용하고 환경의 변화에 적응하는 능력을 지닌 사람.

셋째, 대인관계에서 상대방의 입장을 생각하고 이해할 줄 알고 대인관계를 지속적으로 유지할 수 있는 사람

넷째, 만족스러운 이성 관계를 유지할 수 있는 사람

다섯째, 자신의 능력을 현실적 수준에서 직면하고 받아들일 수 있는 사람.

여섯째, 사회적 직업적 적응을 잘하고 자신이 갖고 있는 능력을 실현함으로서 성취감을 경험하는 사람.

이런 조건을 충족시킬 수 있는 사람이라면 정신적으로 건강한 사람이라고 할 수 있다. 그렇다면 정신건강이란 보다 넓은 의미에서는 어떻게 정의내려질 수 있는가? 이에 대해서도 세계정신보건기구가 설정해 둔 기준이 있다.

첫째, 신체적으로 안녕상태에 있어야 한다(physical well-being).

둘째, 정신적으로 안녕상태에 있어야 한다(emotional well-being).
셋째, 사회적인 안녕상태에 있어야 한다(social wel-lbeing).
넷째, 영적인 안녕상태에 있어야 한다(spiritual well-being).

여기서 안녕상태란 조화의 의미를 포함한다. 쉽게 설명한다면 몸만 건강하다고 마음이 건강하다고 말할 수는 없다는 것이다. 정신도 맑아야 한다. 그렇다면 몸도 튼튼, 마음도 튼튼하다는 것이 건강한 상태인 것인가? 아니다. 몸과 마음이 아무리 튼튼하다고 할지라도 사회인으로서 사회적 역할을 적절하게 수행할 수 있어야만 한다.

최근에 와서는 이에 만족하지 않고 영적 안녕상태까지 요구되고 있다. 영적 안녕상태란 특정 종교에서 많이 사용하는 용어라고 해서 그 교인을 칭한다고 아전 인수하는 사람도 있으나 그런 의미가 아니다. 어떤 개인에게도 영적 상태는 존재하기 때문에 고도의 성숙성을 의미하는 것으로 해석된다.

한편 정신건강 세계연합회(the World Federation for Mental Health)에 의해 정의 내려진 정신건강 개념에 따르면, 정신건강이란 절대적이거나 이상적 수준에 있음을 의미하는 것이 아니라, 개인의 잠재력 수준에 따라, 개인을 둘러싼 변화되는 사회환경에 따라 가능한 범위에서 최선의 정신건강 수준이 유지되는 것을 의미한다. 즉, 정신건강이란 개인의 능력이나 개인이 처한 사회 환경적 맥락에 따라 상대적이라는 것이다.

여기서 제시되는 정신건강의 정의가 주목되는데, 정신건강이란 이상적 수준을 의미하는 것이 아니라, 개인의 잠재 능력에 따라 가능한 수준에서, 그리고 개인이 속한 환경적 맥락에 따라 가능한 수준에서 최선의 정신건강 상태이면 충분하다는 점을 지적하고 있다는 점이다.

한편 미국정신위생위원회(National Committee for Mental Hygene)에서

는 정신건강의 개념을 다음과 같이 제시하고 있다. "정신건강이란 정신장애를 앓고 있지 않은 상태만으로 충분한 것이 아니며, 만족스런 인간관계와 그것을 유지해 나갈 수 있는 능력"을 의미한다. 즉 모든 종류의 개인적, 사회적 적응을 포함하여, 어떠한 환경에도 대처해 나갈 수 있는 건전하고, 균형 있고, 통일된 성격발달'을 의미한다(NCMH; 이영호, 2003에서 재인용).

또한 프로이드는 일하고 사랑할 수 있는 능력이라는 간략한 정의를 통해 정신건강을 정의하였다. 세부적으로 보면, 첫째 일을 즐길 수 있는 능력으로서 일을 그 자체로 즐길 수 있으며, 사랑받거나 지배하기 위한 수단으로 일을 하는 것이 아니라는 것이다. 또한 사랑할 수 있는 능력으로서 미성숙한 사랑, 신경증적 사랑, 즉 부모와의 해결되지 않은 애정관계가 전이된 사랑의 관계가 아닌, 성에 대한 억압되거나 왜곡된 성이 아닌, 자신의 본능을 최대로 즐길 수 있고, 상대방과 성인으로서 사랑과 성을 즐길 수 있는 상태라고 정의 내리고 있다.

정상과 비정상의 구분

흔히 우리들은 정상이란 말을 많이 사용하면서 그 기준에서 벗어나면 비정상이라고 본다. 그 기준이라고 하는 것이 다분히 인위적이다. 이 기준은 시대나 사회 문화에 따라서 각각 달리한다. 가령 옛날에는 얼굴이 통통한 사람을 미인으로 꼽았다. 양귀비가 그렇고 클레오파트라가 그렇다. 다이어트 열풍이 폭풍처럼 불고 있는 요즈음 양귀비나 클레오파트라 시대의 미인 기준은 전혀 의미가 없다. 마찬가지로 정상과 비정상의 구분도 현재 그리고 여기(here & now)가 기준이다. 시대의 흐름에 따라 기준이 바뀔 수 있다는 전제이다. 이를 바탕으로 현재 우리들이 학술적으로나 임상적으로 정상과 비정상을 어떻게 구분하는가를 생각해 본다.

유교적 가치로 살아왔던 과거 시절 우리나라에서는 남녀칠세부동석(男女七歲不同席)이란 말이 있었다. 일종의 행동규범이다. 이러한 행동이 정상인가 비정상인가. 답은 '맞다', '틀리다'가 모두 옳은 답이다. 왜냐하면 그때 그 시절에는 맞는 답이었다. 그러나 지금의 규범은 다르다. 그러니까 현대에서는 틀린 답이 된다. 따라서 Here & Now 를 적용한다면 틀린다는 답이 된다. 이처럼 '현재 그리고 여기에서'를 기준 삼아 정상과 비정상을 구분하는 기준을 숙지할 필요가 있다.

Offer와 Sabshin(1966)은 정상의 기준을 다음과 같은 4가지 기준으로 설정했다. 이 기준에 어긋나면 비정상이란 뜻이다.

(1) 의학적으로 건강해야 정상이다. 감기가 들었다거나 사회적응이 잘 안 된다거나 하는 상태는 일시적인 경우도 있겠지만 건강하지 못한 상태라고 볼 수 있다. 건강하지 못하면 비정상 그룹으로 분류된다(Normality as Health).

(2) 신체적, 정신적으로 최상의 조화를 이루고 만족하게 살아 갈 수 있어야 정상이다. 여기서 최상의 조화란 균형을 의미한다. 평형상태(homeostasis)이며, 인격의 성숙을 의미한다. 대단히 이상적인 수준이다. 이는 정신분석적 개념에서 나온 개념으로서 이상적이고 이룰 수 없는 허구이기도 하다(Normality as Utopia).

(3) 통계적 개념으로는 양극단에 편중되지 않는 평균적인 수준을 정상이라고 한다. 보통 수준에 있다고 할 때 보통이란 단어는 세상에서 흔히 볼 수 있어서 별다르지 않고 평범한 상태를 의미한다. 통계적으로 많은 비율을 차지하는 집단이 정상이다. 가령 안경 낀 사람을 보자. 한 학급 100명 학생 가운데 80명이 안경을 끼고 있다면 이는 정상인가 비정

상인가? 정상이다. 왜냐하면 지금 설명하고 있는 통계적 의미를 부여한다면 정상이다. 100명 가운데 80명의 다수가 끼고 있다면 안경 낀 상태가 통상적인 상태이고 보통의 상태이기 때문이다. 그러나 앞서 지적된 건강 개념으로 보면 아무리 통계적으로는 보통수준이라고 하더라도 의학적으로는 눈이 건강하지 못하다면 비정상이라고 분류되어야 한다(Normality as average).

(4) 발달적 개념에 따라 발달단계에 적절한 행동이 정상이라고 판단된다. 인간은 나서부터 소멸될 때까지 변화 과정을 거친다. 심리사회적 발달단계를 중심으로 발달심리학적 개념에서 정상적 행동을 판단하는 접근방식이다. 인간은 단계별로 성장과정을 겪는데 성장을 멈추고 고착되거나 퇴행을 한다면 비정상적인 것이다. 가령 키는 성장판에 의해 발달되는데 성장판에 병변이 있으면 성장을 멈춘다. 어린이가 어른이 되자면 인격발달 과정을 겪는다. 인격발달과정에 적응하지 못하거나 발달과정이 멈춘다면 정상이 아니란 뜻이다. 꾸준히 성장하고 변화하는 사람이 정상이란 뜻이다(Normality as process).

위 기준에서 보면, 정상과 비정상을 구분하는 경계는 신체적인 경우에 비해 심리적인 경우는 불분명하다. 예를 들면 신체적으로는 질병인지 아닌지가 다양한 기준에 따라 진단될 수 있지만, 심리적으로는 정상인지, 비정상인지 구별하는 경계가 정확하게 제시되기 어렵다. 앞으로 정신장애 진단이 생물학적, 의학적 접근에 따라 명백한 경계를 제시할 수 있다면 정상과 비정상에 대한 혼돈은 줄어들 것이다.

정상과 비정상을 이해하면서 유의해야할 몇 가지를 지적해 둔다.

첫째, 확인된 환자와 미확인된 환자라는 개념에서 이해하자. 증상론적으로 보면 우리 모두는 정신장애의 증상에서 정도의 차이가 있을 뿐 조금씩은 정신장애적 경향성을 지니고 있다. 예를 들면 심각한 좌절에 부딪치면 우울감, 불면증, 식욕저하 등 다양한 증상들을 정도의 차이는 있을지라도 대부분의 사람들이 겪게 된다. 이런 점에서 전문가를 찾아와 진단기준에 의해 진단을 받으면 확인된 환자이고, 설령 증상을 갖고 있더라도 치료자에 의해 확진이 안된 상태로 살아간다면 미확인 환자라고 넓은 의미에서 해석될 수 있다.

둘째, 사회문화적 다양성을 이해하는 수준에서 생활습관의 잘못이 불건강을 초래한다는 사실을 직시하자. 정신장애 전반을 유년기의 생활적응 습관의 영향으로 보는 시각도 있다.

셋째, 정상에 관한 신화를 과신한 나머지 병리현상을 이해하는데 혼돈을 가져서는 안 된다. 사회 환경이나 문화적 환경은 시대에 따라 항상 변동하는 것이기 때문에 이 변동에 대한 이해를 높여야 한다. 정상의 기준이 영원불변하는 기준이 아니라는 인식이 요구된다.

[학습목표]

1. 정신건강에 대해 학습한다.
2. 세계보건기구에서 제시하는 정신건강에 관한 조건들을 이해한다.
3. 정상과 비정상을 평가하는 기준에 대해 학습한다.
4. 정신건강에 대한 지식 및 이해를 일상생활에서 활용한다.

[학습내용]

1. 정신건강의 이해
2. 정상과 비정상의 구분

3. 정상과 비정상의 평가기준
4. 학습정리
5. 퀴즈
6. 참고문헌

[학습정리]

1. 정신이란 사고, 판단, 감정 등 심리적 요인들과, 의식적, 무의식적 과정을 포함하는 정신생활 전반을 의미한다.
2. 정상과 비정상을 구분할 줄 알아야 한다. 정상과 건강은 다른 개념이다. 건강해도 비정상이 있고 정상이라도 불건강이 있다.
3. 정상과 비정상을 구별하는 기준으로 의학적 질병 유무, 신체와 정신의 조화, 통계적 일탈 정도, 발달적 정상 범위를 제시하였다.
4. 정신장애는 심리적 현상 또는 행동적인 성향으로 나타나는 장애이며, 전반적인 기능장애를 수반하기도 한다. 원인은 다양하다
5. 정신장애의 기준은 DSM-IV 와 ICD-10을 사용한다
6. 정신병리란 비정상적인 인격기능을 말하며, 행동, 사고, 의식에서 눈에 띄는 변화가 나타나거나 전체적인 반응 양상 즉 인격의 변화에 이르기까지 다양하게 나타난다.

[퀴즈]

1. 사람들은 모두 정신 병리적 잠재력을 갖고 있다. 다만 확인된 환자인가 미확인된 환자인가가 다를 뿐이다.

   [정답] O
2. 중학교 1학년 1반 학생 50명 중 안경을 낀 학생이 40명이다. 안경 낀 사

람은 건강하다.

[정답] (X)

[해설] 안경을 끼는 것이 건강한 것은 아니다. 많은 학생들이 안경을 끼었다면 안경 낀 학생은 통계적인 기준에 따르면 정상이라고 판정될 수 있다.

3. 심리적, 정신적 질병이 없으면 정신적으로 건강 상태이다.

[정답] X

[해설] 정신적 건강상태와 질병이 없는 상태가 일치되는 것은 아니다.

[참고문헌]

권석만 (2003). **이상심리학**. 서울: 학지사.

국가통계포털. KOSIShttp://www.kosis.kr/wnsearch/totalSearch.jsp

보건복지부 (2010). **2009 보건복지백서**. 보건복지부.

서울특별시학교보건진흥원 (2010). **학교보건연보. 제 40호**. 서울특별시학교보건진흥원.

원호택 (1997). **이상심리학**. 서울: 법문사.

이근후 (1975). **정신의학적 인간생물학**. 정신의학강의용교재. 비출간물.

이영호 (2003). **정신건강론**. 서울: 현학사.

조맹제, 장성만, 함봉진, 정인원, 배안, 이영문, 안준호, 원승희, 손정우, 홍진표, 배재남, 이동우, 조성진, 박종익, 이준영, 김준영, 전홍진, 이해우 (2009). 한국 주요정신장애의 유병률 및 관련 요인: 2006 전국정신질환역학조사. **신경정신의학**, 48:3, 143-152.

NCMH National Committee for Mental Hygiene. http://www. britannica.com/EBchecked/topic/375371/mental-hygiene.

OECD, 「OECD Health Data, 2010」, 통계청, 「2009년 사망원인통계 2010」. http://kostat.go.kr/portal/korea/kor_ko/5/2/index.board? bmode=read&aSeq=179513

Offer, D. & Sabshin, M. (1966). *Normality: Theoretical and clinical concept of mental health*. Oxford, England: Basic Books.

World Health Organization WHO (1948). http://www.euro.who. int/__data/assets/pdf_file/0003/152184/RD_Dastein_speech_wellbeing_07Oct.pdf.

World Health Organization WHO (1986). http://www.euro.who.int /__data/assets/pdf_file/0004/129532/Ottawa_Charter.pdf http://www.who.int/hpr/NPH/docs/ottawa_charter_hp. pdf.

World Federation for Mental Health. http://www.britannica.com/EBchecked/topic/648294/World-Federation-for-Mental-Health .

World Health Organization WHO (2001). *The World Health Report 2001. Mental Health: New understanding, new hop.*

제 2 장 정신장애

초기 정신장애에 대한 이해

정상과 비정상이란 개념만 가지고 정신장애를 정의하기에는 한계가 있다. 서로 다른 기준에 따라 정상과 비정상이 판단된다면 판단 기준의 차이로 인해 정상과 비정상에 대한 판단이 일치되지 않는 경우를 발견하게 된다. 이런 모순에도 불구하고 정신의학에서는 현상학적인 증상이나 정신분석적 개념 중심의 증상론, 자극에 대한 반응으로서의 증상 등 시대에 따라 정신장애를 진단하는 기준이 시대에 따라 다르게 발전되어 왔다.

신체의학과 달리 주기적으로 정신장애의 진단기준이나 편람이 개정되어 온 것도 신체의학과 다른 특성을 지녔기 때문이다. 신체의학은 원인, 경과, 결과 그리고 치료 등이 체계화되어 있고, 의학 발달에 따라 교과서도 수정되고 있다. 이에 비해 정신의학은 상대적으로 사변적이고 철학적이고 심리학적 면이 주요 근간을 이루고 있다는 점에서 의학으로서의 충분조건을 갖추지 못하고 있는 점이 지적되고 있다. 그래서 의학의 일각에서는 정신의학은 예술이라고 정의하는가 하면 예술 일각에서는 의학이라고 정의하기도 한다. 모두 일리 있는 주장이다. 그러나 요즈음 와서는 정신의학도 신체의학과 마찬가지로 원인, 경과, 결과, 치료 등 서술적인 방법론이 도입되어 마음도 과학적인 연구방법으로 접근하기 시작했는데 그 역사가 일천하다.

그 최초의 시도가 정신분석학이다. 현재의 추세는 정신분석학적 가설들이 신체의학인 뇌 과학 수준에서 검증되고 있으며, 그 방향으로 괄목할만한 진전이 있는 것으로 보아 정신이란 것도 그 실체를 규명할 날이 멀지 않았다고 본다.

「최신 임상정신의학」의 저자 Kolb는 정신의학이란 무엇인가를 정의하면서 정신장애에 대해 다음과 같이 정의 내리고 있다. '현대 정신의학은 손상된 인격 기능 양상(증상)과 이에 대한 치료를 다루는 의학계의 한 분야로서, 개인의 손상된 인격 기능은 개인의 주관적인 삶이나 타인과의 대상관계, 사회적 적응 능력에 현저하게 영향을 미친다.' (Kolb & Brodie, 1982/1988, p. 14). 이러한 정의에 따르면, 정신장애는 인격기능장애와 관련된 증상이며, 이런 증상을 지닌 개인이 정신장애인이라고 설명되고 있다. 이 장에서는 정신장애의 정의를 이해하고자 하므로, 정신장애 발현의 원인을 상세하게 접근하지는 않을 것이다. 그러나 정신의학 발달 초기에는 유전적, 생물학적 입장에서 정신장애의 발현 원인을 밝히려는 입장이 주도적이었음을 이해하기 위해 이러한 초기 입장에 대해 간략하게 살펴보고자 한다.

서술적 정신의학이 발달되던 당시 「임상 정신병리학」을 저술한 Von Kurt Schneider(1993/1996, pp.18~20)는 비정상적 성격을 유전적 변이로 간주하였고, 이러한 비정상적 성격이 개인적 경험에 의해 강하게 영향 받는다고 하였다(Kaplan & Sadock, 1989, p. 1354). 이와 같이 비정상적 성격이 유전적 변형의 결과라는 Schneider의 입장은 생물학적 요인을 강조하고 있는데, 다음과 같은 설명에서도 나타나고 있다. '무엇이 정신병(psychosis)인가? 라는 질문에서 과학적으로 엄격한 개념이 요구된다면, 이렇게 대답할 수 있다. 제 II군에 포함되는 모든 "병적인" 심리적 장애, 오직 그것만이 정신병이다. 여기서 II군이라고 지적될 수 있는 질병은 신체적 질환의 일종으로서 중독, 마비, 감염, 내과적 질병, 뇌기형, 뇌손상, 뇌동맥경화증, 노인성뇌질환, 간질 등을 포함하고, 심리적 계열로는 급성 의식혼탁, 만성적 인격적 퇴화, 치매, 순환적 감정장애, 정신분열병 등이라고 적시하고 있다. 한편 서양의학의 아버지로 불리우는 Hippocrates(460-375 BC)는 정신장애를 논하면서 다음 질병들을 포함시켰다. 정서장애로는 조증(mania), 우울증(melancholia), 광증(phrenites)을 포함시켰고, 이외에는 간질(epilepsy), 히스테리(hysteria),

산후정신병(postpartum psychosis), 전염병 및 출혈 후 급성뇌증후군(acute brain syndrom) 등에 대해 언급하였다(Kolb & Brodie, 1982/1988. p. 15).

한편 정신분열증의 용어가 개념화되기 이전 Emil Kraepelin(1856-1926)은 조발성 치매(dementia praecox)라는 용어를 사용하였는데, 이 용어는 처음 Morel(1860)에 의해 소개된 개념이다. 한 소년(14세)이 원래 잘 하던 공부를 특별한 이유 없이 잘하지 못하게 되고 흥미를 잃고 시름시름 앓다가 종국적으로는 인격의 황폐화와 치매상태에 도달하는 것을 보고 붙인 이름이다. Kraepelin은 이런 복합적 증후군을 모아 하나의 질병단위로서 조발성 치매란 용어를 사용하기 시작했다. 이런 연구들이 부분적으로 이루어지고 그 결과들이 모여지고 체계화되면서 정신장애의 정의도 변천해 온 것이다. 이러한 과정은 앞으로도 계속될 것이다(Kolb & Brodie, 1982/1988, p. 322).

어떤 사람이 평소와 다른 행동을 하거나 생각을 말하면 듣는 사람들이 손가락을 치켜세워 몇 바퀴 돌리는 상장적인 표현을 한다. '돌았다' 는 표현이다. 돌았다는 말은 제 정신이 아니란 말도 되고 미쳤다는 말도 된다. 미친다는 말은 우리 말로 정신에 이상이 생겼다는 말이다. 상식에 벗어난 행동을 하는 것을 못마땅하게 여기거나 욕하는 상황에서 사용되기도 한다.

미치광이라고 하면 정신이상이 생긴 사람을 비하한 말이다. 상담자는 이런 속어 보다는 학술적인 용어를 이해하고 사용해야 한다.

이제부터 정신장애 개념 및 기준에 대해 자세하게 살펴보고자 한다. 정신장애의 기준을 무엇으로 삼고 있는가를 이해하자면 정신의학에서 통용되고 있는 진단기준을 알아야 한다. 정신의학에선 두 가지 진단 기준을 국제적으로 사용하고 있다. 하나는 미국정신의학회가 만든 진단기준 (DSM IV-Diagnostic and Statistical Manual of Mental Disorders, 1994)이고, 다른 하나는 세계 보건기구에서 만든 진단기준(ICD-10 Classification of Mental

Disorders, Clinical Description and Diagnostic Guidlines, 1992)이다. 이 기준을 만들게 된 역사적 배경을 이해한다면 정신장애의 기준을 보다 쉽게 이해할 수 있을 것이다.

미국정신의학회가 펴 낸 정신장애의 진단과 통계편람 제4권(DSM-IV)의 서문에서 밝힌 내용을 인용한다(APA, 1994/1995, pp. xix-xx).

처음 미국 진단 및 통계편람을 만들게 된 배경은 1840년 인구통계 조사에서 1개 정신장애-백치/정신이상- 빈도에 대한 기록이었다. 1880년에는 정신장애 범주가 7개로 분류되었다-조증, 멜랑코리아, 단일 조증, 부전마비, 주기성 음주광, 간질. 1917년 미국정신의학회 통계위원회는 국립정신건강위원회와 함께 정신병원들이 일치된 방식으로 통계자료를 수집하도록 계획을 세웠고, 이 계획이 인구조사국에 의해 채택되었다. 이런 배경으로 수집된 자료를 토대로 진단기준이 마련되기 시작하였고, 2차 세계대전을 경험하면서 보다 정교한 정신의학적 진단이 필요하게 되었다. 그 당시 세계보건기구에서 국제질병분류(ICD-6)에 처음으로 정신장애 분류가 포함되었다. 이 당시 분류에 포함시킨 진단은 정신증 10개, 신경증 9개, 성격장애, 행동장애, 지능장애 등 7개였다. 미국정신의학회는 이 국제진단분류를 근간으로 발전시켜 정신장애 진단 및 통계편람 제1권을 출간하게 되었다. 이러한 진단 및 통계편람 제작 과정에서 특징적인 양상을 살펴보면, 다음과 같다.

- DSM-I (1952) : 이 진단체계에서는 반응(reaction)이라는 용어를 전반적으로 사용하였는데, 이는 정신장애가 심리적, 사회적, 생물학적 요인에 대한 성격(personality)의 반응(reaction)을 나타낸다는 Adolp Mayer의 심리-생물학적 견해(psychobiological view)를 반영한 결과였다.

- DSM-Ⅱ (1968) : DSM-Ⅰ을 보완하였지만 기본 입장은 Adolf Meyer의 심리-생물학적 입장을 반영하고 정신분석적 입장을 반영하였다. 신뢰로운 진단을 내릴 수 있도록 명백한 정의를 사용해야 한다는 입장이 반영되지 못하였고, 정신장애에 대해 반응(reaction)이라는 용어는 사용되지 않았다.

- DSM-Ⅲ (1980) : 이전 진단체계에 비해 뚜렷한 변화가 있었는데, 명백한 진단 기준의 제시, 다축진단체계의 사용, 정신장애 발병 원인에 대한 이론적 입장에 중립적 입장 취하기, 이러한 중립적 입장에 의한 서술적인 접근이 뚜렷한 변화로 나타났다.

- DSM-Ⅳ (1994) : DSM-Ⅲ 진단체계 이후 정신장애 연구들이 대폭적으로 증가하고 이러한 연구 자료들을 체계적이고 논리적으로 고찰하였고, 그 결과 신뢰롭고 타당하고 보다 정교한 진단체계가 구축될 수 있었다.

- DSM-Ⅴ : 현재 개정판이 진행 중에 있다.

지금으로서는 정신장애에 대한 정의나 분류, 경과 등을 체계적으로 사용할 수 있는 기준은 세계보건기구의 국제질병분류 제 10판 ICD-10과 미국정신의학회의 정신장애 진단 및 통계 편람 제 4판 DSM-Ⅳ가 유일하다.

따라서 정신장애를 판단하는 기준으로 정신적으로 건강하다거나 정신적인 장애가 없다는 정신건강의 정의는 일반적이기는 하지만 질병의 유무와 정도를 측정하는데 유용하게 사용된다. 더욱이 이러한 정의는 스트레스에 부딪쳐 재적응한다거나 질병으로부터 회복하는 능력을 결정하는 일련의 인격 자산에 대해 알고자 할 때 보다 정확하게 평가 내려줄 수 있다.

다른 영역에서도 그러하지만 정신건강이라는 영역에서도 어떤 고정된 경계는 없다. 개인이 본래 지니고 있던 기능이 손상되거나 상실된다든지, 퇴행적 행동이 다시 나타난다든지, 정서가 고갈되거나 왜곡된다는 것은 모두 정신장애가 있다는 임상적인 증거가 될 수 있다.

열이나 염증 및 기타 다른 병적 과정에서 나타나는 생물학적 현상처럼 정신장애 역시 방어하고 보호하고 회복시키려는 목적을 지니고 있으며, 다른 한편으로 정신장애는 상황에 대한 개인의 적응 유무의 결과를 나타낸다. 인격장애 증상이란 자신에게 부과된 심리적, 사회적, 생리적 영향에 대해 적응하려는 개인의 노력의 결과이거나 그러한 노력이 실패한 결과를 나타낸다. 또한 어떤 증상은 자기 자신에게 진실을 숨기려 하거나 어려운 상황에서 빠져 나오려 하거나 불안을 처리하려 하거나 스트레스를 받지 않으려는 시도의 결과이다. 그러한 결과로서 현실과는 동떨어진 대리적인 적응수단을 사용함으로써 감정적으로 평온해지고 자기 나름대로의 자존심을 유지하고 쉽게 충족감을 느낄 수 있게 된다. 그러나 그러한 식의 평온과 보상은 지나치게 자기중심적이며 자신의 충분한 능력 발휘에 제약을 줄 수 있고 주위 사람들의 불만을 사게 된다.

여기에서 자주 언급된 인격장애 (Personality Disorder)에 대해 간단히 언급한다.

누구나 다른 사람과 구분되는 자신의 인격적 특징을 지니고 있지만, 일부 인격유형은 인격장애로 정의 내려지고 있다. 그러한 구분은 대개는 기술적인 수준에서 이루어지므로, 그러한 인격유형이 형성되기까지의 역동성을 잘 이해하기 위해서는 보다 많은 연구가 필요하다.

실제 임상에서 정신과의사의 임무는 환자의 정신병리를 정의하고, 나타나고 있는 이상적 현상의 원인을 이해하려고 노력하는 것이다. 환자의 인격은 그가 스트레스에 반응하는 방법을 결정하며 따라서 정신장애의 증상 표현에 영향을 미치게 된다. 환자를 면담하면서 환자가 지니고 있는 인격구조의 유형이 정신병리 증상과 더불어 정의되어져야 한다.

정신병리적 상태

정신병리(psychopathology)란 비정상적인 인격 기능 상태를 의미하며, 이는 의식적, 사고적, 정서적, 행동적 측면에서 두드러진 장애가 인식되는 수준에서부터 전체적인 반응 양상 즉 인격의 변화가 지속적으로 발생되는 수준에 이르기까지 다양하다. 행동장애로 나타나는 외적인 증상 표현은 몇 세기 전부터 알려져 있었다. Kraepelin은 어느 정도 지속적으로 인지될 수 있는 증상을 중심으로 현대 임상진단 분류법에 나오는 증후군의 모체가 되는 정신증적 행동에 대한 분류 작업을 할 수 있었다. 비정상적인 행동을 계속 관찰한 결과 여러 형태의 정신신경증, 정신지체 및 성인과 아동기의 인격장애를 나눌 수 있었다(대한신경정신의학회, 1997, p.7).

기계도 그 자체의 탄력의 한계를 넘어서는 압력을 받게 되면 이탈되듯이, 인간도 자신의 적응능력 수준을 벗어나는, 불안을 일으키는 스트레스를 받으면 명백한 행동이든 상징적인 행동이든 모두 와해된다. 아무리 건강하게 적응하는 사람일지라도 스트레스에 약한 심리적인 특수 영역이 있기 마련이다. 어떤 경험이 약한 특수영역을 건드려서 불안을 일으키는 경우, 그 불안의 정도가 건강한 적응방법으로 다룰 수 있는 이상의 것이라면, 그 개인은 스트레스나 불안을 신경증적이거나 정신증적 방식으로 처리할 수 밖에 없다. 반복적이거나 축적된 스트레스로 인해 개인의 대처 방식과 "정상적인" 방어가 더 이상 유지될 수 없을 때 개인의 적응수준은 무너지게 된다. 그러나 스트레스 자체만을 정신장애의 유발인자로 생각하여서는 안 된다. 그 보다는 어느 특정 시기의 특정한 개인에 대해 특정 스트레스가 주어질 때 문제가 되는 것이다.

정신생물학적 반응으로서의 증상이란 여러 가지 요인들의 상호작용의 결과이며, 어떤 작용은 환자의 외부에서부터 오기도 하지만 상당 부분 환자 내부의 작용에 의해 이루어진다. 그러므로 증상이 비록 괴상하고 이해하기 힘들다 하여도, 그것은 원인과 의미가 있는 것이다. 이러한 경우에서 예외가 되는 경우로는 노인성 치매와 같이 뇌의 기질적 손상에서 증상이 나타나는 경우를 들 수 있다. 노인성 치매에서의 기억장애나 독성상태에서의 섬망(derilium)[4] 등 기질적인 증상은 사고과정에 관여하는 뇌구조의 신경 작용이 그 기능을 상실함으로써 발생되는 기질적 장애의 결과인 것이다.

이에 비해 신경증적 증상은 생리적이거나 생화학적인 기능 상실로 인한 증상과는 대조적으로 환자가 거의 알지 못하는 심리적인 과정으로 나타난다. 이러한 증상은 정신사회적 기능 손상에 대처하는 방어나 대리방어를 나타내고 있다.

이러한 증상이 지니고 있는 의미와 환자에게 미치는 영향을 알기 위해서는 증상을 일으킨 욕구나 요인이나 상황을 알아야만 한다. "증상이라고 하는 병적인 정신상태는 어려움에 처했을 때 최선의 방법으로 자기 존재를 유지하려는 환자의 노력을 나타낸다."는 사실을 기억하여야 한다. 또한 증상은 정신장애의 표현일 뿐만 아니라 환자가 그 병과 맞서 버티어 보려는 시도이기도 한다. 예를 들면 위축되어 어린 시절로 퇴행하는 것은 정신장애의 증상일 뿐 아니라 능력이 감퇴된 수준에 맞추어 업무를 처리하는 수준으로 되

4) 섬망이란 의식장애로서 의식장애와 더불어 다양한 증상이 복합적으로 나타나는 상태이며 급성 뇌 증후군으로 분류된다. 이 증후군은 갑자기 발병되는데, 의식의 혼탁, 당황, 안절부절못함, 착란, 지남력 장애, 지리멸렬한 언어적 의사표현, 착각, 환각, 근심이나 공포 등의 복합적인 증상을 보인다.

돌아가려는 시도이기도 하다.

정신장애를 이해하는 방식은 환자가 처해 있는 육체적, 감정적 상태와 과거력 및 인격형성에 작용하는 다양한 요인과 증상을 연관지우는 것이다. 정신과의사는 증상을 과거 경험과 연관시키는 동시에 알려져 있는 행동의 역동에 따라서 해석하려고 한다.

[학습목표]

1. 정신병리학적 발달과정을 통해 정신병리학을 이해한다.
2. 정신병리 현상에 대해 학습한다.
3. 정신장애 진단체계의 발전과정에 따른 정신장애 개념 변화에 대해 학습한다.
4. 정신병리적 상태에 대해 이해한다.
5. 고전적인 사례를 통해 증상의 다양성을 이해하는 학습을 한다.

[학습내용]

1. 정신병리의 이해
2. 정신병리 진단체계의 발달
3. 정신병리적 상태
4. 학습정리
5. 퀴즈
6. 참고문헌

[학습정리]

1. 정신의학은 손상된 인격 기능 양상을 치료하는 의학계의 한 분야이다.

2. 개인의 인격기능 손상은 주관적인 삶, 대인관계, 사회적 적응 능력에 현저하게 손상을 가져다 준다.
3. 비정상적 인격기능은 의식적, 사고적, 정서적, 행동적 측면에서 장해를 일으키는 전체적인 양상으로 나타난다.

[퀴즈]

1. 정신병리란 인격의 한 부분에서 나타나는 증상을 의미한다.

   [정답] ×

   [해설] 정신병리는 전 인격적인 손상으로 나타난다.
2. 정신건강 영역에서는 고정된 경계가 존재한다.

   [정답] ×

   [해설] 정신건강 영역에서는 고정된 경계가 존재하지 않으며 개인의 정신건강은 상대적인 일직선상에 위치한다.

[참고문헌]

대한신경정신의학회(1997). **신경정신과학**. 서울: 하나의학사.

이근후 (1975). **정신의학적 인간생물학**. 정신의학 강의용 교재. 비출간물.

American Psychiatric Association. (1994). *Diagnostic and Statistical Manual of Mental Disorders. DSM-IV* (4th ed.). American Psychiatric Association: WASHINGTON, DC.

Kaplan, H.I. & Sadock, B.J. (1989). *Comprehensive* Textbook of Psychiatry. /V. Baltimore: Williams & Wilkins.

Kolb L, C., & Brodie, H. K. H. (1988). **최신 임상정신의학**. (이근후 외 역). 서울: 하나의학사. (원전은 1982에 출판).

Schneider, K. (1996). **임상정신병리학**. (이부영, 한오수 역). 서울:일조각. (원전은 1993에 출판).

World Health Organization (1992). *The ICD-10 Classification of Mental and*

Behavioral Disorders, Clinical Descriptions and Diagnostic Guidelines. World Health Organization.

제 3 장 마음에 대한 이해

정신장애는 세포조직이나 생물학적 과정에 의해서만 발생되는 것이라고 설명될 수는 없다. 정신장애는 생물학적 요인뿐만 아니라 인격기능이 손상된 결과로서 나타나는 것이므로 마음과 관련되어 발생되는 장애인 것이다. 신체적 질병이 생물학적 원인에 의해 발생되는 것이라면, 정신장애는 생물학적 요인과 더불어 주요한 심리적 요인에 의해 발생되는 것이라고 설명될 수 있다. 예를 들면 영유아기에 어머니와의 안정적 관계 형성이 이루어지지 못할 경우 애착장애가 발생할 수 있는데, 이러한 애착장애는 1차적으로 어머니와의 안정적인 애착관계 형성의 실패로 발생되는 것이라고 설명될 수 있다. 또한 아동이 안정적 애착관계를 경험한 후 어머니로부터 벗어나서 스스로의 독립적인 활동을 하게 된다. 즉 분리-개인화 경험을 하게 되는데, 분리-개인화 경험을 하지 못하게 될 때 아동은 어머니로부터 분리되는 데 대한 심한 불안, 즉 분리불안을 겪게 된다. 이와 같이 정신장애는 1차적으로 심리적 요인으로부터 발생된다는 점에서 정신병리 전반에 대해 살펴보기 앞서 마음 현상에 대해 살펴볼 필요가 있다. 이러한 배경에 따라 지금부터는 인간의 마음에 대해 살펴보고자 한다.

정신병리의 발생이 마음으로부터 비롯되지만 정신병리적 현상, 즉 정신병리적 증상은 결과적으로는 마음과 몸의 상호작용에 의해 나타난다. 예를 들면 아이가 어머니와의 분리 경험을 적절하게 경험하지 못한 결과로서 어머니로부터 분리되는데 대해 심한 불안을 경험하게 될 때 불안은 심리적 현상인 동시에 신체적 현상이기도 하다. 즉 불안 증상은 아동의 심리적 상태로 인해서 나타나는 것이기도 하지만 동시에 불안은 신체적 작용으로서 나타나는 것이기도 하다. 이런 상황을 보다 잘 이해하기 위해 이런 상황을 생각해보자. 산속에서 갑자기 무서운 호랑이와 맞부딪치게 되었다고 하자. 이 상황에서 개인은 심한 불안과 공포를 느끼게 될 것이다. 이런 심한 불안과 공포는 심리적 현상인 동시에 신체적 작용의 결과이기도 하다. 이러한 점에서 정신병리 전반에 대해 살펴보기 전에 인간의 행동에 미치는 신체적 요인에 대해서도 살펴볼 필요가 있다. 부연하자면, 정신장애를 이해하기 위해서는 마음과 몸의 관계에 대해서 살펴보아야 한다는 것이다. 지금부터는 인간의 마음에 대해, 그리고 마음과 몸의 관계에 대해 살펴보기로 한다.

심리학, 신경과학, 철학 등 학문영역에서는 사람의 마음이란 무엇인지, 마음과 몸은 어떤 관계에 있는지를 밝히고자 노력해왔다. 마음의 정의에 대해 살펴보자.

Hebb는 "우리의 몸속 어디에 마음이 존재한다는 것인가?" 라고 질문하면서, 마음을 다음과 같이 설명하였다. 물체를 바라보면서 손으로 눈을 가리거나 눈에서 손을 떼어보고, 소리를 들으면서 손으로 귀를 막거나 손을 귀에서 떼어보라. 이럴 때 손으로 눈을 가리거나 귀를 막으면 그 순간까지 보고 듣던 경험이 차단되는 것을 느낄 수 있다. 손으로 막기 전에는 볼 수 있었고 들을 수 있었던 것들이 차단되는 것이다. 이와 같은 경험, 즉 보고 듣는 이 경험들이 마음이 작용하고 있음을 보여주는 증거이다. 눈과 귀는 외부 자극을 마음으로 보내주는 통로이고, 보고 듣는 경험은 마음이 작용하고 있는 결과이다(Hebb, 1980; Vanderwolf, 1998에서 재인용).

한편 사전적으로는 마음이란 개인의 내면에서 느끼고, 지각하고, 생각하고, 의지를 갖고, 추론하는 요소들이라고 정의된다. 일반적으로는 마음이란 정신 활동으로서 , 지각하고, 생각하고, 판단하고, 감정을 느끼는 심리적 과정들이라고 정의되고 있다. 이러한 정의를 도식화하면 〈그림 3-1〉과 같다.

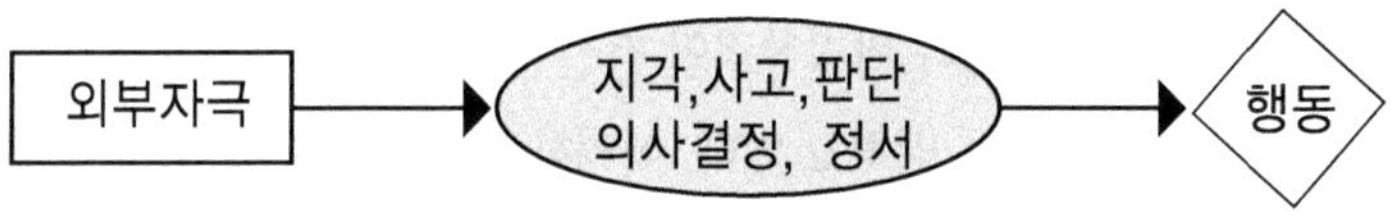

〈그림 3-1〉 마음의 과정

마음과 몸

마음은 몸과 상호작용하는 관계라고 이해될 수 있다. 최근 심리학, 철학, 신경과학, 생물학 영역에서는 마음과 몸의 관계는 상호작용적인 관계라는 점이 인식되고 있다. 과거의 이원론적 인식, 즉 몸과 마음이 대립적인 관계로 인식되거나 독립적인 영역으로 인식되던 이원론적 사고를 벗어나서 몸과 마음의 관계는 상호적인 관계이고, 상호적 관계속에서 인간의 뇌와 마음, 행동은 통합적으로 작용한다는 입장을 취하고 있다(이정모, 2007). 사람의 몸과 마음은 상호적인 관계, 양방적인 관계속에 있다는 것이다. 다시 말하자면, 뇌는 인간의 정신활동과 신체적 활동이 모두 함께 작용하는 집합소라고 인식되고 있다.

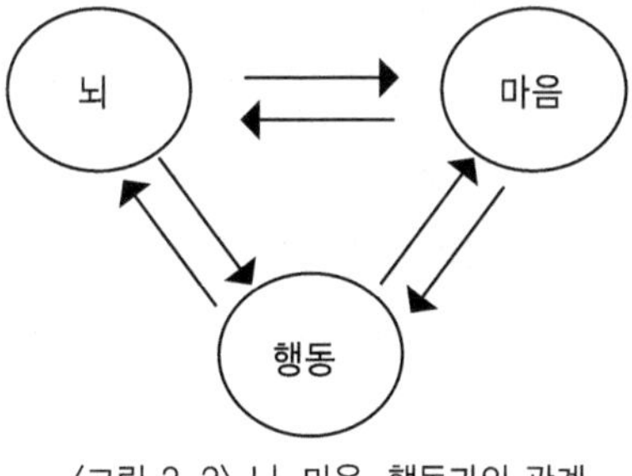

〈그림 3-2〉 뇌, 마음, 행동과의 관계

몸과 마음에 대해 이해하기 위해 영역별로 살펴보기로 하자. 신경과학 neuroscience에서는 인간의 뇌에서 어떻게 심리적 기능과 행동적 기능들이 일어나는지, 정상적이거나 비정상적인 정신현상과 행동들이 어떤 생리적인 기초 에서 발생되는지를 밝히고 있다. 이러한 연구들을 통해 우리의 정신적 기능들이 어떤 생리적 기초를 갖고 있는지, 또한 정신적 기능들은 생리적인 상태에 어떤 영향을 미치는지, 즉 몸과 마음의 상호작용에 대해 밝혀지고 있다(WHO, 2001).

이제부터는 인간의 행동과 학습, 정서를 신경과학적으로 연구하는 신경과학 분야에서는 몸과 마음의 관계를 어떻게 설명하고 있는지 살펴보기로 하자. 신경과학이란 인간의 특정한 행동이나 정서가 뇌의 어떤 해부학적 영역에서 어떤 생화학적, 분자생물학적 활동과 관련되는지를 밝히는 학문이다. 인간의 뇌에 관한 연구는 지난 500년 동안 진행되어 왔다. 최근 분자생물학에서의 발전에 따라 뇌영상촬영기법들이 개발됨으로써 인간이 느끼고 지각하고 사고하는 동안 뇌에서 일어나는 활동들을 촬영할 수 있게 된 것이다. 신경과학은 인지심리학과 연결됨으로써 여러 가지 사고와 정서활동이 뇌의 어떤 특정 영역에서의 활동과 상관이 있는지를 밝혀주고 있다. 말하자면 특정한 방식의 사고를 하는 동안 뇌의 어떤 부위에서 어떤 활동이 일어나는지를 뇌영상 촬영을 통해 확인할 수가 있는 것이다. 인간의 뇌는 유전적, 분자생물학적, 생화학적 정보와 외부 환경에서의 정보를 연결짓는 최고로 복잡한 기능을 담당하므로 현재의 신경과학의 발달은 유아기에 머무르고 있다. 그럼에도 불구하고 현재의 신경과학의 발달적 추세를 고려할 때 미래에는 인간의 복잡한 정신기능과 행동이 뇌와 어떻게 연관되는지를 밝히게 될 것으로 기대된다.

최근 뇌영상화기법의 발달로 인해 뇌와 마음의 관계를 과학적으로 입증할 수 있게 되었다. 즉 의학에서의 최첨단 발달에 의해 뇌영상기법이 개발됨으로써 사람이 사고하고 판단하고 지각하는 동안 활동하는 뇌 상태를 뇌영상화기법을 통하여 촬영할 수 있게 되었다. 이러한 최신 뇌영상화기법을 동원함으로써 정신활동과 뇌활동과의 관계성을 직접적으로 증명해나가고 있는데, 그 예로 마음이론에 대해 살펴보자.

마음이론에 의하면 4세 아이들은 자기 자신과 타인의 마음 현상을 이해하는 능력을 갖게 되며, 11세까지 자신과 타인을 이해하는 마음 능력이 계속 발달된다고 한다(Abu - Akel, 2011). 이와 같이 마음을 이해하는 능력은 타인과의 사회화 과정에서 주로 사용된다. 즉 타인의 마음을 알고 이해함으로써 타인과 적절하게 관계를 맺을 수 있게 되는 것이다. 최신 뇌영상화기법인 기능성 자기공명영상 fMRI(functional magnetic resonance imaging)은 마음이론에서 제기하고 있는 "자신과 타인의 마음을 이해하는 마음 능력"이 뇌의 어떤 영역들과 관련이 있는지, 이러한 뇌 영역들간의 기능적인 상호 연결이 마음 작용과 마음 작용의 손상과는 어떤 관련성이 있는지를 밝혀주고 있다. 즉 자기 자신의 마음상태를 이해하는 능력은 뇌 해부영역 가운데 후두두정 영역 (posterior parietal system)과 관련이 있다는 것이다. 이러한 결과는 개인이 자발적인 행동을 실행하면서 자신의 마음상태가 어떤지를 말하고 있는 동안 뇌에서 일어나는 변화를 기능성 자기공명 영상 fMRI을 통해 촬영한 결과로 나타났다. 이 뇌영역은 다른 사람의 행동을 관찰하는 동안에는 반응을 보이지 않았다. 또한 이 영역에서 손상이 있을 경우 신체 지각의 상실이 일어났다. 그리고 정신분열증환자들의 경우 이 영역에서 과잉활동이 일어났는데, 이와 동시에 환자들은 자발적인 행동을 하고 있는 동안 자신의 행동이 자발적인 것이 아니라 수동적인 행동(자신의 생각과 행동이 자신의 통제에서 벗어나 있다고 믿는)이라는 왜곡된 지각을 보였다.

한편 대한신경정신의학회에서는 2001년 '뇌와 마음의 가교' 라는 제목으로 뇌와 마음의 상호 관련성에 대해 심포지움을 개최하였다. 이제 정상적이든 비정상적이든 마음과 뇌와의 연관성과 상호작용성을 밝히는 연구들이 활발해지면서, 정신활동이 뇌의 활성화에 기인한다는 것은 최근 설득력을 얻고 있다(박종한, 2002).

뇌의 활동이나 이상이 정상적인 정신 활동이나 정신장애를 일으키는 원인일 뿐만 아니라 그와 반대되는 경우도 고려해 보아야 한다. 정신치료나 상담은 뇌에서 시냅스 연결의 강도를 변경시키는 유전자 표현의 변화와 신경세포간 연결의 구조적 변화를 일으킴으로써 행동의 장기적인 호전을 초래할 수도 있을 수 있다(박종한, 2002).

한편 신경과학에서의 뇌와 마음의 상호성에 관한 최근의 연구들은 인지심리학에서도 진행되고 있다는 점에서 심리학 분야 역시 신경과학과 동일한 방향으로의 연구가 진행되고 있다고 말할 수 있다.

한편 몸과 마음에 관한 철학적 관점을 이해하기 위해 정대현(2000)의 논문을 살펴보면, 다음과 같다.

> "사람들은 마음으로 생각한다고 믿는다. 서양철학의 영향을 받은 사람일수록 그렇게 믿는 것처럼 보인다. 서양철학은 이성의 활동이고 이성활동은 생각이고 생각의 주체는 마음이라 간주하였기 때문일 것이다. 그러나 마음만 생각한다라고 말할 수 있는가? 서양 전통에 대한 대안적 모델은 없는가? 이 논문은 한국어에 나타나는 "마음"과 "몸"의 표현들이 생각에 대해 어떤 조명을 할 수 있다는 믿음에서 기획되었다."

한국어에 나타나는 몸과 마음의 관계는 이원론적이라기 보다는 음양론적이라고 할 수 있을 것이다. 데카르트의 이원론은 "생각없이는 내가 존재한다고 상상할 수 없다"는 존재에 있어서의 생각의 필수성과 "몸 없이도 내가 존재한다고 상상할 수 있다"는 존재에 있어서 몸의 우유성(偶有性)[5]으로 구성되어 있다. 즉 이 세계는 생각을 하는 마음과 몸을 구성하는 사물의 두 가지로 만들어져 있다는 것이다. 따라서 마음과 사물은 서로 환원될 수 없고, 이 세계를 조성하는 두 가지 실체라는 것이다. 그러나 몸과 마음의 진정한 관계는 이원적이기보다는 음양론적이라고 생각한다. 먼저 "생각 없이"와 "몸 없이"라는 표현을 이원론을 전제로 하여 이해하였을 때, 데카르트의 이원론의 논변은 타당하다. 그러나 이원론을 전제로 하지 않는 경우 그 논변은 설득력이 없다. "지식이 감성적인 경우를 상상할 수 없다"라는 말은 합리주의를 전제로 하였을 경우에는 참이지만, 합리주의의 이분법을 수용하지 않은 경우에는 이 말은 타당하지 않는 것과 같다.

데카르트의 몸과 마음의 관계론(이분법)을 수용할 수 없다면 대안은 무엇인가? 한국어의 "마음"과 "몸", 두 단어는 한 인격의 안과 밖을 나타낸다고 가정할 수 있다. 한 인격의 안과 밖은 정적인 건물의 안과 밖의 사물적 관계이기보다는 날라 가는 야구공의 아래와 위의 논리적 관계와 같은 것이다. 날라 가는 야구공은 아래와 위를 매순간 가질 수 있지만, 시간 제시 없는 아래와 위는 가질 수 없다. 날라 가는 야구공의 아래와 위는 시간 제시라는 논리적 장치에 의존하여 의미를 갖는다. 마음과 몸의 관계도 날라 가는 야구공처럼 시간 제시라는 장치와의 관계에서 안과 밖의 관계를 갖는 것이다. 특정한 시간과의 관계에서 몸은 마음의 화육신(化肉身)이고 마음은 몸의 화의심(化意心)이라 할 수 있을 것이다. 이를 일반화하면, 몸은 없고 화육신만 있는 것이고, 마음은 없고 화의심만 있는 것이다. 마음을 떠난 몸이 없고, 몸을 떠난 마음이 없는 것이다. 실체적 음양론이 아니라 기능적 음양론을 지향하여

5) 사물이 지닌 성질에는 그 성질이 없어지면 사물 자체도 스스로의 존재를 잃어버리는 것과, 어떤 성질을 제거하여도 그 사물의 존재에는 영향을 주지 않는 것이 있다. 후자의 성질을 가리켜 우유성(偶有性)이라고 한다. 즉 비본질적인 성질을 가리키는 용어이다.

야 하듯이, 사물적 음양론이 아니라 논리적 음양론에 의하면 마음과 몸의 관계를 파악할 수 있을 것이다(정대현, 2000).

이와같이 신경과학, 심리학, 철학에서는 마음과 몸의 상호작용적 관계를 인지하고 최신 신경뇌영상화기법, 예를 들면 fMRI, PET 등을 동원하여 마음과 뇌의 관계성을 과학적으로 입증하는 노력을 기울이고 있다.

정신분석적 입장에서의 마음

한편 최초의 과학적인 마음 연구는 정신분석이론에서 출발되었다고 볼 수 있다. 따라서 지금부터는 정신분석학적 입장에서 몸과 마음 관계를 어떻게 설명하고 있는지에 대해 살펴보기로 하자.

프로이트는 환자들을 치료하는 과정을 통하여 인간에게는 "무의식적 정신현상"이 존재한다는 무의식 가설을 제시하였다. 즉 개인이 깨닫지 못하고 있지만 정신활동이 일어나고 있는 무의식적 정신과정이 존재한다는 것이다. 그리고 무의식적 정신과정은 비정상적 정신기능 뿐 아니라 정상적인 정신기능에 있어서도 빈번하게 발생하며 매우 중요하다는 것이다. 무의식적 정신과정은 인간의 행동을 결정함에 있어서 매우 중요하게 작용하며, 의식적 정신과정은 인간의 마음에 있어서 단지 빙산의 일부에 지나지 않는다는 것이다. 프로이트의 이러한 무의식적 정신과정과 정신현상에 대한 가설은 마음에 대한 인식에 있어서 혁명적인 변화를 가져왔다(Kolb & Brodie, 1982 / 이근후, 1988).

프로이트는 인간의 마음은 의식, 전의식, 무의식상태로 존재하며 의식이란 개인이 알 수 있고 조절하고 통제할 수 있는 정신상태이며, 전의식이란 주의를 집중하면 쉽게 의식에 떠오르는 정신현상이고, 무의식이란 상당한 노력을 기울이고서야 깨닫게 되는 정신현상이라고 하였다. 또한 무의식적 정신영역에 이르는 지름길은 바로 꿈이라는 점을 밝히면서, 무의식적 정신현상을 알기 위한 효과적인 방법의 하나로 꿈의 분석을 제시하였다. 또한 일상적인 행동에서도 우리의 무의식이 중요하게 작용한다는 점을 발견할 수 있는데, 개인의 행동 동기를 자기 스스로는 의식하지 못하지만, 관찰자에게는 명백하게 보이는 경우를 들 수 있다.

사례를 통해 살펴보기로 하자. 한 어머니가 자녀에게 지배적이고 강요적이면서도 스스로 생각하기에는 오로지 아이에게 최선의 것을 해주려고 하고 있고 자신은 대단히 희생적인 존재하고 생각하였다. 관찰자는 어머니의 무의식적 욕구(동기) - 아이를 지배하려는 - 를 알아차린다. 그러나 어머니 자신은 스스로의 욕구를 인식하지 못한다.

한편 무의식적 심리현상은 일상적인 생활 속에서도 일어난다. 예를 들면, 일상생활에서 일어나는 하찮은 실수, 우발적 사고 등에서 무의식적 현상이 발견될 수 있다. 예를 들어 보자. 한 남성이 그의 결혼식날 아침에 신부를 데리러 신부의 집으로 차를 몰고 가다가 파란색 신호등에서 앞으로 나아가지 않고 멈추어 있었다. 그는 자신이 파란색 신호등 앞에 멈추어 서 있는지를 인식하지 못했는데, 뒤에 있던 자동차가 경적을 울리자 그는 그때서야 자신이 푸른색 신호등 앞에 멈추어 서 있음을 발견하였다. 왜 그는 신부 집으로 가는 도중에 푸른색 신호등을 보고 멈추었을까? 단순한 실수였는지, 아니면 어떤 심리적 의미가 담긴 행동이었는지? 이에 대한 답은 그가 결혼 후 1년 만에 예상치 못했던 이혼을 한 후 정신분석을 받는 과정에서 밝혀졌다. 그는 분석과정에서 신부 집으로 가던 도중에 이유 없이 멈추어 섰던 일을 기억했고 그 당시 그의 마음상태를 곰곰이 살펴보면서 사실은 그 당시에 이미 그가 결혼에 대해 망설이고 있었고 양가적인 태도를 지니고 있었음을 발견하였다. 이러한 현상은 아무 이유 없이 보였던 푸른색 신호등 앞에서의 멈춤이 사실은 그의 심리적 갈등을 반영하는 행동이었음이 밝혀졌다(Brenner, 197/1988).

이 사례는 개인이 의식하지 못하는 무의식적 정신세계가 개인의 행동을 조절하고 통제하고 있음을 보여주고 있다.

인지심리학적 입장에서의 마음

한편 인지심리학에서는 마음에 대해 어떻게 설명하고 있는지에 대해 살펴보기로 하자. 인지심리학은 인간이 어떻게 환경과 자신에 대해 알게 되는지, 그러한 앎을 어떤 방식으로 활용하여 여러 생활장면에서 과제들을 수행해나가는지를 다루는 심리학 분야이다. 외부에서 자극이 감각기관에 와 닿는 순간부터 시작하여 인지과정은 감각, 지각, 주의 대상의 정체파악, 학습, 기억, 언어 이해 및 산출, 추리, 판단, 의사결정, 문제해결과정을 포함한다(이정모, 2002). 인지심리학을 전문적으로 표현하면, 인간의 마음을 정보처리과정-외부로부터 정보를 받아 처리하여 반응을 하는-으로 규정하고 인간의 내적 정신과정-지각, 인지, 기억, 사고, 언어, 문제해결 등-을 과학적으로 규명하고자 하는 것이다. 인지심리학자들은 인간의 마음이 의식적 수준에만 머무르는 것이 아니라 무의식적 정신과정이 개인의 경험과 사고, 행동에 영향을 미치고 있음을 과학적으로 밝혀나가고 있다. 인지심리학에서 과학적 실험에 의해 제시되고 있는 사고의 적응통제 이론에 대해 간략하게 살펴보면 다음과 같다. 사고의 적응통제 이론(Adaptive Control of Thought: ACT)(Anderson, 1982)은 정보를 전달하는 과정에는 두 가지 과정이 있다고 밝히고 있다. 즉 일반적이거나 특수한 사실을 다루는 진술적 정보전달과정이 있고, 한편으로는 사실적 정보처리과정에 기술과 규칙, 책략 등을 적용하는 절차적 정보전달과정이 있다. 진술적 정보전달과정은 의식적인 인지과정인 반면 절차적 정보전달과정은 무의식적 인지과정이다. 즉 정보전달과정에서 진술적 과정은 우리가 의식적 수준에서 알 수 있지만 절차적 과정은 의식적으로 알 수 없는 무의식적 정신과정이라는 것이다. 예를 들면, 우리가 말하는 동안 어떤 말을 하고 있는지, 그 내용에 대해서는 의식하지만, 문장의 규칙이나 문장을 구성하는 책략 등에 대해서는 의식을 하지 못한 채 이러한 규칙과 책략을 사용하는 경우를 들 수 있다. 생각해보면, 우리는 구체적인 정보들을 어떤 과정을 거쳐서 어떤 방식으로 저장하고 회상하는지에 대해서는 전혀 알지 못하고 있는 것이다. 이와같이 사고의 적응통제이론은 우리의 인지적 정보전달 과정에는 의식적인 과정도 있지만 무의식적 과정이 함께 있음을 제시해주고 있다.

또한 인지심리학에서는 또 다른 실험을 통해 인간의 무의식적 심리과정에 대해 밝히고 있다. 즉 실험을 통해 무의식적 인지과정은 식역하 지각현상(suliminal perception) 등 여러 인지적 현상을 통해 밝혀지고 있다. 식역하 지각이란 탐지될 수 있는 최저 자극인 절대역치에 미치지 않는 자극 강도(식역하)로 자극을 제공 받았을 때 개인이 의식하지 못하는 상태에서 일어나는 지각현상을 말한다. 자극의 역치 뿐만 아니라 지각할 수 없을 정도로 짧은 시간 동안 외부 자극을 제시하는 경우에도 식역하 지각이 일어난다. 이러한 식역하 지각에서 개인은 의식수준에서는 그 자극을 알지 못하지만 실질적으로는 그 자극에 의해 영향을 받게 된다. 즉 개인이 의식하지는 못하지만 자극을 받아들이는 무의식적 인지과정이 일어나고 그 결과 그 자극에 의해 개인의 생각과 행동이 영향을 받게 된다는 것이다. 식역하 지각 실험은 순간감각노출기 tachistoscope를 사용하여 연구되는데, 의식적으로 지각할 수 없는 정도의 짧은 시간동안 (5 milliseconds 미만) 순간감각노출기를 통하여 자극을 제시한다. 이와같은 식역하 지각이 일어나는 동안 개인은 자신이 그러한 자극을 받고 있는 사실을 스스로는 알지 못하지만 식역하 지각활동이 일어나고 그 결과로서 생리적 반응이 일어나고 때로는 그러한 자극과 관련되는 꿈을 꾸기도 한다. 이러한 결과는 개인이 의식하지는 못하지만 무의식적 수준에서 지각과정이 일어나고 있으며 그 결과로서 반응이 일어나고 있음을 밝혀주고 있다. 식역하 실험을 한가지 소개해보면, 매우 짧은 간격 동안(1 millisecond) 자극을 제시하였는데, 피험자는 의식수준에서는 전혀 자극을 인식하지 못하지만 이러한 자극의 영향으로 자극을 받기 전에는 선호하지 않았던 자극을 선호하게 되는 변화를 보였다. 이러한 실험 결과는 식역하 지각이 자극의 형태나 특징, 의미를 판단하는데 영향을 미칠 뿐만 아니라 개인의 정서에도 영향을 미치게 된다는 점을 시사해주고 있다 (Greenwald, Klinger & Schuh, 1995).

이와 더불어 일상생활에서의 무의식적 인지활동에 대해서도 실험을 통해 밝혀지고 있다. 운동선수가 운동 도중에 공을 정확하게 붙들기 위해서는 어떤 속도로 어떤 방향으로 달려가야 하는지를 아는 것 역시 자동화된 무의식적 인지과정에 속한다(운동선수가 그 순간 머릿속에서 계산을 하면서 달리는 것은 결코 아니고 자동적으로 그렇게 움직이게 되는데, 이는 무의식적인 인지과정의 결과인 것이다). 또한 의식수준에서는 기억하지 못하고 있는 경험과 학습이 과제 수행에 영향을 미치는 실험에서도 무의식적 인지과정이 입증된다. 즉 무의식적 수준에 머물고 있는, 기억으로 떠올릴 수 없는 경험(암묵적 기억 implicit memery)이 과제에 영향을 미친다는 암묵적 기억 실험(Schacter, 1987)은 인식하지 못하고 있는 기억현상, 즉 무의식적 인지활동을 보여주고 있다.

[학습목표]

1. 마음 현상을 이해하기 위해 몸과 마음과의 관계를 살펴본다.
2. 정신분석적 입장에서 마음이론에 대해 살펴본다.
3. 인지심리학적 입장에서의 마음 연구에 대해 살펴본다.

[학습내용]

1. 몸과 마음
2. 무의식과 마음
3. 마음연구들
4. 학습정리
5. 퀴즈
6. 참고문헌

[학습정리]

1. 몸과 마음은 상호작용을 하는 통합적 관계에 있다.
2. 정신분석이론에서 마음의 무의식적 현상의 의미를 강조하고 있다.
3. 다양한 마음 연구들은 마음의 무의식적 현상을 지지하고 있다.

[퀴즈]

1. 몸과 마음은 서로 분리된 상태에서 작용한다. 따라서 마음과 몸의 이원론적 입장이 합리적인 판단이다.

   [정답] ×

[해설] 몸과 마음은 상호작용하는 통합적 관계에 있다.

2. 정신분석에서는 인간의 행동이 의지적으로 결정된다는 가설을 제시하고 있다.

[정답] ×

[해설] 인간의 행동에서 무의식적 현상을 강조하고 있다.

[참고문헌]

박종한 (2002). 뇌와 마음의 가교. **신경정신의학**, 41(1), 5-6.

이근후 (1975). **정신의학적 인간생물학**. 정신의학 강의용 교재. 비출간물.

이정모 (2002). **인지심리학**. 서울: 학지사.

이정모 (2007). 심리학의 개념적 기초의 재구성 (2): 인지과학적 접근에서 본 '마음' 개념의 재구성과 심리학 외연의 확장. **한국심리학회지: 일반**, 26(2), 1-38.

정대현 (2000). 몸과 마음으로 생각한다. **철학**, 64: 191-207.

Abu-Akel, A. & Simone Shamay-Tsoory (2011). Neuroanatomical and neurochemical bases of theory of mind. *Neuropsychologia, 49*, 2971-2984.

Anderson, J. R. (1982). Acquisition of cognitive skill. *Psychological Review, 89*, 4, 369-406.

Brenner, C.(1988). **정신분석학**. (이근후, 박영숙 역). 서울: 하나의학사 (원전은 1973에 출판).

Ellenson, A. (1990). **사회적응을 위한 인간관계**. (이근후, 박영숙 역). 서울: 하나의학사. (원전은 1982에 출판).

Greenwald, A. G., Klinger, M. R., & Schuh, E. S. (1995). Activation by marginally perceptiontible("subliminal") stimuli: Dissociation of unconscious from conscious cognition. *Journal of Experimental Psychology: General, 124:1*, 22-42.

Kolb, L. C., Brodie, H. K. H. (1988). **최신 임상정신의학**. (이근후 역). 서울: 하나의학사. (원전은 1982에 출판).

Schacter, D. L. (1987). Implicit memory: history and current status. *Journal of*

Experimental Psychology: Learning, Memory, and Cognition. 13:3, 501-518.

Vanderwolf, C. H. (1998). Brain, Behavior, and Mind: What do we know and what can we know? *Neuroscience & Biobehavioral Reviews, 22*(2), 125-142.

World Health Organization WHO (2001). *The World Health Report 2001. Mental Health: New understanding, new hop.*

제 4 장
정신병리 증상론
Symptomatology

증상이란 무엇인가

정신 증상이 무엇인지에 대해 살펴보기 전에 시대적으로 정신 증상에 대해 어떻게 인식하고 대처해왔는지에 대해 간략하게 살펴보기로 하자. 정신 증상은 시대적 견해나 시대적 분위기에 따라 변화되어 왔다. 정신의학사적으로 볼 때 정신 증상에 대한 견해가 가장 심하게 왜곡되었던 시기는 중세 암흑기라고 불리우는 시대로서, 이 시대는 로마가 망하고 르네상스가 도래할 때까지 약 1,200년 동안을 말한다. 이 시기가 암흑기로 불리우는 이유는 정신 증상이 하나의 질병으로 인식된 것이 아니라 악령, 마녀, 종교적 이단자라는 증거로 인식되면서 가혹한 처벌이 내려졌기 때문이다. 이 시기에는 정신 증상은 악령이 몸에 들어와 생기는 초자연적 현상이라고 생각했었고, 이런 현상을 보이는 자는 종교적 이단자로 몰렸고, 이런 이단자를 심문하고 처벌하기 위한 민사재판이 열리면서 마녀사냥이 시작되었던 것이다. 마녀사냥은 극단적인 종교적 의미를 지니고 있었는데, 악마와의 협약에 의해 마녀가 초자연적인 힘을 얻게 됨으로써 마법이 행해지고 그 결과로서 정신 증상이 발생된다는 것이었다. 이 당시 정신 증상을 앓는 환자들이 마녀 사냥의 표적이 된 이유는 그들은 정신 증상의 발현으로 말미암아 그 시대에 가장 금기시 되었던 생각들을 거침없이 표현하였기 때문이었다. 예를 들면 이들이 입에 담았던 금기어는 "하나님은 없다"라거나 금기시 되는 외설적인 성적 표현을 했는데, 이는 정신 증상으로 나타났지만, 종교적으로는 악령에 홀린 마녀의 행위라고 판단되어 가혹한 처벌의 대상이 되었던 것이다. 이러한 마녀 사냥으로 말미암아 그 당시 대부분의 정신장애자들이 희생되었다. Kraemer & Splenger 가 쓴 「Malleus Maleficalum」(1487)은 마녀사냥의 교과서가 되었다.(http://en.wikipedia.org/wiki/Malleus_Maleficarum에서 재인용). 〈마녀의 망치〉the Witches' hammer라고 불리워졌던 이 책에는 마녀감별법까지 소개되고 있는데, 현대 과학적인 시각으로 보면 황당하기 짝이 없는 현상인 것이다. 또한 암흑기 시대의 왜곡된 정신장애에 대한 인식과 환자에 대한 비인도적인 처우를 보여주고 있는 마녀감별법이 간략하게 기술되고 있다(이근후, 1975).

- 첫 번째, 눈물시험(Traenenprobe): 마녀들은 사악하기 때문에 눈물이 없다.
- 두 번째, 바늘시험(Nadelprobe): 타락한 악마들은 지울 수 없는 표식을 가지고 있다. 성적 문란으로 인해 마녀들은 피를 흘리지 않는다.
- 세 번째, 불시험(Feuerprobe): 불에 달구어진 쇠로 지지는 것을 견딜 수 있는 지 시험한다.
- 네 번째, 물시험(Wasserprobe) : 물에 빠뜨린다.

이러한 중세 암흑기는 그 이전에 이미 정신 증상에 대한 과학적 관찰과 실험이 시도되었던 역사적 사실로 미루어 볼 때 정신 증상이란 악령이나 악마, 귀신이 환자의 몸 안으로 침입한 결과라고 인식했던 원시 시대로의 회귀였다고 볼 수 있다. 이러한 역사적 과정에서 마녀로 몰려 화형 당한 정신장애자의 정확한 통계는 발견되지 않았지만, 문헌에 의하면, 이교도 처단 보다 그 숫자가 훨씬 많았다고 한다. 정신 증상에 대한 과학적 관찰과 실험은 고대 그리스 시대에 히포크라테스 Hippocrates (460-375 B. C.)에 의해 이루어지고, 정신장애를 조증, 우울증, 광증으로 분류하였던 기록에 의해 남겨져 있다. 이와 같이 그리스 시대부터 관찰이나 실험을 통해 정신 증상을 분류하고 그 원인이나 경과를 과학적으로 접근하려는 초기 노력이 있었음에도 불구하고, 중세기 암흑기를 거치면서 종교적이면서 원시적인 시대로 퇴보되었다가 최초의 정신과 의사로 불리우는 독일의 Johann Weyer(1515-1588)가 16세기에 마녀사냥을 비난하고 우울증으로 인한 여러 정신 증상을 기술하면서 과학적인 입장으로 다시 선회되기 시작하였다. 16세기 Johan Weyer는 이런 종교재판에 맞서 마녀(정신장애)도 인간이 앓는 심리적인 병이라고 주장을 하다 파문을 당하기도 했다고 전해진다. 그 후 르네상스 시대를 맞으면서 소위 신으로부터의 해방, 즉 인간 존중의 사상적 흐름에 따라, 그리고 과학의 발달에 힘입어 다시 의학이 자연과학적 방법론으로 복귀하게 되면서 지금의 발전에 이르게 된다. 이때 역사적으로 공헌한 정신과 의사가 바로 Philip Pinel인데 그는 자신이 원장으로 있던 살페트리병원의 환자 18명을 쇠사슬로부터 해방을 시키는 쾌거를 이룬다. 당시 불란서 혁명위원회는 만약 쇠사슬로부터 해방시킨 환자가 사회적으로 물의를 일으킨다면 Pinel을 단두대에 세우겠다고 그로 하여금 각서를 쓰도록 강요했는데, 그는 각서를 쓰고 환자들을 쇠사슬로부터 해방시켰다. 이런 용감한 행동을 기려 그는 인본주의적 치료자로 추앙 받고 있다. 이런 역사적 배경에 따라 발전해 온 정신장애자의 기준을 어디에 둘 것인가 하는 연구들이 르네상스 이후 발전하게 되어 지금에 이르게 된 것이다(이근후, 1975).

이제부터 신체 증상에 대비되는 정신 증상(mental symptom)에 대해 살펴보기로 하자. 정신 증상이란 정신증적 증상을 유발시키는 사건 (정신병원성 사건 psychopathogenetic event)이 일어나거나 체질감수성(diathesis susceptibility)의 역치가 지나치게 낮을 경우 비정상적으로 반응을 보일 때 일어난다. 체질감수성의 역치가 낮다는 것은 체질적으로 정신증적 증상을 일으키기 쉬운 감수성을 지니고 있는 경우로서, 심하지 않은 자극에도 불구하고 증상적 반응이 발생되는 경우이다. 마음의 영역에서 일어나는 정신 증상은 마음 영역이 다요인적으로 구성되어 있음과 마찬가지로 다양한 영역에서 발생된다. 정신 증상이 발생되는 영역을 구별해보면 다음과 같다.

1. 행동장애 : 태도, 언어, 행동 등
2. 지각장애 : 오관을 통한 지각
3. 사고장애 : 생각의 흐름과 내용
4. 정서장애 : 느낌이나 감정 등을 포함한 정서
5. 의식장애 : 각성상태의 여부
6. 지남력장애 : 사람, 시간, 장소 등에 대한 현실검증
7. 기억장애 : 기억에 관한 모든 것

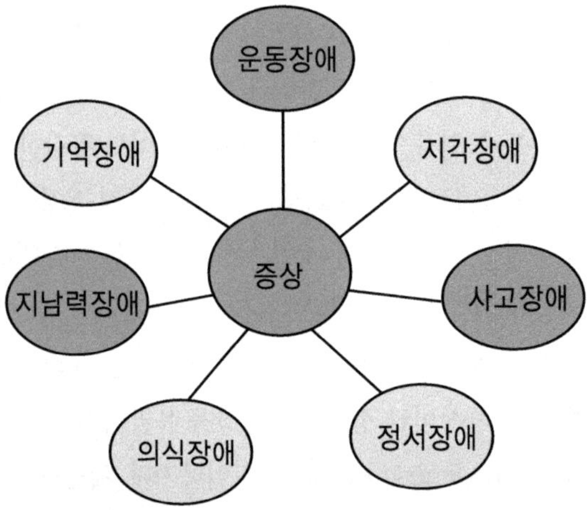

〈그림 4-1〉 정신증상이 나타나는 영역

증상이란 여러 가지 작용의 결과로서 발생되는데, 대부분은 환자의 내부로부터 발생된다. 즉 환자의 정신내적 과정으로서 발생되는 것이다. 따라서 증상은 타인이 보기에는 괴상하고 이해하기 힘들어 보이더라도 환자 자신

에게는 원인과 의미가 있는 것이다. 이러한 점에서 정신 증상과 관련해서 1차적으로 중요한 점은 정신 증상을 정확하게 알아차리는 문제이며, 그 보다 더욱 중요한 점은 증상이 발생되는 원인과 증상의 의미가 무엇인지를 파악하는 일이다.

이와 관련하여 제기되는 의문은 정신 증상이 일어날 때 '사람의 마음, 즉 정신을 어떻게 볼 수 있겠는가?' 이다. 정신현상이란 직접 볼 수는 없다는 점에서 간접적인 방법으로 관찰되며, 그 관찰된 내용을 근거로 그 개인의 정신이 어떻다 라고 결론을 내리게 된다. 이에 비해 신체적인 상태를 관찰하는 경우, 누가 관찰하든지 간에 일정한 평가 기준을 중심으로 공통적으로 인식된다. 그러나 정신은 간접적으로 관찰되고, 평가의 기준이 있다고 하더라도 관찰자의 주관적 평가에 의해 많은 영향을 받게 된다. 사람의 마음인 정신을 어떻게 볼 수 있겠는가? 정신을 직접 볼 수는 없다. 따라서 정신은 간접적인 방법으로 관찰되며, 그 관찰된 내용을 근거로 그 개인의 정신이 어떻다 라고 결론을 내리게 된다. 이러한 점에서 지금부터 살펴보게 될 다양한 정신 증상을 설명하면서 어떻게 파악할 것인가에 대해서도 함께 살펴보고자 한다.

정신증상과 관련되는 용어를 살펴보면, 증상 symptom, 징후 sign, 증후군 syndrome이 있다. 이 용어들의 정의를 살펴보면, 첫째 증상(symptom)이란 환자 자신에 의해 기술되는 주관적인 경험을 나타낸다. 예컨대 머리가 아프다거나 발작적 편두통을 환자가 느낀다면, 이는 주관적인 증상이다. 이에 비해 임상가에 의해 관찰되는 객관적인 결과, 예를 들면 면담이 진행되는 동안 환자의 정서가 둔감하고 동작이 느리고 초조 불안한 상태에 있음을 임상가가 관찰한다면, 이는 징후에 속한다. 증상은 주관적으로 인지하는 것이라면, 징후는 임상가에 의해 객관적으로 인지된다는 점에서 증상과 징후는 차이가 있다. 덧붙여 설명해보면, 증상(症狀 symptom)은 라틴어의 symptoma

에서 유래된 용어로서, 환자의 신체적 · 정신적 변화 결과로서 인식된다. 즉 환자가 불편감을 느끼고 이를 호소하는 내용이 증상인 것이다. 예를 들면 캅그라 증상(Capgras symptom)은 마주보고 있는 사람을 잘 알고 있는 사람인데도 불구하고 그 사람을 다른 사람인냥 지각하는, 즉 이중신(二重身) 또는 대리물로 생각하는 현상으로서 환자가 이런 상태를 인지하고 이에 대해 호소한다. 둘째 징후 sign는 라틴어의 signum 에서 유래되었고 징후(徵候)라고 번역되어 사용되고 있다. 이는 어떤 질병의 존재를 표시하는 것으로서, 환자의 질환에 대한 객관적인 증거로서 의사에게 환자의 질병상태를 알려준다. 주로 징후를 발견한 사람의 이름을 붙이거나 현상의 이름을 붙여 사용한다. 예를 들면 브리소-마리징후(Boissaud Marie sign)란 용어가 있다. 이는 히스테리 환자에서 볼 수 있는 것으로서 혀의 좌우 반측이 경련을 일으키는 징후이다. 반측구설경련(半側口舌痙攣)이라고 번역하기도 한다. 반향징후(反響徵候 echo sigh)란 용어도 있는데 이는 실어증에서 볼 수 있는 것으로서 문장의 끝을 반복하는 현상을 말하며 반향증(反響症 echolalia)이라고 불리우기도 한다. 희귀한 용어로서 룸프 징후(Rump' s sign)도 있다. 신경쇠약에 걸린 환자가 호소하는 동통점을 손가락으로 압박하면 맥박 속도가 빨라지는 현상을 말한다. 이와 더불어 세 번째 용어를 이해해야 하는데 증후군(症候群 syndrom)이다. 증후군은 주관적인 증상과 객관적인 징후가 예상되는 방향으로 함께 나타나는 경우이다. 증후군에서 객관적 징후는 과학적 연구를 통해서나 생물학적 근거를 바탕으로 확인되며, 주관적 증상은 이러한 징후에서 예상되는 방향으로 환자가 주관적으로 증상을 호소하는 것으로 드러난다. 이와 같이 객관적 징후와 주관적 증상이 함께 충족되는 경우를 증후군이라고 한다. 많은 정신장애적 상태는 사실상 증후군으로 나타난다. 즉 객관적 징후와 더불어 주관적 증상이 혼합적으로 나타난다. 이런 경우 어떤 정신장애에서는 주관적 증상이 보다 우세하기도 하고 다른 증후군에서는 객관적인 징후가 더 우세하게 나타나기도 한다. 특정한 징후와 증상을 인식하는데 숙련될수록 임상가는 진단을 정확하게 내리고 치료를 효율적으로 진행하며 예후를 보다 정확하게 예측하고 정신병리생태학, 발병 원인, 정신역동에 대해 철저하게 탐색할 수 있게 된다(Kaplan, Sadock, & Grebb, 1994, p.300). 정신병리적 현상은 여러 원인에 의해서 일어날 수 있다. 크게 두 가지 경우인데, 하나는 기질적인 원인으로, 다른 하나는 심리적인 원인으로 일어난다.

증상은 정신장애 진단에 어떻게 활용되는가

증상론에서 다루는 하나하나의 증상들은 모두 정신장애 진단에 활용된다. 하나의 증상이 있어도 진단을 쉽게 내릴 수 있는 질병이 있는가 하면 증후군으로서 복합적인 증상을 갖고 있더라도 기준에 미흡하면 질병으로 진단되지 않는 경우도 있다. 그렇기 때문에 각각의 증상을 숙지하는 것도 중요하지만 증상과 징후 그리고 증후군이 어떻게 조합되어야 질병으로 진단되는가에 대해서는 추가적인 학습이 요구된다.

증상들은 모든 정신장애 진단에 활용될 수 있으나 DSM - IV나 ICD - 10의 기준을 엄격하게 따라야 한다. 여기에서 '엄격하게' 라는 표현을 한 이유는 기준의 해석이 정신과 의사에 따라 달라질 수 있어서이다. 즉 진단기준에 대한 해석에 있어서 의사에 따라 개인차가 존재할 수 있다. 사회문화적인 이질적인 환경에서는 동일한 증상을 두고도 달리 해석을 하기 때문이기도 하다. 좋은 예로, 문화권이 다른 각 나라의 정신과 의사에게 동일한 한 사례를 보내 진단을 하도록 한 연구 논문이 있었는데 진단 일치율이 대단히 낮았다.

이 연구 결과는 문화권에 따라서도 진단이 달라질 수 있음을 보여준다. 또한 진단기준을 엄격하게 따라야 할 필요성을 다시 한번 강조해준다.

이러한 점을 고려하여 DSM - IV에서는 문화증후군이란 이름으로 25개의 정신장애를 기술하여 이런 차이를 극복하려고 하였다. 우리나라 문화 증후군으로는 두 질병이 올라 있는데 하나는 홧병(Hwabyung)이고 다른 하나는 신병(Shinbyung)이다.

증상은 정신장애 진단에 어떻게 활용되는가? 일반적으로는 이런 증상들은 모든 진단에 활용되기는 하지만 인간의 삶과 함께 하는 것으로서 그 정도의 차이나 양적, 질적 분별력을 동원하지 않는다면 구분이 어려울 것이다.

이 증상론을 수강하다 보면 "앗, 나도?…" 그런 놀라움을 느끼는 분들도 있을 것이다. 이 놀라움은 인간은 누구나 조금씩은 그런 증상적인 가능성을 잠재하고 있음을 드러내주고 있다.

증상론의 모호성에도 불구하고 진단 기준이 요구하는 내용은 인간을 종합적으로 보는 시각이 필요하다는 것이다.

사례연구

이 사례는 [정신장애 증례집](박두병, 1997)에서 인용된 사례로서 이를 읽고 위에서 학습한 증상들 가운데 어떤 증상들이 있는지 생각해 보자.

[가슴에 불덩이가 있어요.]

64세의 가정주부인 환자는 평소 급하고 조그만 일에도 걱정을 많이 하고 초조해 하는 성격의 소유자로서 불면, 우울한 기분, 의욕상실, 식욕부진, 소화불량, 복통, 설사, "가슴에 불덩이가 있는 것 같다" 는 호소를 하며 정신과에 찾아왔다.

환자는 18세에 출가한 이후부터 가슴에 불덩이가 있는 것 같은 홧병을 앓아 왔으며, 약 10 여 년 전에는 구로공단 근처의 살던 집이 철거되면서 안산으로 이사를 갔는데 이 당시 시집 올 때부터 모시던 시어머니가 노환으로 돌아 가셔서 신경을 많이 썼으며, 이 때 폐경이 되면서 얼굴이 화끈 거리며 가슴이 뛰는 증세로 한 동안 고생하였고, 만성적인 요통 때문에 8년 전에 OO 병원에서 검사 후 요추부 추간판 탈출증으로 수술을 받은 일이 있다. 7년 전에는 복통, 소화불량, 설사 등의 증세가 심해서 내과에 입원하여 검사하였으나 특별한 이상소견이 없다는 말을 듣고 퇴원하여 외래 치료를 받았다. 다음해 다시 증세가 악화되어 내과에 재입원하여 대장내시경 검사도 받아 보았지만 이상이 없었으나 복통, 소화불량, 불면 등의 증세가 지속되어, 퇴원 4개월 후에 내과에 다시 방문하여 정신과 치료를 권유를 받았으나, 거절하였다. 이후로도 내과에서 주는 약을 복용하며 지내 오다가 4개월 전에 남편이 대장암으로 일반외과에서 수술을 받았는데 평소에 모든 것을 지지해 주던 남편이 죽으면 어쩌나 하고 심하게 걱정을 하였으며 이때부터 우울한 기분,

불면, 소화불량, 복통, 설사, 식욕부진, 가슴 속에 불덩이가 있는 것 같은 느낌 등 증세가 더욱 심해져 외래를 통해 입원하게 되었다. 환자는 전남 목포 출생으로 학교에 다니지 못했고 현재까지 문맹으로 지내고 있으며, 아버지가 면사무소에 다녀서 비교적 넉넉하게 큰 어려움 없이 성장하였다. 18세에 중매로 결혼하여 농가에 맏며느리로 출가해서 6남매를 출산하였다. 6.25 사변 때 친정식구 일가족이 아버지가 면사무소에서 일한 관계로 불순분자로 몰려 학살당하고 난 뒤 홧병이 생겼다고 하며 생활에 쪼들리고 평소 시어머니를 모시는 것에 대해 매우 힘들어 하였다. 현재는 남편의 직장암 수술 문제와 둘째 딸의 결혼 문제로 신경을 많이 쓰고 있다. 환자는 7남매 중 넷째인데, 친정 식구는 아무도 없는 상태이며, 남편은 자상하고 꼼꼼하며 착한 성격으로 환자가 어디 갈 때 마다 항상 동행해 주며, "다른 사람을 만났으면 벌써 죽었을 것이다" 라고 할 정도로 환자는 남편에게 의존하고 있다. 입원 당시 환자는 허름한 옷차림에 생활에 지친 모습을 한, 다소 남자같이 생기고 가무잡잡한 피부에 사투리 억양을 쓰며, 누군가 자기의 요구를 들어주기를 원하는 듯 한 표정으로 나이 보다 더 들어 보였으며 면담에 비교적 협조적이었으나 주저하는 듯이 말하였고, 초조해 보였다. 우울하고 불쾌한 기분을 호소하였고, 제한된 정동을 보였으나 자살사고는 부정하였다. 불면과 식욕부진을 심하게 호소하였고, 특히 새벽에 일찍 일어나서 우울한 기분이 가장 심하다고 하였으며 체중은 평소보다 5 킬로 정도 감소되었고, 복통, 설사, 소화불량 등 자신의 신체적 증상에 집착하고 있었다. 집중력이 현저하게 감소되어 있었고, 사고장애는 현저하지 않았다. 지각 및 인지기능 장애는 관찰되지 않았다.

[학습목표]

1. 정신 증상이란 무엇인지, 증상, 징후, 증후군은 어떻게 차이 나는지에 대해 학습한다.
2. 정신 증상의 하위 영역들에 대해 학습한다
3. 진단과정에서 어떤 역할을 하는지에 대해 살펴본다.
4. 사례 분석을 통해 정신 증상의 실체를 알아본다.

[학습내용]

1. 증상이란 무엇인가
2. 증상은 정신장애 진단에 어떻게 활용되는가
3. 사례연구를 통한 정신 증상의 이해
4. 학습정리
5. 퀴즈
6. 참고문헌

[학습정리]

1. 정신 증상은 외적인 유발사건에 대해 발생되는 비정상적인 반응이다.
2. 증상, 징후, 증후군이란 용어는 다른 의미를 가진다.
3. 정신 증상은 행동, 지각, 사고, 정서, 의식, 지남력, 기억 증상으로 발생된다.
4. 정신 증상은 객관적 표징으로서 진단기준에 따라 임상 진단을 내리는 근거를 제공해준다.

[퀴즈]

1. 증상이란 정신 병리적으로 나타나는 장애의 객관적인 증거이다.

   [정답] ×

   [해설] 증상은 주관적인 호소다.

2. 금단 증상과 금단 증후군은 같은 용어이다.

   [정답] ×

   [해설] 서로 다른 용어이다.

[참고문헌]

박두병 (1997). **DSM - Ⅳ 기준 정신장애 증례집**. 서울: 하나의학사.

이근후(1975). **정신의학적 인간생물학**. 정신의학 강의용 교재. 비출간물.

Kaplan, H. I. Sadock, B. J. & Gebb, J.A.(1994). *Synopsis of Psychiatry* (7th ed.). Baltimore: Williams & Wilkins.

Kolb, L. C., Brodie, H. K. H. (1988). **최신 임상정신의학**. (이근후 역). 서울: 하나의학사. (원전은 1982에 출판).

http://en.wikipedia.org/wiki/Malleus_Maleficarum.

http://www.malleusmaleficarum.org.

제 5 장
행동장애
Disturbance of Activity

행동장애에 대해 살펴 보기 앞서, 의욕 (능동성 conation)에 대해 먼저 살펴보기로 하자. 행동의 시작 단계에서 행동을 이끌어 내는데 작용하는 의욕(또는 능동성 conation)은 욕구적이고 정서적인 측면을 지니고 있다. 즉 의욕(또는 능동성)은 행동하고자 하는 충동성, 행동을 일으키고자 하는 욕구적 측면을 지니고 있는 것이다. 그리고 의욕(또는 능동)은 목적을 달성하거나 추구하고자 하는 의도적(의지적) 요소를 포함하고 있다. 즉 의욕은 목적을 달성하고자 하는 활동을 이끌어내는데, 의욕은 개인이 명백한 목표의식을 지니고 있는 상태, 즉 의지(will), 결단, 의욕(volition)과 비교해본다면, 의식수준에서의 자각이 부족한 편이다. 다시 말하자면 개인이 의식수준에서 충분히 지각하고 있지는 않지만 행동을 추진하는 경향성으로서, 의욕(능동성)은 행동이 일어나도록 영향을 미친다는 것이다.

한편 태도(attitude)는 특정한 감정이나 특정한 방식으로 반응하는 지속적 성향을 의미한다. 예를 들면 어떤 자극에 대해 긍정적 태도를 지니고 있다면, 계속적으로 호의적인 감정으로, 긍정적인 태도를 갖고 반응하게 된다. 태도는 개인의 감정상태에 따라 크게 영향을 받으며, 경험을 통해 2차적으로 획득되며, 이러한 태도가 의식화될 수도 있고 또는 개인이 의식하지 못한 체 무의식 수준에 머무를 수도 있다. 즉 개인은 자신의 태도를 의식수준에서 자각할 수도 있지만 때로는 자신의 태도를 전혀 의식하지 못하고 무의식적일 수도 있다 - 의식적이거나 무의식적 수준에서 태도가 작용하기도 한다. 태도는 개인의 성격 내에 깊이 스며들게 됨으로써 개인이 기능을 발휘하는데 영향을 미치게 된다. 예를 들면 마음 아픈 감정은 부정적 태도를 가져다 줌으로써 기억, 판단, 이성적 사고에 영향을 미치게 된다.

이에 비해 주장성(assertion)은 명백하게 강압적인 방식으로 반응하려는, 깊이 자리 잡고 있는 충동성, 또는 반응 양식이라고 정의 내릴 수 있다. 이러한 주장성은 성격방식이거나 깊이 뿌리 박혀 있는 충동성이라고 정의 내려질 수 있다. 이와 같은 주장성은 구체적인 특정 행동을 이끌어 내려는 의지적인 요소를 포함하고 있는데, 이에 비해 공격성은 그 안에 적개심을 내포하고 있다는 점에서 주장성과는 대조적이고, 차별화되는 요인이다.

제5장에서는 인간의 마음을 구성하는 사고, 정서, 행동 가운데 행동장애에 대해 살펴볼 것이다.

전래의 속담들 가운데 행동의 중요성을 강조한 내용들이 담겨져 있는데, 인간의 정신건강이나 정신장애 영역에서 행동이 지니고 있는 의미나 기능을 되돌아 보게 해준다.

- 웃물이 맑아야 아랫 물도 맑다 (한국)
- 행동은 입보다 크게 말한다 (영국)
- 재치 있는 말은 사람을 웃기고 훌륭한 행동은 사람의 입을 다물게 한다 (프랑스)
- 회의할 때는 달팽이가 되고 행동할 때는 독수리가 되라 (독일)
- 낮에는 밤의 꿈자리가 평안하도록 행동하라. 그리고 청년기에는 노년에 평화롭도록 행동하라 (인도)

지금부터 행동장애 관련 증상에 대해 살펴볼 것이다. 앞서 정의한 바와 같이 행동이란 모든 활동 또는 그 일부로서 특히 외적으로 관찰될 수 있는 동작, 움직임 등을 말한다. 행동은 개인에 따라 많은 차이를 보이고 행동의 양이나 모습에 따라 정상과 비정상이란 기준으로 나뉘기도 한다.

행동장애란 '정신의학적 또는 이상심리학적 기준을 적용하여 정상범위에 속하지 않거나 병리적 상태에 있는 행동' 으로 정의내릴 수 있다. 정신의학이나 이상심리에서 주로 많이 사용되는 행동장애 양상은 다음과 같다.

행동항진 *Increased Activity*

행동을 양적으로 관찰할 때 일반적인 수준에 비해 현저하게 행동의 양이 증가된 경우를 볼 수 있는데 이런 경우 행동항진이란 용어를 사용한다. 이상행동이 아니더라도 우리들의 감정이 고양되면(북돋아지면) 기분이 좋은 만큼 행동 또한 부산하게 증가될 것이다. 또 다른 경우는 자신만의 독특한 연상에서 비롯되는 자신만의 의미를 갖고 있는 행동이 증가할 수 있다. 정리해보면 행동장애는 조증에서 볼 수 있는 과다행동, 정신분열증, 망상장애에서 볼 수 있는 이상행동으로 구분할 수가 있다. 겉으로는 동일하게 행동의 양이 항진된다고 해도 행동이 증가되는 원인이 정서적인 고양 때문이라면 조울증의 조증에서 관찰되는 행동항진이며, 이와는 다르게 자기 자신의 자폐적 사고나 연상과 연관되어 행동항진이 일어난다면 이는 정신분열증에서 볼 수 있는 부적절한 행동항진이다. 같은 행동항진이라도 질병에 따라 다른 양상을 띄고 있다.

한편 정신운동성(psychomotor)이란 대뇌 활동 또는 정신활동의 운동 효과에 관한 것을 말한다. 활동이 증가하게 되면 활동 목표가 끊임없이 변하게 되고 따라서 목표는 있지만 결과는 얻지 못하게 된다. 이런 경우 환자는 매우 바쁘지만 그 활동이 생산적이지 못하게 된다. 이미 시작한 일을 완수하기도 전에 새로운 활동을 시작한다. 이러한 행동의 증가는 의욕적인 사람들의 행동에서도 나타나지만, 병리적으로는 사고 연상의 비약, 즉 사고비약(flight of idea)이 특징적으로 나타나고, 그 결과로서 행동항진이 일어난다. 사고비약을 정의하자면 사고연상과정의 장애로서 사고내용이 너무 많아지고 생각이 분출하듯 나타나는 경우이다. 이런 경우 생각이 끊임없이 일어나기 때문에 생각을 마무리하기 전에 또 다른 연상이 일어나게 된다. 예를 들어 서울에서 부산을 가야 하는 행동적 목적이 있다고 하자. 일반적인 사람들은 대개 열차를 타거나 버스를 이용하거나 아니면 자가용 등 교통수단을 이용하여 최단시간에 목적지에 이르고자 하는 속성이 있다. 그러나 사고의 비약이 있는 사람은 기차라는 단어에서 연상되는 KTX를 생각하고 또 꼬리를 물고 고속철에 대한 연상, 그리고 고속철로부터 프랑스라는 나라를 연상하고, 뒤이어 제2차 세계대전을 생각하고 이어서 전쟁이란 무엇인가를 연상하고… 이런 식으로 연상에 연상이 꼬리를 물고 일어나기 때문에 정작 이야기하고자 했던 목적지에는 도달하지 못하게 된다.

행동저하 *Decreased Activity*

행동항진에 반대되는 경우를 행동저하라고 부른다. 개인의 행동이 정신의학이나 심리학에서 기준 삼는 행동 보다 더 느리게, 더 적게 나타나는 경우가 이에 속한다. 특징적으로 느린 행동은 정신운동성 활동저하(psychomotor retardation)나 정신운동성 지체에서 많이 일어난다. 하고자 하는 활동을 시작하는데 시간이 많이 걸리고 일단 시작한 경우에도 마치 고통스러운 일인 양 천천히 움직인다. 흥미 없는 일을 억지로 마지 못해 하는 것처럼 보인다. 심한 경우 말을 안 하고(함구증), 움직이지 않으며(부동증), 어떤 활동도 자발적으로 하지 않는다(자발성의 결여). 사고의 흐름도 지연된다. 사고의 비약과는 정 반대의 경우로서 우울증에서 나타난다(Kolb & Brodie, 1982).

반복행동 *Repetitious Activities*

동일한 행동을 반복해서 행하는 경우를 반복행동이라고 한다. 일부 정신장애, 예컨대 강박장애와 정신분열증에서 한 가지 행동을 시작하면 끝없이 똑같은 식으로 그 행동을 반복하는 경향이 있다. 이러한 행동의 지속적인 반복을 상동증(stereotypy)이라고 하는데, 이런 증상은 자세나 몸동작, 그리고 말로 나타난다. 구체적으로 살펴보면, 꼼짝 않고 계속되는 자세를 강경증(catalepsy)이라고 한다. 일정한 자세를 지속적으로 취하는데 보통은 시간이 흐르면 고통스럽고 부자연스러워서 원래의 자세로 돌아가거나 아니면 다른 동작으로 바꾸는데 강경증은 그런 반응과는 다르게 일정한 자세를 지속한다. 정신분열증에서 자주 볼 수 있는 고도의 피암시성을 나타내는 강경증적인 부동자세는 납굴증(cerea flexibilitas, waxy flexibility)이다. 마치 납굴인형(밀납인형)과 같다고 해서 붙여진 용어로서 환자의 관절이 양초같이 경직되어 구부러지거나 펴지고 인형의 관절처럼 한 자세를 계속해서 고수한다. 사지는 정상인이 할 수 있는 것 보다 더 오랜 시간을 불편한 자세로 유지된다. 기행증(mannerism)으로 알려진 상동증적 동작은 정신분열증에서 아주 흔한 증상으로, 얼굴을 찡그리거나 반복적인 몸짓을 한다거나 특이한 걸음걸이를 하는 등 다양한 형태가 있다. 때로 복잡다단한 일련의 동작이 반복되기도 한다. 조리 없는 생각이 반복적으로 표현되는 경우 지리멸렬(verbigeration)이라고 한다. 어떠한 경우에나 환자의 심리적인 의미와 특별한 상징적 의미가 있으며, 이러한 행동들은 환자의 콤플렉스나 정서적 경험에 의해 결정된다. 처음에는 정서적 경험에 의해 증상이 나타났지만, 시간이 지나게 되면 그러한 행동은 반복적으로 실행됨으로써 습관처럼 되고 원래의 정서적 의미는 거의 소실된다.

자동행위 *Automatic Behavior*

자동증(command automatism)은 부적절하거나 위험한 명령에 대해서도 기계적으로 복종하는 경우이며, 지시자동증으로 불리우기도 한다. 정신분열증 가운데 긴장형에서 흔히 보이며 피암시성이 높아지면서 나타나는 병리적 행동이다. 강박적으로 또는 자동적으로 피암시성이나 비현실적 상상적 요구에 따라 행동한다. 자동복종증(automatic obedience)도 있다. 환자가 말 그대로 타인의 지시나 요구에 자동적으로 복종하는 증상이다. 다른 사람이 말한 내용이나 문장 또는 단어나 구를 반복해서 흉내 내어 말하는 것을 반향어(echolalia)라고 하며, 다른 사람이 한 동작을 흉내 내어 따라 하는 동작을 반향동작(echopraxia)이라고 하며, 이 모두가 자동 복종증에 해당된다. 반향어와 반향동작은 때로는 분노나 적개심이 맹종의 가면을 쓰고 표현되는, 어린애 같은 "흉내 내는" 동작으로 퇴행되면서 나타나기도 한다. 흉내 내기는 어린 시절의 단순한 모방으로부터 대인관계에서 중요한 의미를 지닌 동작으로 발전되는 감각운동 활동에 이르기까지 다양하게 나타난다.

거부증 *Negativism*

거부증(negativism)이란 다른 사람의 지시나 요구에 대해 지속적으로 저항하는 행동을 말한다. 건강한 사람에서도 정서에 따라 거부증을 표현하는 경우가 많지만 병리적인 거부증은 다른 정신병리와 복합되어 여러 형태의 정신장애에서 볼 수 있다. 거부증은 지시나 요구 또는 암시된 것에 대한 반항과 저항을 특징으로 하는 심리적인 방어반응이다. 이 행동증상은 상황이 요구하는 것과는 반대되는 행동을 보인다. 거부증으로 함구증 - 말을 하지 않는 증상, 음식거부, 요구에 대한 불이행, 치료나 간호해 주는 노력에 대한 저항 등 - 이 있다. 정신역동적으로 거부행위는 중요한 사람에 대한 적대적인 분노감을 행동화함으로써 충족을 얻고자 하고, 거부행위를 함으로써 다른 사람에게 불안을 일으켜 자신에게 관심을 보이도록 하려는 목적을 지니고 있다.

이 반응은 5세 이전의 아동들에게는 정상적인 자기 표현이라고 볼 수 있으며 청소년기에서도 정신병리와는 관계 없는 자기 주장의 수단으로 이용되기도 한다.

병리적으로는 개인이 감지하는 위협적인 세계에 대한 반항 또는 그 세계로 부터 철수하려는 퇴행적 욕구의 표현이라고 해석된다. 노인성 환자에서도 이런 행동이 나타날 때가 있는데, 이런 반응은 분노의 표현 또는 관심을 끌기 위한 유아적인 방식으로 퇴행되는 양상이라고 볼 수 있다.

강박행동 *Compulsions*

명백히 불합리한 행위를 반복적으로 하려는, 병적으로 저항할 수 없는 충동을 강박행동(compulsions)이라고 한다. 물건을 두 번씩 만진다거나 보도블록의 틈을 따라 걷는 식으로 단순한 강박행동도 있고, 복잡하게 어떤 의식을 치루는 방식의 강박행동도 있다. 강박행동은 강박사고의 결과로서 강박사고가 행동화된 결과라고 볼 수 있다. 그러한 행위는 강박사고와 너무나 밀착되어 있기 때문에 강박행위와 강박사고를 합쳐서 강박증후군이라고 한다. 이러한 행위가 아무런 의미가 없는 것 같지만 전치, 대리 및 상징화 기전을 사용하여 불안을 방어한다. 흔한 강박행위로는 손 씻기를 볼 수 있다. 손을 씻는다는 행위 뒤에 숨겨진 근본적인 동기는 자위행위에 대한 죄책감이며, 불안을 감소시키는 방법으로 전치와 상징화를 사용하여 반복행위를 한다. 정신장애가 없는 사람들도 여러 형태의 강박적이거나 충동적인 습관을 갖고 있는데, 이는 불안이나 죄책감 또는 용납될 수 없는 본능적 욕구를 최소한도로 줄이기 위한 방어적인 반응이다. 이러한 증상과 관련되는 인격성향은 지나치게 주의가 깊다거나 사소한 일에도 지나치게 신경 쓰는 경향이 있다. 또한 여러 방면에서 완벽하려고 노력하며 규칙을 엄격히 고수하려는 경향이 있다.

폭력 *Violence*

공격적 행동(aggressive behavior)은 목표를 달성하기 위한 강력한(강압적인) 언어적, 신체적 행동이다. 포유동물에 있어서의 공격적 행동은 외부 공격으로부터 개체를 보호하는 방어적 기능을 하고, 섭식 욕구 및 출산 욕구가 충족되도록 도와주며, 종족보존을 용이하게 해주는 기능을 하는 행위이다. 이에 비해 인간에 의해 행해지는 폭력 - 전쟁, 암살, 살인, 강간, 타인 및 자신을 해치는 폭력, 그리고 자살 등 - 은 인간에게서만 볼 수 있는 공격성의 표현이다. 폭력적 행동은 타인에게 향해지는 과격한 공격적 행동으로서 타인의 안전과 생명을 위협하는 결과를 초래한다.

이러한 폭력의 표현이 초자아 발달에서의 손상에 의한 것이거나 초자아 기능의 손상에 의해 나타나는 경우 병리적인 폭력이라고 판단될 수 있다. 때로는 뇌 발달의 손상이 정신지체를 초래하게 되고 그 결과로서 가족적 가치와 문화적 가치를 받아들일 수 없게 된다. 그리고 이로 인해 분노를 조절하지 못하게 된다. 다른 경우는 부모의 부재, 방임, 증오로 인해 어린 시절에 심한 정서적 박탈을 경험하게 됨으로써 초자아 통제와 자아이상(ego ideal)의 형성에 필수적으로 요구되는 부모와의 동일시, 가치의 내면화 과정이 손상됨으로써 나타난다. 또 다른 경우로는 부모에 의한 훈련이나 학교나 다른 기관에서의 가르침이 너무 혹독할 경우, 아동은 공격자와 동일시를 하게 되고, 성장 후에는 공격자와의 동일시를 통해 배운 잔인한 폭력행동을 타인에게 휘두르는 것을 스스로 허용하게 된다. 정서적 지지에 목이 마른, 정서적 결핍을 경험한 아동들의 경우, 정서적 좌절은 마음속에 내면화된 사회적 가치를 부정하게 만드는 결과를 초래한다. 이와 같이 사회적 가치를 내면화하지 못하고 부정하도록 양육된 아동들이나 청소년 또는 성인은 다른 사람을 시험하고 보복하는 수단으로 교활하고, 빈틈없이 잔인하고 파괴적인 행동 목록들을 발달시켜 나간다. 한편 겉으로 보기에는 건전한 사회적인 의식이 있고 법을 존중하는 가정에서 자란 경우에도 폭력이나 파괴적 행동을 보일 수 있는데, 이 경우 초자아 공백(superego lacunae)으로 인해 이러한 행동을 하게 된다. 초자아 공백은 너그럽게 봐주는 부모나 주위의 권위적인 인물이 보이는 애매한 태도로 말미암아 형성되는데, 초자아 발달이 이루어지지 못함으로써 초래된다.

사회적으로 허락받은 폭력이나 파괴적 행위, 즉 전쟁 동안 공적인 권위자의 명령에 따라 수행되는 폭력이나 파괴적 행위는 정신병리적 폭력이라고 간주되지 않는다. 다양한 집단들이 정치적 상호작용에서 그들 자신을 보호하기 위해 행하는 폭력행위 역시 정신병리적 폭력행위라고 간주되지 않는다. 이러한 범주의 폭력행위와 관련하여 고려되어야 할 점은, 초자아 형성의 손상으로 인해 폭력 행위를 휘두르는 성향을 지닌 개인들이 전쟁이나 혁명기 동안 지나친 폭력 행동을 함으로써 개인의 정신병리적 충동을 마음껏 충족시키게 되는 경우이다. 이런 경우 사회적, 정치적 환경과 상관 없이 그 이전부터 폭력적 행위를 저지르는 선행적 행동을 보여 왔으므로 폭력행위에서 제외될 수는 없다.

개인의 지속적인 잔인성이나 파괴성 또는 기타 폭력적 행동표현은 사회적으로 공범자를 필요로 한다. 즉 개인들 사이에 가학적 - 피학적 결합이 흔히 존재하게 된다.

살인이나 폭행 등 충동적인 폭력행동을 하는, 초자아 조절이 손상된 성인들 중에는 독성물질이나 다른 요인에 의한 대뇌기능 손상으로 인해 이러한 행동이 발생되는 경우가 흔히 있다. 이러한 상황에서 살인과 폭행은 알코올중독자들이 일반인들에 비해 더 많이 저지르게 된다. 환각제 역시 대뇌기능이나 초자아 조절에 손상을 주게 된다. 어떤 이유로든 대뇌손상은 분노가 자극된 상황에서 충동조절 실패의 원인이 된다. 정신과적 연구에 의하면 사전계획이나 아무런 동기도 없이 살인을 저지른 살인자들은 사전에 계획한 살인자들에 비해 뇌파 기록에 의하면 대뇌장애를 더 많이 나타내고 있음이 밝혀졌다. 대량 살인의 경우 망상적인 인격발달이 개입되며, 좌절이 심해지면 비정한 인간들에게 대항하는 갑작스런 보복적 행동이 표출된다. 그러한 행위는 살인자의 과대망상적인 소망 충족을 나타낸다.

일반인들은 정신장애환자들이 일반인에 비해 공격적이고, 폭력적이고, 충동적이어서 위험한 행동을 저지르는 성향이 높다고 위험시하는 경향성이 높다. 그러나 정신장애로 병원에 입원한 환자들에 대한 과거 연구들에 의하면 퇴원한 환자군은 일반인구 집단에 비해 폭력을 포함한 범죄행위로 구금되는 예가 적은 것으로 알려지고 있다. 이와 관련하여 정신장애환자들의 범죄율에 관한 자료를 「살인범죄의 실태와 유형별 특성」(강은영, 박형민, 2008)에서 찾아볼 수 있다. 이 연구는 1997년부터 2006년까지 살해범죄자 422명을 대상으로 조사되었는데, 살인범죄 가해자의 정신상태를 보면 〈표 5-1〉과 같다.

〈표 5-1〉 살인범죄 가해자의 정신상태 단위: %

	1997	1998	1999	2000	2001	2002	2003	2004	2005	2006
정상	51.6	63.2	63.3	60.8	66.6	67.1	62.6	58.0	52.7	46.5
정신장애	4.9	3.8	4.0	4.5	4.5	2.9	4.3	3.7	5.4	5.8
주취	30.9	24.0	24.7	23.4	23.4	25.5	26.8	34.6	33.6	32.1
미상	12.6	8.9	8.0	10.1	5.3	4.4	6.3	3.6	8.2	15.6
계	100.0	100.0	100.0	100.0	100.0	100.0	100.0	100.0	100.0	100.0

2006년 살인범죄자의 경우 범행 당시 정신장애이거나 주취상태가 아니었던 '정상적' 정신상태 비율은 46.5% 수준이었고, '주취상태' 인 경우는 32.1%였으며, '정신장애' 인 경우는 5.8%였다. 살인범죄 가해자의 정신상태가 비정상적이었던 비율은 2000년도를 제외하고는 1997년부터 2002년까지는 지속적으로 증가하는 경향을 보이고 있다. 이에 비해 정상적 정신상태에 의한 살인범죄는 2003년부터 해마다 감소하는 경향을 보이고, 주취상태의 정신상태에 의한 살인 범죄는 증가하는 경향을 보이고 있다. 〈그림 5-1〉에서 전체 범죄와 살인범죄를 비교해보면, 살인범죄의 경우 전체 범죄에 비해 '정상' 비율이 다소 낮게 나타났으며, '주취' 인 경우와 '정신장애' 비율은 정상비율에 비해 더 높게 나타났다. 특히 '정신장애' 에 의한 살인범죄 비율은 4.2%로서 전체 범죄 0.2%에 비해 상대적으로 매우 높은 수치를 보인다는 점이 특징적이다.

한편 지속적으로 폭력행동을 저지르는 경우는 폭력행동이 뇌손상과 관련이 있고 지속적 폭력 행동을 가져다주는 뇌손상은 심한 신체적 학대의 결과로 발생된 것이라는 연구 결과가 보고된 바 있다(Kaplan, Sadock, & Grebb, 1991, p. 174). 또한 과격한 폭발적 행동은 출산 시 외상, 영아기 간질, 두부

〈그림 5-1〉 전체 범죄인과 살인범죄의 정신상태
(1997~2006 동안의 평균점수)

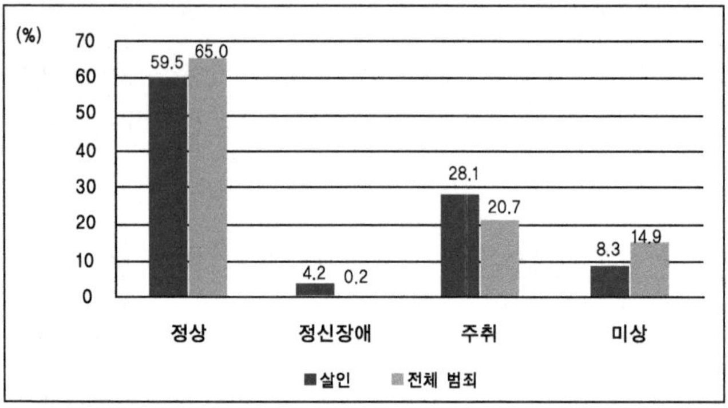

* 그림 출처: 강은영, 박형민(2008). p. 140 〈그림 4-26〉

외상, 뇌염, 과잉행동, 폭력적 부모와의 동일시 등이 원인으로 제기되기도 한다. 뇌의 기질적 손상이 심할수록 더 자주 과격한 행동이 나타난다. 정신분열병이나 조증 같은 정신장애, 반사회적 성격장애, 경계성 성격장애, 품행장애, 약물중독, 간질, 뇌종양, 퇴행성 질환, 내분비 장애 등으로 일어나는 공격행동과 감별되어야 한다(대한정신의학회, 1997, p. 547).

타인에게 폭력을 가했던 정신장애환자들에 관한 자료가 〈표 5-2〉에서 제시되고 있다. 타인에 대한 폭력적 공격이나 살인이 자살에 선행되는 경우가 빈번하다. 타인을 가해하는 환자들 가운데 과거에 자살위험이 선행되지 않았던 경우는 타인을 가해하는 행동의 위험성이 더욱 높아진다. 가해 행동 이전에 자살시도가 선행되었던 경우는 타인에 대한 가해보다 자기 자신을 해칠 가능성이 높아진다. 자살시도를 했던 정신과 환자들의 약 40%가 가해적 행동의 과거력이 있다.

〈표 5-2〉 난폭환자 30명의 정신과적 진단

정신장애 유형	사례 수
만성 알코올중독	12
정신분열증	10
기분장애	6
정신지체	3
기질성 정신장애군	2
반사회적 성격장애	2
불안장애	1

* 인용 출처: Tuason, V.B (1971). Dis. Nerv. Syst., 32: 764-768

자살 *Suicide*

자살이란 자기 스스로를 죽음으로 몰아가는 의식적인 자해 행동이다. 자살은 우연적이거나 의미 없는 행동이 아니라 강한 고통을 가져다 주는 문제나 위기로부터 벗어나기 위한 방법으로 선택된다. 자살은 좌절되거나 성취되지 않은 욕구, 무기력감, 무능력감, 견딜 수 없는 스트레스와 생존에 대한 갈등으로부터 비롯되는 경우가 흔하다. 또한 선택할 다른 방법이 없다는 편협된 지각, 도피하고자 하는 욕구로부터 발생되기도 한다. 일반적으로 자살자는 고통에 대한 신호를 보내는 것으로 알려지고 있다.

자살행동은 정신병리적 행동 가운데 가장 치명적인 행위이다. 이는 정신장애자들에게 뿐만 아니라 일반인들의 경우에도 마찬가지이다. 이러한 이유로 자살은 정신병리적 문제일 뿐만 아니라 사회적인 문제로 인식되며, 자살예방에 대한 관심과 대처 노력이 높아지고 있다. 그럼에도 불구하고 자살에 의한 사망률은 높아지고 있는 상황이다.

〈그림 5-2〉 최근 주요 사망원인별 사망률 변화

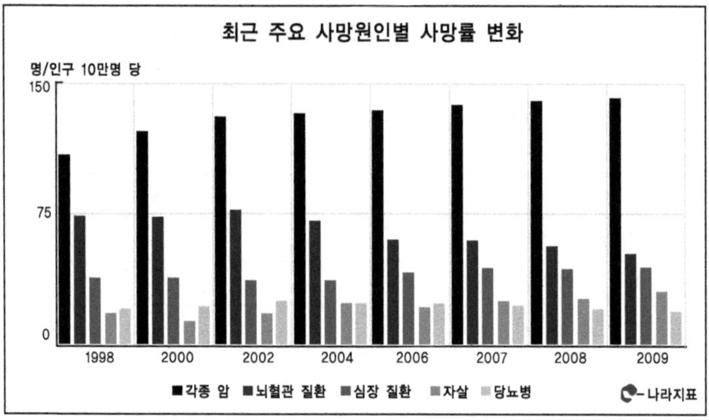

* 그림 출처: 통계청: e-나라지표
http://www.index.go.kr/egams/stts/jsp/potal/stts/PO_STTS_IdxMain.jsp?idx_cd=1012

통계청지표(2010)에 의하면 한국 사회의 자살률은 다른 사망 원인에 비해 급격하게 상승되고 있는 추세이다.

2009년 보건복지부 백서(보건복지부, 2009)에 근거하여 한국 사회의 자살률의 변화를 살펴보면, 1986년부터 1995년까지 10년간은 인구 10만 명 당 자살률이 8.6~10.8명 정도로 큰 변화 없이 유지되었으나, 1996년부터 자살률이 높아지기 시작하여 1998년 IMF 사태 이후에는 18.4명으로 이전 시기보다 두 배나 많은 사람들이 자살로 사망하였다. 이후 지속적으로 상승한 자살률은 2009년 인구 10만 명 당 28.4명으로 경제협력개발기구 OECD 국가 중 가장 높았다 (OECD 국가들의 평균자살률은 11.2명). 특히 자살률 2위에 해당되는 헝가리 19.6명에 비해 현저하게 높은 자살률을 보였다. 〈그림 5-3〉.

이러한 높은 자살률은 경제 · 사회 · 문화적 환경 변화에 따른 스트레스의 증가 및 정서적 지지체계의 약화로 인하여 최근 10년간 자살률이 급증하였

〈그림 5-3〉 OECD 국가 자살률 비교

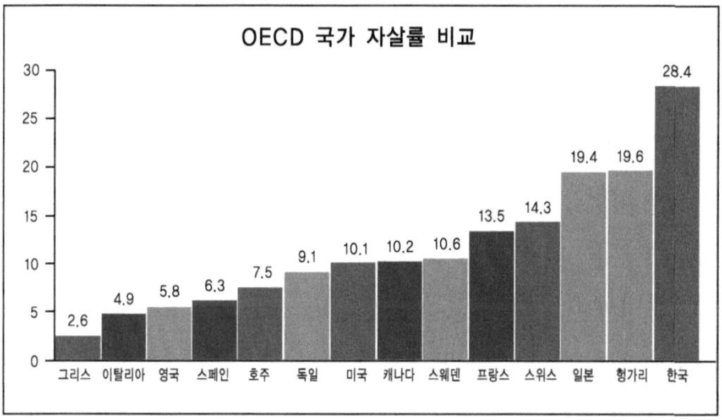

* 그림 출처 : 2009 보건복지부 백서 P. 412 〈그림 2-11-20〉 OECD 국가 자살률 비교

으며, 2009년 10대부터 30대까지 자살이 사망원인 1위를 차지하기에 이르렀다고 분석되고 있다(2009년 사망원인통계, 통계청 〈그림 5-2〉).

자살이나 자살시도에 영향 미치는 가장 주요한 위험요인은 정신장애인 것으로 밝혀지고 있고, 특히 우울장애를 포함한 기분장애인 것으로 알려지고 있다. 이는 국내외 연구를 통해 공통적으로 밝혀져 왔다. St. Louis 시에서 자살자 119명에 대한 사후(死後) 연구[6]-자살자의 가족, 친구, 치료자 등을 대상으로 면담하고, 자살자의 기록자료를 분석-결과에 의하면, 자살자의 98%가 임상적 질병을 지니고 있었고, 임상적 질병 가운데 94%가 정신의학적 장애였고, 정신장애 가운데서는 기분장애가 45%를 차지했고, 알콜중독이 23%를 차지하였던 것으로 밝혀졌다(Kaplan & Sadock, 1989). 한국에서도 2003년부터 2006년까지 서울00병원 응급실에 내원한 자살시도자 171명,

6) 자살자 사후연구는 정신의학적, 심리학적 부검으로서 자살로 사망한 사람에 대한 후향적 연구이다. 즉 자살로 사망한 후 수 개월 이내에 의료진 및 경찰, 검시관 기록 등으로부터 얻어진 정신의학적 기록과 정보, 그 외 가족, 친구, 동료, 의료인들과의 면담 등을 통해 자살의 원인이나 사망 당시의 상황, 가능성 있는 진단을 확립하는 방법이다.

기타 이유로 응급실 내원한 환자 975명, 정신과입원환자 2,352명 등 총 3,498명 가운데 2006년 12월 이전에 자살로 사망한 환자들을 분석한 결과, 가장 높은 위험요인은 우울장애였고, 2위 위험요인은 이전의 자살시도를 했던 과거력인 것으로 밝혀졌다(최재원, 2010). 이와 같이 자살은 우울장애가 가장 주요한 위험요인이지만 우울장애 외에도 모든 정신장애에서 자살의 위험성은 증가되는 것으로 알려지고 있다. 이러한 정신장애로는 우울장애와 함께 기분장애에 속하는 양극성 기분장애-들뜨고 고양되는 기분과 더불어 정신적, 육체적 활동의 양과 속도가 증가하는 조증장애와 우울증이 번갈아 나타나는-가 있다. 그리고 정신분열증 환자의 경우도 자살 위험이 일반인구에 비해 약 8.5배 높은 것으로 알려지고 있고, 불안장애도 자살 위험이 6배 내지 10배 높은 것으로 알려지고 있다. 이외에도 섭식장애, 주의력 결핍 과다 활동장애, 알코올사용장애, 물질사용장애, 인격장애에서도 자살 위험성이 높은 것으로 보고되고 있다(제영묘, 2004).

한편 청소년들의 자살도 사회적 문제로 떠오르고 있는데, 청소년 자살자 가운데 자살로 사망한 희생자들과 자살 시도는 했지만 사망하지 않은 생존자들에 대한 사후 심리적 부검 연구에 의하면 자살로 사망한 청소년들은 사망하지 않은 생존자 청소년들에 비해 주변 친구들의 자살 및 대중매체를 통한 자살 소식에 더 빈번하게 접했고, 주변 사람들과의 관계에서 갈등이 더 높았다고 분석되었다(Brortzky, Audenaert & Heeringen, 2008). 또한 자살 희생자들은 자살 생존자들에 비해 자살에 대한 이야기를 타인과 나누지 않았고, 특히 부모와 함께 자신의 자살 사고에 대한 이야기를 나누지 않았던 것으로 밝혀졌다. 그리고 자살 희생자들은 생존자들에 비해 정신과적 치료를 상대적으로 더 적게 받은 것으로 나타났다. 이러한 연구 결과는 자살 시도자들은 자살 희생자들에 비해 정신과적 문제나 심리적 문제를 외현적인 행동이나 증상으로 표출하는 경우가 높았고, 이를 통해 외부로부터 도움을 더 많이 받게 되고, 치료를 받게 될 가능성이 높아짐으로써 치명적인 자살의 위험성으로부터 보호받는 기회가 더 많았던 것으로 분석되었다.

자살방지는 그 위험도를 얼마나 인지하느냐에 달려 있다. 자살에 대한 위험도 척도가 개발되어 있기는 하지만, 실제 임상장면에서 효율적으로 사용하는 데는 어려움이 있다. 세계 각국에는 자살예방센터가 있어서 갑작스런 고통에 대한 구원요청에 전화로 대응하고 있다. 영국과 웨일즈 같은 몇 나라에서는 자살률이 급격히 줄어들기는 했지만, 오늘날 그러한 기구의 활용으로 자살 발생률이 감소되었다는 뚜렷한 증거는 없다. 우리나라에서도 '생명의 전화' 가 오랜 기간 동안 운영되고 있고, 각 지방자치단체에서 자살예방센터를 설립하거나 정신보건센터를 통해 자살예방사업을 시행하여 자살시도자에 대한 효과적인 관리를 위한 자살예방프로그램을 시범 운영하고 있다. 질병관리본부에 따르면 전국의 응급의료센터에 내원하는 자살시도자는 약 3만 7천 289명으로 추산되며, 자살시도자 중 약 10~15%는 향후 1년간 다시 자살시도를 하며, 자살로 사망할 확률이 일반사람보다 100배 이상 높다는 연구결과를 발표하였다. 이처럼 자살시도자는 자살로 생명을 잃을 가능성이 매우 높으므로 보다 신중하고 체계적인 개입이 시급하다. 자살은 개인의 생명 손실 뿐만 아니라 사회적으로도 많은 부담을 안게 되는 사회적 현상이다. 자살자 가족의 의료 이용 변화를 포함하여 우리나라에서 자살사망으로 인한 사회경계적 비용은 〈표 5-3〉과 같다.(정상혁 외, 2005: 이영문, 2009에서 재인용).

〈표 5-3〉에서 보여지는 바와 같이 자살에 의한 년간 경제적 부담은 최대 3조 800억원 규모이고, 최저 1조 1600억원으로 발표되었다. 특히 이 결과는 외부적 비용에 자살사망자의 가족들이 자살 사망 이후 받게 될 정신신체적

〈표 5-3〉 자살의 사회경제적 비용

	모형 1	모형 2	모형 3
비용의 구성 내부적 비용 외부적 비용	모든 연령 계층을 포함한 자살사망의 손실을 상정한 모형	15-16세에만 생산에 참여한다고 가정한 모형	15-64세 이외의 소비발생을 가정하여 모형 2에서 소비를 제외한 모형
합계	3,083,779(백만원)	1,713,180(백만원)	1,164,941(백만원)

인 손상을 최소한의 비용으로 산출한 것이어서 심리적 부담과 2차 정신질환 발생을 고려한다면 훨씬 큰 사회적 손실이 예상된다.

[학습목표]

1. 행동장애의 정의를 학습한다.
2. 행동에 포함되는 태도, 성벽, 주장 등에 대한 개념을 익힌다.
3. 행동증상들, 즉 행동항진, 행동저하, 반복행동, 자동행위, 거부증, 강박행동의 정의 및 구체적인 특징에 대해 학습한다.
4. 행동장애에 해당되는 폭력행동의 특징, 정신장애와 폭력행동의 발생, 폭력행동의 발생 원인 등에 대해 학습한다.
5. 행동장애에 해당되는 자살행동의 위험성 및 자살예방 대책에 대해 살펴본다.

[학습내용]

1. 행동과 관련된는 요인들 - 태도, 성벽, 주장
2. 행동증상들 - 반복행동, 자동행위, 거부증, 강박행동

3. 폭력행동의 특징, 정신장애와 폭력행동 관련성, 폭력행동의 발생 원인
4. 자살행동 빈도, 개인적, 사회적 위험성 및 손실
5. 학습정리
6. 참고문헌

[학습정리]

1. 태도는 특정한 느낌이나 행동방식으로 반응하려는 지속적인 성향이다.
2. 성벽은 소인 또는 소질로서 신체적으로나 정신적으로 질병에 걸리기 쉬운 경향성이다.
3. 주장은 단호하고 강하게 반응하는 깊이 내재된 충동이나 인격양상으로 정의된다.
4. 행동이 양적으로 증가되는 행동항진, 느리거나 활동력이 저하되는 행동저하가 있다.
5. 반복행동은 동일한 행동을 반복하고, 자동행위는 다른 사람의 지시나 요구에 기계적으로 복종하며, 거부증은 타인의 지시나 요구에 반항하거나 저항함을 의미한다. 강박행동은 명백히 불합리한 행위를 반복하는 저항할 수 없는 병적인 충동성과 관련된다.
6. 폭력은 타인에게 향해지는 과격하고 파괴적인 공격행동으로서 타인의 안전과 생명을 위협한다. 목표를 달성하기 위한 언어적, 신체적 공격행동과는 구별된다. 정신장애자들에게 발생되는 폭력행위에 대한 조사결과는 일반적으로 예견되는 바와는 다르게 정상인들에 비해 높지 않음이 보고되고 있다.
7. 자살은 스스로 죽음으로 몰아가는 자해행위로서 정신장애가 가장 주요한 위험요인으로밝혀지고 있다.

[퀴즈]

1. 정당한 이유가 있으면 폭력이 아니다.

[정답] ×

[해설] 이유가 있다 하더라도 기본적으로는 폭력적 행동이다.

2. 자살은 폭력이다.

[정답] ㅇ

[해설] 자기자신을 향한 폭력이다.

[참고문헌]

강은영, 박형민 (2008). **「살인범죄의 실태와 유형별 특성 : 연쇄살인, 존속살인 및 여성살인범죄자를 중심으로」**. 한국형사정책연구원, pp.139-140, p. 164.

대한신경정신의학회 (1997). **신경정신의학**. 하나의학사. P.547.

보건복지부 (2009). **「2009 보건복지백서」**. p. 412-413.

이근후 (1975). **정신의학적 인간생물학**. 정신의학 강의용 교재. 비출간물.

이영문 (2009). **자살예방법, 왜 필요한가?** 「자살예방법 제정을 위한 정책토론회」. (pp.49-64).

제영묘 (2004). 자살과 정신장애. **생물치료정신의학**, 10:1, 3-11.

최재원 (2010). **자살시도자, 정신과 응급실 방문자 그리고 정신과 입원환자에서의 자살사망률 연구**. 울산대학교 대학원 석사학위논문. p.14.

통계청 (2010). **「사망원인통계 2010」**. 통계청 e-나라지표 http://www.index.go.kr/egams/stts/jsp/potal/stts/PO_STTS_IdxMain.jsp idx_cd=1012

통계청 e나라지표: http://www.index.go.kr/egams/stts/jsp/potal/stts/PO_STTS_IdxMain.jsp idx_cd=1012

Brortzky, G., Audenaert, K. & Heeringen, K. (2008). Psychological and psychiatric factors associated with adolescent suicide: A case-control psychological autopsy study. *Journal of Adolescence. 32-4*, 849-862.

Kaplan, H. I. & Sadock, B. J. (1989). *Comprehensive* Textbook of Psychiatry/V. Baltimore: Williams & Wilkins.

OECD. 「OECD Health Data 2010」. http://khiss.go.kr/board/bbs_read.jsp?tname=MINBOARD358&bbsid=B303&bbs_weq=42&jkey=&jword=&pg=1&htxt_code=null&wj_vcs.

Kaplan, H. I. & Sadock, B. J., & Grebb, J. A. (1991). *Kaplan and Sadock's Synopsis of Psychiatry* (7th ed.). Baltimore: Williams & Wilkins.

Kolb, L. C., & Brodie, H. K. H. (1982). *Modern Clinical Psychiatry* (10th ed.). W.B. SAUNDERS COMPANY, p. 118.

http://www.index.go.kr/egams/stts/jsp/potal/stts/PO_STTS_ IdxMain.jsp?idx_cd=1012

제 6 장

지각장애

Disorder of Perception

지각장애 *disorder of perception*

인간은 주변의 사건이나 현상을 보고, 듣고, 냄새를 맡고, 맛을 보고, 피부 접촉을 통한 감각적인 경험을 한다. 이와 같은 감각기관인 오관을 통해 자극을 받고 수용하고 저장하고 기억을 한다. 지각이란 감각기능을 통해 사물의 관계성이나 사건들에 대해 지각하고 관찰하고 감별하는 활동을 통해 인식하는 작용을 의미한다. 이러한 지각적 활동은 개인으로 하여금 외부로부터 감지되는 자극을 세상에 대한 의미 있는 지식으로 조직하고 해석하게끔 해준다(이병윤, 1997). 지각장애란 오관을 통한 지각에 문제가 있는 경우에 해당된다. 지각과 관련되는 용어들을 예시해보면 다음과 같다.

- 지각감퇴(知覺減退) (hypoesthesia) : 여러 형태의 감각 중 하나 또는 그 이상의 감각에서 감수성이 감퇴되는 상태를 의미한다.
- 지각소멸(知覺消滅) (perceptual extinction) : 자극을 알아차리지 못하게 된다. 예컨대 편측성 뇌피질의 손상이 있으면 자극을 대칭적으로 양쪽에 동시에 주어도 한쪽 반응이 소실된다. 지각소멸이 나타나는 반대측에 뇌손상이 발생할 경우 나타난다.
- 지각여과(知覺濾過) (perceptual filtering) : 신체의 여러 가지 신경 수용기에 끊임없이 가해지는 수많은 감각적 자극 중에서 몇 개에 대해서만 선택적으로 관심을 집중한다.
- 지각확장(知覺擴張) (perceptual expansion) : 지적, 감정적, 감각적 자극들을 인식하고 해석하고 조직화하는 능력이 발달되어 있음을 의미한다.

지각장애는 크게 두 가지로 나누어 생각할 수 있다. 하나는 실체의 자극이 존재하는 경우이고, 다른 하나는 자극 실체가 존재하지 않은 경우이다. 가령 우리가 어떤 물체를 보았다고 하자. 비행기를 보았다면 함께 있는 모든 사람이 동일하게 지각하게 된다. 똑같은 모양의 비행기를 함께 보게 되는 것이 정상이다. 이런 경우에 비행기라는 물체의 자극을 시각적으로 보고 난 다음 그 물체가 비행기가 아닌 곰이라고 지각한다면, 이런 경우 착각이라는 용어를 사용한다. 비행기를 비행기로 보았다면 정상적이다. 이에 비해 비행기라는 실체의 자극이 없는데도 불구하고 다른 사람들과 다르게 어떤 사람이 비행기를 보았다고 지각한다면 이는 환각적 현상이다. 즉 존재하지 않는 모습을 보았다고 지각하는 경우 환시라는 용어를 사용한다.

착각(錯覺) *illusion*

'오래된 착각은 새로운 진실보다 지지자가 많다' 는 덴마크의 속담이 있고, '착각은 자유' 라는 유머도 있다. 착각은 정신 증상 측면에서 볼 때 매우 중요하다. 우리 신체 내 여러 감각 수용기는 환경적 자극을 분석함으로써 특정한 환경적 에너지를 선택하도록 구성되어 있고 그 결과 신경 충동이 발생된다. 이런 신경 충동은 뇌에 있는 관련 영역에 도달함으로써 시각적, 청각적, 기타 다른 지각적 이미지들을 만들어 내며, 그 해석과 의미는 개인의 과거 경험과 심리적 상황에 따라 영향 받고 결정된다.

개인의 정신생활에 있어서 감정적인 요소나 특별한 의미가 내포된 소망적 요소를 표현하는 방식 가운데 하나는 이러한 감각적 인상에 대한 착각을 통해서이다. 그러한 감각적 이미지들을 왜곡시키는 요소로서 강한 정서적 상태나 욕망 또는 절박한 욕구와 충동 등이 있다. 억압된 심리적 요소들도 역동적으로 중요하게 작용함으로써 개인의 정서를 반영하거나 소망이나 욕구를 나타내는 지각적 왜곡을 초래하기도 한다. 심한 죄책감을 느끼는 환자는 나뭇잎 소리가 자신을 비난하는 소리라고 잘못 해석한다. 이와 같이 외부 자극을 잘못 해석하는 것을 착각이라고 한다. 자극은 있는데 그 자극을 왜곡되게 수용하고 저장하고 해석한다는 뜻이다. 앞서 설명했듯이, 비행기를 보고 곰을 보았다고 한다면, 비행기라는 실체를 잘못 인식하고 수용하고, 저장함으로써 왜곡된 해석을 하게 되는 것이다.

착각은 환각과 동일한 심리적 기능을 가지고 있긴 하지만 환각보다는 현실왜곡의 정도가 더 가볍다. 착각의 내용은 환자의 감정 상태와 욕구의 선호도에 따라 결정된다. 무엇인가 절실히 기대하고 있거나 공포에 떨고 있을 때 착각이 흔히 일어난다. 특히 정서장애의 경우 감정은 개인의 욕구에 따라 자기 경험에 영향을 미친다. 독성물질의 섭취나 감염에 의하여 일어나는 중독성 착란상태에 있을 경우 감각자극과 인상이 명확하게 뇌에 전달되지 못하거나 통합되지 못하기 때문에 잘못 해석되어 착각이 일어난다. 그러한 착각은 완전히 맑은 의식 상태에서 일어나는 착각보다는 심리적인 의미가 적다. 착각을 간략하게 정의한다면, 자극을 잘못 해석하는 지각적 현상이다.

환각(幻覺) *Hallucinations*

앞서 착각이란 실제적인 자극이 있는 경우에 어떤 심리적인 이유로 인해 그 자극을 잘못 해석하는 경우라고 설명되었다. 환각은 수용기를 자극시킬 만한 외적 자극이 없는 상황임에도 불구하고 일어나는 지각이다. 감각수용기의 활동이 실제로 관여되는지의 여부는 관찰자가 증명할 방법이 없기 때문에 확인할 수는 없다. 환각이라는 의학적 용어는 Philippe Pinel (1745-1826)의 제자인 Esquirol(1772-1840)이 처음 사용하였다. 그는 환각을 대상이 없는 지각이라고 정의 내림으로써 착각과 명백히 구별하였다. 환각에서 작동되는 지각 작용은 말초신경계에서의 실제 자극에 의해 생기지 않는다는 점에서 현실성은 없지만 그럼에도 불구하고 환각은 정신생활의 한 부분을 차지한다.

환각의 내용은 역동적인 의미를 지니고 있다. 그러므로 전의식이나 무의식수준의 자료가 감각적인 형태로 의식수준에서 표현된 결과라고 할 수 있다. 환자가 현실인양 받아들이는 이러한 환각적인 상은 소원성취, 자존심 고취, 비판, 비난, 죄책감, 자기처벌, 억압되거나 배척된 욕구 충족, 또는 만족스러운 현실을 소유하고 싶은 욕구 등의 심리적 욕망이나 상황이 외부세계로 투사되어 나타나는 것이다. 정상인들의 꿈은 환자들의 환각의 원형이다. 때로 내적 갈등이 있는 경우 내면적 투쟁이 환각으로 표현되며, 환각 중 어떤 면은 인정과 칭찬을 나타내고 어떤 면은 욕이나 거부를 나타낸다.

환각형태의 지각 경험을 통하여 고통스럽고 불만족스런 현실에서 도피함으로써 개인이 보호될 수 있다는 사실은 신체적인 욕구가 좌절되고 사회경제적 적응에도 곤란을 겪어 온 한 여성의 행동에서 알 수 있다.

어느 날 그녀는 강변에 앉아 자신의 문제에 골몰하면서 만족스러운 도피방법을 꿈꾸고 있을 때 자신에게 관심을 가졌던 옛 애인의 목소리를 들었다. 이 괴로운 상태에서 그녀는 예전의 찬미자로부터 자신이 가장 좋아하고 바라던 것을 이룰 수 있다는 소식을 들었다. 그녀는 애인을 볼 수는 없었지만, 그녀가 물로 뛰어 들면 그녀를 구하여 이집트로 데려가서 아름다운 성에서 함께 살겠다고 약속하는 애인의 목소리를 들었다. 실제가 아닌 이 메시지를 믿고 그녀는 물속으로 뛰어들었다. 마침 우연히 지나가는 사람이 없었다면 그녀는 물에 빠져 죽었을 것이다. 그녀에게 현실은 너무나 고통스럽고 환멸스러운 것이었기 때문에 그녀의 소망을 충족시켜 줄 것으로 기대된 환각을 현실로 믿으려 한 것이다.

환각대상은 자기 경험과 전혀 무관할 수도 있으며 신체 내로 함입되어 지각되기도 한다. 환각의 장소 배치는 특히 환각의 대상이 사람인 경우 대상과의 거리 차이가 감정 상태와 관련이 있다. 정신분열증에서 환각대상의 인물이 거리를 두고 있을 경우 그 인물이 자기를 위협하거나 욕하는 것으로 지각함으로써 그 사람에 대하여 화를 내거나 무관심한 태도를 보인다. 환각대상이 가까이 있다고 지각할 때는 친근감을 느끼는 경우가 많다. 이에 비해 환각대상이 신체내부에 있다고 느낄 때는 병적인 환각대상이 자신을 꾸짖거나 미워하거나 책망하고 있다거나 때로는 존경과 친근감을 나타내고 있다고 표현하기도 한다. 어떤 경우에는 환각 인물이 "내가 아니다(not me)"라고 여겨지고, 자기 자신의 일부로 생각되지 않는다. Havens(1962)는 "건강염려증에서 어떤 신체 부위에 대한 염려증은 환각의 결과일 수 있다"고 말했다. 그는 치료과정에서 임상적 호전 정도에 따라 정신분열증 환자가 느끼는 환각대상에 대한 거리감에 변화가 있다고 하였다.

정신적으로 건강한 사람은 주위 환경 자극으로부터 유발되는 사소한 지각들은 대부분 무시한다. 환각에서의 지각 내용은 환자의 심리적 상태와 밀접한 관계가 있으며 적어도 급성기에는 이러한 내용이 무시될 수 없으며, 환자의 관심이 여기에 집중될 뿐만 아니라 현실이 이런 내용과 연관되는 것처럼 변형되기도 한다. 그 결과 환각과 조화되지 않는 현실에 대해서는 자아의 현실 검증능력이 작용되지 않는다.

소위 예기착각과 환각(豫期錯覺 anticipatory illusions and hallucinations)에서는 공포와 같은 심한 감정 상태에서 그런 감정을 일으키는 대상을 확실하게 보거나 듣기를 기대한다. 그 결과 주관적으로 기대되는 지각이 순간적으로 외부 세계로 투사되어 착각이나 환각의 형태로 나타난다.

때로는 정상적인 지각적 경험과 환각 사이에는 여러 단계가 있어서 정신적 경험이 비현실적인 지각에서 비롯된 것인지 아니면 단지 일종의 생각인지를 구분할 수 없다.

환각은 개인의 경험의 일부로서 일어나는 상(이미지)과 구분되기 어려울 때도 있다. 개인적 경험으로 일어나는 상상(이미지)는 보통 환각에 비하여 덜 명료하고 일정하지가 않다. 가성환각(假性幻覺 pseudo - hallucina tions)은 환각을 경험하는 개인이 그 환각이 현실적이 아님을 지각하는 경우이다. 대개는 사망한 가족이나 다른 사람의 상이 자기 이름을 부르거나 자신에게 말을 걸어오는 형태로 나타난다.

아동의 경우 환각경험을 하는지 확인하기가 어려운 경우가 많다. 이러한 점에서 아동의 환각경험을 진단할 때는 특히 신경을 써야 한다. 두리번거리거나 어느 한 곳만 주시하거나 뭔가 헛소리를 듣는 듯이 허공을 멍하게 쳐다보는 행동이 관찰된다고 하여 환각이 있는 것으로 결론 내리는 것은 적절하지 않다. 아동에게 자기가 경함하고 있는 것을 자세하게 말하도록 하여 실제로 환각이 일어나고 있는지 확인해야 한다. 아동의 경우 병적으로 인정될 수 없는 현상이 되풀이되는 경우도 있을 수 있다. 어떤 아동은 사람이든 동물이든 상상속 친구 상을 허공 속에 선명하게 그리면서 그 상이 실제인냥 다루면서 함께 논다. 이런 경우 좀 더 자세히 물어보면 그러한 상이 없다는 사실을 쉽게 인정한다. 이러한 상상의 친구와 놀이를 하는 아동의 상당수는 고독하기 때문에 그러한 표현을 한다.

주관적인 심상(主觀的 心像 eidetic image)을 환각과 혼동해서는 안 된다. 주관적인 심상이란 어떤 사물의 생생하고 완전무결한 상을 시각적으로 떠오르게 하는 능력을 말하며 이러한 상은 현실과 혼돈되지 않는다. 성장과정에 있는 아동기에 흔히 나타나는 이러한 지각능력은 나이가 많아짐에 따라 줄어든다. 4세 아동의 60%, 성인의 7% 정도가 이런 능력을 가지고 있는 것으로 보고되고 있다.

아동기의 가성환각은 일시적이고, 그림자와 같은 것으로서 흔히 아동은 이를 시각적 영상이라고 생각하는데 나중에 나이가 들면 상상임을 깨닫는다. 그러한 가성환각은 아동이 불안하거나 놀랄 때 잘 나타나며 적응을 잘 못하는 아동이나 정신적인 괴로움을 주는 환경에서 양육되는 아동들의 경우에 흔히 나타난다. 가성환각과 때때로 혼동될 수 있는 다른 경험은 "야경증(夜警症 night terror)" 이 있는데 이 경우 아동은 자는 것 같지 않지만 자신을 안심시키려 하는 사람의 노력이나 주변 환경에 대해 인식하지 못한다. 어린이는 실제로는 꿈꾸는 수면상태에 있다. 이 상황에서 어린이는 심한 공포상태에서 한 곳을 응시한다. 이런 야경증 발작은 수분에서 길게는 삼십분 정도 지속되며 나중에 기억하지 못한다.

환각은 대뇌기능이 손상되는 다른 질환에서도 일어날 수 있다. 이 경우 환각이 일어나는 특수감각과 연결되는 연상중추가 자극을 받음으로써 일어날 수 있는데 이러한 경우도 환각내용은 환자들의 심리상태에 따라 영향 받는다는 점은 의심의 여지가 없다.

환각은 감각기관 중 그 어떤 감각기관을 통해서도 일어날 수 있으며 특정 소재가 가장 적절히 상징화될 수 있는 기관을 선택한다. 예를 들어 죄책감은 말소리로 표현되기 쉬우며 환자는 비판적인 말소리를 듣는다. 두려움은 눈으로 볼 수 있는 무서운 대상으로 상징화되기 때문에 무서운 동물이 환시로 나타나게 된다. 어떤 환자는 도덕적인 더러움을 석탄산의 냄새로 호소하기도 한다. 이 화학 물질은 정화제를 나타내며 그 환각은 도덕적 정화감정에 대한 자신의 욕망을 상징화하는데 적절한 것이다.

환각은 정신증의 초기 급성기에 더 심하게 나타나는데, 이 시기는 억압이 실패함으로써 갈등에 대한 방어가 어려워지기 때문이다. 명료한 의식 상태에서 일어나는 환각은 혼탁한 의식 상태에서 일어나는 것 보다 예후가 더 나쁘다. 환각은 무엇인가 현실적인 문제에 사로잡혀 있을 때에는 덜하고 현실에 대한 관심이 약해지거나 백일몽에 사로잡힐 때 더욱 심하게 나타난다. 환각은 빈번하게 망상과 함께 나타나며, 환각은 망상을 지지해 주거나 확인해 준다. 때로는 환각이 망상적 사고의 구체적인 상징적 표현인 경우도 있다.

입면기 환각(入眠期 幻覺 hypnagogic hallucination)은 잠 들려할 때 일어나는 환각으로 건강한 사람에게도 일어날 수 있다.

출면기 환각(出眠期 幻覺 hypnopompic hallucination)은 잠에서 깨어날 때 일어나는 환각으로 정신장애자나 건강한 사람 모두에서 일어날 수 있다.

최근 Carrick McDonald(1971)는 출면기 환각이 뇌질환과 관련되는 정신장애 보다 심인성질환일 경우 더 짧은 시간에 걸쳐 일어난다고 하였다. 그의 연구에 따르면 출면기 환각이 병적이 아니라는 임상 견해들은 수정되어야 한다. 또한 그러한 환각을 경험하는 많은 경우에는 주간성 환각, 즉 낮 동안에 환각이 일어난다고 하였다. 이에 비해 입면기 환각을 보이는 대개의 경우 환시 경험으로 고통 받는데 비해 주간성 환각과 입면기 환각을 경험하는 사람은 자주 환청을 경험한다. 〈표 6-1〉은 입면기 환각으로 고통 받는 정신장애 유형을 정리한 결과이다.

환각경험이 있다는 것이 반드시 정신장애가 있음을 의미하는 것은 아니다. 건강한 사람의 경우도 오랫동안 격리된 생활을 하거나 메스카린 mescaline이나 LSD 같은 약물을 복용한 경우 환각이나 착각을 경험할 수 있다. 이러한 약물 때문에 생긴 환각은 형태가 거의 없고, 그와 관련된 개인의 어떠한 생각도 없이 자신의 내부가 아닌 외부에서 일어나는 것으로 경험한다. 이런 점이 정신증을 앓고 있는 환자가 경험하는 환각과의 차이이다. 정

〈표 6-1〉 입면기 환각과 관련된 질환

	입면기 환각	입면기 환각 + 주간성 환각	전체 사례
신경증	1	1	2
성격장애	2	1	3
편집성 상태	1	0	1
정신분열증	7	12	19
우울증	2	2	4
알콜중독	4	3	7
간질	2	2	4
뇌염 후 정신상태	0	1	1
급성 뇌 증후군	0	3	3
약물중독	0	1	1

출처: McDonald, C.: Br. J. Psychiatry, 118:543-547, 1971

신증 환자는 환각경험과 외적인 현실경험을 구별하지 못한다. 이러한 환각경험은 자아 이질적[7](自我異質的 egodystonic)이다. 또는 음식이나 물, 또는 충족되지 못한 생리적 욕구가 있을 경우 개인은 익숙한 상황에서 심각하지 않은 가벼운 현상으로 일시적으로 환각경험을 하기도 한다.

이에 비해 West(1975: Kolb, Brodie, 1982에서 재인용)는 환각현상에 대한 정신생리적 설명으로 "지각방출이론(知覺放出理論 perceptual release theory)"을 제시한 바 있다. 그가 제안한 바에 의하면, 뇌는 온갖 종류의 지각적 자극을 받으면서, 주의해야 할 필요가 없거나 외부 환경에 적응하는데 필요치 않는 자극들은 의식으로부터 배제시킨다. 따라서 명료한 초점을 유지하면서 집중한다는 것은 외부세계나 내부 세계로부터 입력되는 정보들을

7) 개인이 스스로에게 용납할 수 없거나 또는 불쾌하게 여기는 충동이나 소망 또는 생각을 의미하는데 사용되는 용어

검열하여 선택적으로 받아들이는 과정이다.

감각의 유입이 저하되거나 손상되면, 감각 유입에 따른 효과는 감소되고 그 결과 각성상태는 높아지게 된다. 감각 유입이 저하되거나 손상되는 이유는 지나친 감정 때문일 수도 있고 아니면 신경전달에 영향 미치는 독성상태로 인해 신경연접부에서 신경 전달 장애가 발생하기 때문일 수도 있다.

이런 경우 평상시에는 검열이나 선택과정에 의해 배제되었던 지각적 "흔적들" 이 삭제되지 못하고 의식으로 방출되고 재경험된다. 이러한 상태에서 '지각적 흔적들' 이 의식상태에서 재경험되는데, 친숙하거나 새롭거나 기괴한 내용들이 혼합된 환각으로 경험된다. 지각적 흔적들이 정상적으로 막아지거나 방출되기 위해서는 의식적 자각이 지속될 수 있을 만큼 충분한 각성상태가 유지되어야 하며, 의식적 자각을 명령할 수 있도록 특정한 지각-유지회로가 반향상태에 있어야 한다.

환청(幻聽) *Auditory hallucination*

앞서 설명한 바와 같이 환청은 지각장애 가운데 가장 흔하다. 환청은 여러 가지 소음으로 들려오는 경우도 있지만, 대개는 어느 정도 완전한 음절을 이룬 말소리로 들려온다. 환자는 그 "목소리(voices)" 에 대항하여 싸우거나 논쟁하기도 한다. 환자는 그 목소리가 자기 몸 안의 어떤 부분에서 또는 어느 먼 곳에서 들려오는 것으로 생각한다. 때로는 그 내용이 즐거울 수도 있으나 대개의 경우 불쾌하고, 추잡하고, 무시하고, 비난하는 내용이다. 이러한 불쾌한 내용의 목소리는 의식에서 허락될 수 없는, 부정하고 싶은 개인 자신의 심리적 요소나 욕구에 대한 투사를 나타낸다. 명령하는 식의 환청은 확신적이며 강압적이다. 이러한 환청들은 위험한 행동을 지시하며, 현실적인 면은 거의 고려되지 않는다.

환청은 흔히 들려오는 말소리를 입속으로 되뇌이고 있는 인상을 주며, 마치 어린이가 조용하게 읽는 연습을 하는 것 같은 후두근육의 움직임이 함께 일어난다.

Miller(1965)는 "인지능력이 높을 경우 환청은 더 적게 일어나며, 환청을 보이는 정신분열증 환자는 언어 표현능력이 낮다"는 점을 밝힌 바 있다. Miller는 이러한 설명을 통해, 환자가 친숙하지 않거나 스트레스가 높은 내적 경험을 기술하는 과정에서 지각적 왜곡이나 정신병적 언어를 생생하게 나타내고 있음은 그의 정서적 경험의 강도를 나타내주고 있을 뿐만 아니라 그의 언어적 한계도 드러내고 있음을 제시해주고 있다.

환시(幻視) *Visual hallucination*

환시도 그리 드문 것은 아니지만 환청보다는 드물다. 급성 전염병이나 중독성 정신증에서 볼 수 있는 섬망 상태에서 가장 전형적으로 일어난다. 이 경우 환시는 어느 정도의 의식혼탁에 수반되어 나타난다. 일반적으로 환시는 환청보다는 현실왜곡이 훨씬 심하게 일어나기 때문에 환자에게 더 강한 공포감을 준다. 환시가 나타나는 정신장애 가운데 가장 흔한 정신장애는 진전성 섬망(震顫性譫妄 delirium tremens)이다. 이 섬망은 물질중독의 금단증상으로 많이 나타나는 증상으로서 환시의 상은 공포스러운 내용으로 나타난다.

뇌의 기질적 장애에서 나타나는 형태가 뚜렷하지 못한 환시는 후두엽 피질의 질환일 때 가장 빈번한 반면, 뚜렷한 형태를 갖추고 있거나 복잡한 장면을 보이는 환시는 측두-두정엽 피질의 질환일 때 빈번하게 나타난다. 최근 밝혀진 바에 의하면 뚜렷한 형태를 보이는 환시는 우측 반구에 손상이 있거나 흥분을 받는 경우에 나타난다. 이 경우도 항상 예외는 있으며 약물중독에서는 모든 형태의 환시가 나타날 수 있다. 환시 경험은 mescaline과 같은 약물은 물론 amphetamine, atropine 및 항파킨슨 약물의 영향으로도 일어난다.

환후(幻嗅) *Olfactory hallucination*

환후는 정신분열증에서 나타나거나 측두엽에 손상이 있을 때 나타난다. 환후는 보통 불쾌하고 역겨운 기분을 느끼게 한다. 그런 불쾌한 기분은 환후가 혐오감이나 죄책감과 관련되어 있음을 시사한다.

환미(幻味) *Hallucination of taste*

순수한 환미는 거의 없고 대개는 환후에 수반되어 일어나며 환미보다는 착미(錯味 illusion of taste)가 흔하다.

환촉(幻觸) *Hallucination of touch*

환촉은 진전섬망(震顫譫妄 delirium tremens), 코카인중독과 같은 중독 상태에서 흔히 나타난다. 정신분열증의 경우 신체기관에 대한 망상과 결부되어 환각적인 성적 감각이 동반되기도 한다.

신체환각(身體幻覺) *Kinesthetic hallucination*

사지가 절단되었거나, 말초신경이나 척수가 절단된 사지에서 일어나는 환상지 현상(幻想肢現像 phantom phenomenon)이 환각적 신체 경험 중 가장 흔한 형태이다. 환상지 현상이란 사지가 절단된 환자가 절단된 사지가 그대로 있는 것 같은 착각을 경험하는 현상을 말한다. 교통사고를 당해서 한쪽 다리를 잃은 환자가 그 다리에 통증을 느끼거나 가려운 느낌이 들어 실제로 긁는 행동을 하기도 한다. 신체상이 생기기 이전에 사지를 잃었다면 이 현상은 잘 일어나지 않는다. 그러한 환각현상은 크기나 형태가 변형되어서 지각되는 경우도 있고 혹은 움직이는 것으로 지각되는 경우도 있다. 정신분열증이나 mescaline, psilocybin, d-LSD-25와 같은 약물로 인한 중독 상태에서 보이는 신체상의 왜곡도 이러한 종류의 환각 경험이다.

사례연구 1

소리가 들려

(출처 : 정신증례집)

28세 남성이 3층 높이의 건물에서 떨어져 응급실에 내원하였다. 가족들의 말에 따르면 내원 보름 전부터 밤에 잠을 이루지 못하고 사람들을 대하는 눈빛이 달라졌으며 방에서 나오지 않고 혼자 지내는 등 평소와 다른 행동을 보였고 내원 당일에는 텔레비전을 부수는 등 과격한 행동을 보였다고 한다.

환자는 2년전부터 짝사랑하는 여자 문제로 고민하면서 사람들과 별로 어울리지 않았고 여러군데 취직을 하였으나 적응을 하지 못하고 직장에서 나오는 등 사회적인 적응에도 어려움을 보였으나 가족들은 크게 걱정하지는 않았다고 하였다. 어려서부터 별로 말이 없고 친구가 많지는 않았다고 하며 학교 성적은 중간 이하였고 얼굴이 못생겼다고 친구들에게 놀림을 많이 받아 왔다고 했다. 응급실 내원 당시 다소 회피적이고 치료자의 질문에 대해 방어적이었으며 초조하고 불안해하며 "너는 죽어야 한다."는 내용의 환청이 계속 들린다고 시인했다. 사고 내용은 관계사고, 피해사고가 주를 이루고 있었고 기억 및 수리능력 등을 포함한 인지 기능에는 특별한 장애를 보이고 있지 않았다. 정형외과적으로는 오른쪽 대퇴부근위부 골절이 관찰되어 수술적 치료를 위해 정형외과로 입원하여 적절한 치료를 받고 정신과로 전과되었다. 정신과 병동으로 옮긴 뒤 병동에서의 활동은 매우 저하되어 있었으며 병실 내에서 주로 혼자 지내는 시간이 많았고 만화책을 보면서도 한 페이지를 계속 펴놓고 있는가 하면 어떤 때는 책을 뒤집어서 읽고 있기도 하였다. 또한 치료자의 질문에 부적절하게 웃거나 치료자의 얼굴을 만지작거리는 등 예기치 못한 행동을 하는 경우가 많았다. 밤에도 잠을 잘 이루지 못했고 낮에 잠을 자는 등, 낮밤이 바뀐 생활을 하고 있었다. 약물이 투여되면서 불면 증상은 다소 호전되었으나 부적절한 행동 및 감정 표현은 여전하였으며 치료자의 질문에 무척 의심스러워하며 대답을 회피하였다. 병동 내의 침체된 활동 정도에 비해 비슷한 또래의 한 여자 환자에게는 관심을 많이 보여 여자 환자의 병실 밖에서 계속 기다리거나 말을 거는 등 적극적인 태도를 취하려 노력하였으나 이에 대한 여자 환자의 노골적인 거절 이후로는 자제하는 모습을 보였다. 약물을 증량하면서 환청 및 피해 사고는 많이 호전되었으나 관계사고는 여전히 지속되고 있었다. 면담에서 자신이 과거 교회에서 만난 여성을 짝사랑하게 되었는데 한 번도 말을 함께 해본 적이 없었고 혼자 속병을 앓아왔다고 했으며, 병동에서 본 여자 환자가 그 여인의 모습과 많이 닮았다고 했다. 병원에 왔던 그날 텔레비전에서 환자를 욕하는 소리가 들려 그것을 피한다는 것이 유리창 쪽으로 가다가 미끄러졌다고 당시 상황을 환자가 설명했고 현재 다리가 부러져 절뚝거리는 자신의 모습에 대해 신경을 많이 쓰고 있었다.

사례연구 2

쥐에 놀란 남자

대학 교육을 받은 젊은 남자가 나(프로이드)를 찾아와, 자신은 어릴 때부터 강박관념 때문에 괴로워하고 있으며, 지난 4년 동안 특히 심해지고 있다고 진술했다. 그의 주 증상은 자신이 대단히 깊이 사랑하고 있는 두 사람(아버지와 자신이 존경하고 있는 한 여성)에게 무슨 일이 일어나지 않을까 하는 두려움이었다. 이밖에 그는 강박 충동(예컨대, 면도날로 자신의 목을 자르고 싶은 충동)을 느끼고 있었으며, 이런 충동에 대한 금지 명령도 내리고 있었다. 이런 증상은 매우 사소한 일과 관련이 된 것이었다. 그가 말하는 바로는 이와 같은 관념들과 싸움을 하면서 여러 해를 소비하였으며, 이런 과정에서 인생 행로의 많은 기반을 잃었다고 한다. 그는 여러 가지 치료를 시도해 보았으나, 그 어느 것도 자신에게는 아무런 소용이 없었다.

이 환자가 최초로 프로이드를 방문하도록 만든 사건은 육군 부대의 기동훈련 중에 일어났다. 어떤 장교가 고문에 관한 이야기를 들려주었다. 이야기는, 포로를 묶어 놓고, 쥐가 든 항아리를 그 포로의 엉덩이에 뒤집어 엎어놓으면 쥐들이 항문 속으로 들어갈 구멍을 판다는 것이었다. 그는 이렇게 진술했다; "그 순간, 이 일은 나에게 매우 귀중한 사람(그가 사랑하고 있는 여성과 9년 전에 죽은 아버지)에게 일어나고 있다는 생각이 떠올랐다. 그 장교가 이 무서운 형벌에 관한 이야기를 하는 동안 그 강박관념이 머릿속에 떠올랐을 때, 그는 특별한 '의식'을 행함으로써 그 강박관념을 물리쳤다. 그는 자신에게 "아니야"라고 부인하는 몸짓으로 혼잣말을 했고, 그런 다음에는 "너는 도대체 무엇을 하고 있는가?"라고 되물었다.

그리고 그는 다음과 같이 계속 말했다. 그날 밤, 그 대위가 우편으로 온 소포를 그에게 건네며 말했다. "A 중위가 너 대신에 요금을 지불했어. 너는 그에게 돈을 갚아야 돼." 그러자 그 순간, 다음과 같은 생각이 그의 마음속에 강하게 떠올랐다. 즉, 돌려주지 않으면 안 된다. 그렇지 않으면 그 일이 생길지 몰라. (다시 말하면, 쥐에 관한 공상이 아버지나 그녀에게 실제로 일어난다는). 그러자 이어서 바로, (공상이 현실이 되지 않도록 확실히 해 두기 위해) 그에게 익숙해져 있는 절차와 일치하는, 서약이란 형태를 띈 다음과 같은 명령이 떠올랐다. "너는 A 중위에게 3.8크라운을 갚지 않으면 안된다." 그는 이 말을 들릴락 말락하게 혼잣말로 했다.

그는 자신이 약속을 지켜야 한다는 생각에 집착하며, A 중위를 찾아가는 여행을 떠났다. A 중위를 만난 그는 A 중위가 사실상 요금을 지불한 사람이 아니라는 것을 알게 되었다. 그래서 그는 A 중위에게 빚을 지고 있지 않다는 점이 명백해졌으나, 자기의 서약(즉 A 중위에게 3.8크라운을 갚는 일)을 정확히 지키기 위해 여러 가지 복잡한 계획을 생각해 냈다.

강박관념이 처음 생긴 것은 환자가 6살인가 7살 때였다. 나이가 들어감에 따라 강박관념은 심해졌다가 가벼워졌다가 하였으나, 아버지가 돌아가신 뒤에는 계속되고 있다. 프로이드는 그의 능력상실의 "흥분적인 원인"을 다음과 같이 말하고 있다. 아버지가 돌아가신 후, 환자의 어머니는 돈 많은 조카와의 결혼을 제안했다. 그는 그 조카와 결혼을 할 경우 사업상 훌륭한 출발점에 설 수 있었다. 가족들의 계획은 그에게 갈등을 일으켰다. 그 갈등이란, 예컨대 그가 가난하더라도 자신이 사랑하고 있는 여성에게 계속 충실할 것인가. 아니면 아버지가 인생을 걸어온 것처럼 자기에게 미리 약속된 예쁘고 돈 많은 집안의 훌륭한 규수와 결혼할 것인가 하는 것이었다. 이러한 상황에서 그는 자신의 사랑과 아버지의 소망으로 인해 발생된 갈등을 병에 걸림으로써 해결한 것이다. 더 정확하게 말한다면, 병에 걸림으로써 현실 속에서 해결해야할 과제를 회피한 것이다. 병의 주된 결과는 완고한 학업불능증이었으며, 이로 인해 몇 년 동안 학업을 마치는 것을 연기할 수 있었다.

프로이드는 환자의 "애인"과 관련된 강박관념과 강박행위의 예를 많이 인용하고 있다.

폭풍우가 치는 동안 둘이서 같이 앉아 있었을 때였다. 그는 무엇이라고 설명을 할 수 없었으나, 번갯불이 번쩍이고 그에 따른 뇌성이 일어나는 사이에 40 내지 50까지 숫자를 세지 않으면 안 된다는 강박관념에 사로잡혀 있었다. 애인이 떠나는 날, 그는 길에 널려 있는 돌이 발에 채이자, 그 돌을 "부득불" 길가로 치웠다. 왜냐하면, 그녀가 탄 마차가 몇 시간 안에 이 곳을 지나면서, 이 돌에 부딪쳐서 불행한 일이 일어날 수 있다는 생각이 갑자기 그에게 밀어닥쳤기 때문이다. 그러나 몇 분 뒤, 이것은 우스꽝스런 일이란 생각이 들자, 그 돌을 "부득불" 다시 가져다 길 가운데 제자리에다가 놓았다. 그녀가 떠난 후, 그는 강박관념의 희생물이 되었으며, 주위 사람 모두로부터 저주받는 존재가 되었다. 그는 사람들이 말하는 말의 정확한 의미를 알아내려고 애썼다. 마치 그렇게 하지 않으면 무엇인가 대단히 귀중한 보물이라도 잃어버리는 것 같았다. 따라서 그는 계속 물었다. "당신은 지금 무어라고 말씀하셨습니까?" 라고 되풀이하여 물어야만 했으며, 이런 과정에서 그 말이 처음과는 다르게 들린다는 생각을 억누를 수가 없었다.

프로이드의 분석은 아버지와 애인에 대한 양가적 감정에 초점을 맞추었다. 그것은, 그의 조숙하고 강한 성욕과 유아기때 느꼈던 아버지에 대한 격렬한 분노의 감정 (이 두 가지는 심하게 억압되어 있었다)에서 비롯되고 있었다. 쥐의 상징은 일련의 연상을 이끌어냈는데, 이 연상에는 항문기 성욕, 환자가 4살 때 누군가를 물어뜯고 아버지에게 매 맞은 일, 그가 어릴 때 그의 아버지의 도박 문제들 (독일어로 도박꾼은 "spielratte" 즉 "노는 쥐(play rat)" 라고 함), 항문 출생이라는 유아 개념과 기생충이 있었다고 하는 환자 자신의 어린 시절의 체험이 포함되어 있었다. 1년 동안의 분석 후, 환자의 증상은 치유되었고, 프로이드의 말에 의하면 "쥐 섬망은 없어졌다."고 한다.

– 프로이드의 진단 : 강박 신경증

[학습목표]

1. 지각장애란 무엇인가를 학습한다.
2. 지각장애의 유형에 대해 학습한다.
3. 어떤 질병에서 볼 수 있는가에 대해 학습한다.
4. 사례연구를 통해 지각장애를 이해한다.

[학습내용]

1. 지각장애의 정의
2. 지각장애의 종류
3. 지각장애와 연관이 있는 정신장애
4. 사례연구
5. 학습정리
6. 참고문헌

[학습정리]

1. 지각장애는 오관을 통한 지각에 이상이 있는 것으로서 착각과 환각이 있다.

2. 지각장애의 종류는 오관의 감각기관에 따라 환시 환청 환후 환촉 환미 등이 있다.
3. 지각장애와 연관이 있는 정신장애는 주로 정신증이며, 일부 뇌증후군 그리고 드물게는 신경증에서도 나타난다.

[퀴즈]

1. 환각이란 자주 실체를 잘못 지각하여 왜곡하며 해석한 것이다.
   [정답] ×
   [해설] 자극 실체를 잘못 지각하여 왜곡하여 해석하는 것은 착각이다.
2. 환각 중 가장 흔히 볼 수 있는 것은 환청이다.
   [정답] ○
   [해설] 환청이란 사람이나 소리 나는 사물이 없는데도 어떤 소리나 사람 목소리가 들려오는 증상이다.

[참고문헌]

박두병 (1997). **DSM - Ⅳ 기준 정신장애 증례집**. 서울: 하나의학사.
이근후 (1975). **정신의학적 인간생물학**. 정신의학 강의용 교재. 비출간물.
이병윤 (1997). **정신의학사전**. 서울: 일조각.
American Psychiatric Association (1995). **정신장애의 진단 및 통계편람. 제4판**. (이근후 외 역). 서울: 하나의학사. (원전은 1994에 출판).
Havens, L (1962). The placement and movement of hallucinations in space: Phenomenology and theory. *Int. K. Psychoanal, 43*, 426 - 43.
Kolb, L. C., Brodie, H. K. H. (1988). **최신 임상정신의학**. (이근후 외 역). 서울: 하나의학사. (원전은 1982에 출판).
McDonald, C. (1971). A Clinicla Study of Hypnagogic Hallucinations. *Br. J. Psychiatry, 118*: 543 - 547.

Miller, M. D., Raymond, L. J. & Richmond, L. H. (1965). Auditory hallucination and descriptive language skills. *Journal of Psychiatric Research, 3:1*, 43-56.

Schneider, K. (1996). **임상정신병리학**. (이부영, 한오수 역). 서울:일조각. (원전은 1983에 출판).

제 7장

사고장애

DISORDERS OF THINKING

사고란 생각을 하는 심리내적인 과정이다. 철학적으로는 사유라는 말로도 표현되는 이 용어는 생각 그 자체를 나타내기도 한다. 오랜 세월동안 이 용어는 철학이나 심리학 등에서 형이상학적으로 사용해 오던 용어이지만, 정신장애에 대한 정신의학적 발달에 힘입어 사고에 장애가 발생되는 증상을 관찰하면서 정신의학적 용어로도 재탄생되었다.

데카르트의 명언으로 회자되는 "나는 사고한다. 그러므로 존재한다."는 사람을 동물과 가장 차별화하는 명언이기도 하다. 이처럼 인간은 사고기능을 갖고 있는데, 사고기능은 논리적으로 사고를 할 수 있고 효율적으로 문제해결을 할 수 있으며, 논리적 사고에 따른 문제해결과정에서 현실적 판단을 거쳐 효율적인 문제해결을 달성하도록 해 준다. 이에 비해 비논리적이고 자폐적인 사고는 비현실적 지각 및 비합리적 판단, 비합리적 의사결정 및 비효율적 행동을 이끌어내고 그 결과 문제해결에 실패하고 부적응상태를 초래하게 된다.

사고장애란 무엇인가?

정신의학에서는 사고의 정의를 이렇게 내리고 있다. "상상하고, 구상하고, 추론하고 그외 여러 과정에 의해 아이디어들이 연결되고, 새로운 아이디어가 만들어지는데, 이러한 활동이 사고 기능에 의해 이루어진다" (Kolb & Brodie, 1982, p.127). 여기서 한 가지 미리 명심해야 할 일은 하나하나의 용어에 대한 정의도 명확히 이해를 해야 하지만 그 증상적 용어가 독립적으로 하나만 존재하는 것이 아니고 서로 연결된 많은 용어들이 함께 연관되어 있음을 이해해야 한다는 것이다. 왜냐하면 증상이 외부적으로 표현되는 양상과 내부적으로 함축하고 있는 의미가 서로 다르지만 동일하며, 또한 서로 동일하지만 다르게 혼합되어 있기 때문이다. 이러한 입장에 따르면, 사고라는 용어도 결국에는 심리 내적이거나 함축적인 사고가 행동이라고 하는 또 다른 용어와 밀접하게 연관되어 있음을 알 수가 있을 것이다. 이런 점에서 사고과정은 내면적인 행동, 또는 잠재적인 행동이라고 볼 수 있다.

사고란 인간의 정신생물학적 통합과정에서 가장 잘 조직화되어 있는, 심리적 작용이다. 데카르트의 말처럼 사고가 인간 존재를 확연히 구분해서 설명해 주는 용어라면, 정신의학적인 관점에서 볼 때 사고 활동 및 진행 그리고 그 내용에 대해 주의를 기울이지 않으면 안된다. 또한 사고는 여러 단계의 정신상태에서 일어날 수 있는데 단순한 사고에서부터 추상적인 주제를 다루는 사고에 이르기까지, 또 충분히 의식화되는 수준에서부터 원시적이고 감정적인 수준에 이르기까지 다양한 수준에서 일어날 수 있음을 유념하여야 한다.

거듭 강조하지만 앞서 설명된 내용은 사고나 행동, 감정 등의 증상이 독립적인 정의를 갖기도 하지만 서로 연관성을 갖는 확대된 의미 즉, 함축되고 연계된 의미를 모두 함께 이해해야 한다는 것이다.

사고장애란 사고에 장해가 발생된 경우를 의미한다. 사고장애가 존재할 경우 사실이 아닌 것을 사실로 믿게 되고 왜곡된 사실을 믿게 된다. 이런 왜곡된 사고는 논리적으로 설명해주어도 전혀 변화되지 않는다. 왜곡된 사고는 개인이 갖고 있는 지식이나 학력과는 무관하다. 이를 증상적 용어로는 망상(delusion 妄想)이라고 부른다. 망상은 사고의 진행에 문제가 있는 경우와 사고의 내용에 문제가 있는 경우가 있다.

[생각해 보기]

까뮈는 그의 비망록에서 이렇게 말했다

"사고는 언제나 발전한다. 사고는 너무나도 먼 곳까지. 현재에 머물러 있는 육체보다 더욱 먼 곳까지 내다본다. 희망을 말살하는 것은 사고를 육체로 다시 데려오는 것이다. 그리고 육체는 결국 썩게 마련이다."

공자는 논어에서 이렇게 말했다.

"학문을 닦아도 마음에 사고함이 없으면 혼미하여 밝지 못하다" (學而不思則罔)

사고형태의 장애

사고란 자극과 반응이 존재한다는 점에서 일종의 행동이며, 여러 심리적인 목적에 기여한다. 정신건강 측면에서 볼 때, 사고는 다양한 원천 - 무의식적, 정서적 - 으로부터 자극되지만 이성과 논리에 따라 수정된다. 그러므로 사고는 합리적이고 현실적이라고 알려지고 있다. 또한 사고는 의식적인 자각에 의해 방향이 결정되고 의식 상태에서 진행된다. 백일몽 상태의 사고는 현실적인 판단에 따라 지배되기도 하지만, 상당부분은 자기중심적인 소망과 본능적 욕구에 따라 지배된다. 정신장애 특히 정신분열증의 사고는 보다 더 무의식적 요소에 의해 결정되며, 처음에는 Bleuler가 말한 자폐적(autistic 自閉的)인 사고 형태를 취하지만 나중에는 비현실적(dereistic 非現實的) 사고형태를 취하게 된다. 현실적 사고와는 대조적으로 비현실적 사고에서는 무의식적 콤플렉스 또는 욕구, 그 외 다른 정서적, 의욕적 동기가 아무런 제약을 받지 않으며, 현실에 대한 의식적인 검토 없이 작용한다. 그 결과 사고 연상이 더 이상 논리적이지 못하게 된다.

갈릴레오는 지구는 돈다고 했다가 종교재판에서 파문을 당한다. 판결을 받으면서도 "그래도 지구는 돈다." 고 주장했다는 일화는 유명하다. 지금은 지구가 자전하고 있다는 사실은 어린이들도 모두 알고 있다. 하지만 갈릴레오가 살았던 당시에는 지구가 돈다는 사실을 지식인조차 몰랐기 때문에 그의 주장은 [망상]으로 받아들여진 것이다. 이를 두고 보면 망상이다 아니다 하는 기준은 시대에 따라 변동 가능성이 얼마든지 있다는 전제가 된다. 그래서 정신의학에서는 판단 기준을 언제나 "여기 그리고 지금(here & now)" 이란 잣대를 사용한다. 정신의학에서 진단편람으로 사용하는 DSM-IV(1994)나 ICD-10(1992) 같은 편람도 몇 년을 주기로 계속 개정판이 나오는 것을 보면 다른 신체의학의 진단과는 차이점이 있다.

지금은 사실이라고 믿기 어려운 점이 시일이 지나면 사실임이 과학적으로 증명된다면 그 망상은 망상이 아닐 것이다. 그렇긴 하지만 그런 과학적 증거가 제시되고 보편적인 사실로서 받아들여지기 전까지는 망상으로 치부될 것이다. 그래서 진단의 유동성이 있음이 고려되어야 한다.

사고장애는 그 바탕이 되는 방식에 따라 그 형태를 다음 몇 가지로 나누어 생각할 수 있다. 사고장애는 여러 기준에 따라 다양하게 분류될 수 있다.

사고형태로 보면 현실적 사고와 자폐적 사고가 있고, 사고의 형식으로 보면 사고비약과 사고지연, 그리고 사고우회와 사고이탈, 사고의 두절, 사고의 부적절, 지리멸렬, 신어조작 등이 있다. 유형으로 보면 형식적 사고장애(사고과정의 장애)와 내용적 사고장애(망상)로 나누어 볼 수 있다. 사고내용의 장애는 주로 망상으로 표현되는 피해망상, 과대망상, 관계망상, 방송망상, 색정망상, 부정망상, 신체망상, 건강염려증, 강박사고, 이인증, 비현실감 등이 있다.

사고진행의 장애 *DISORDERS IN PROGRESSION OF THOUGHT*

인간의 사고는 개인에 따라 차이가 있다. 내용도 그렇지만 특히 사고연상의 흐름은 개인차가 매우 크다. 연상을 매우 빨리 하는 사람이 있는가 하면 연상이 매우 느린 사람도 있다. 연상이란 한 관념으로 말미암아 관련되는 다른 관념을 생각하게 되는 현상을 말한다.

학교라는 생각을 하면 연이어 동창생이나 친구, 선생님 아니면 자신의 독특한 추억 같은 것이 뒤따라오게 된다. 말 이어가기 놀이나 생각 잇기 등을 기억해 보면 연상을 이해하기가 쉬울 것이다. 이렇게 한 관념에서 다른 관념으로 이어지는 데는 일정한 시간적 속도가 있다. 이 시간적 속도개념을 사고 진행이라고 한다.

연상활동의 속도와 연상의 방식은 환자의 말의 흐름을 통하여 평가될 수밖에 없다. 사고는 언어로 표현되며 개개의 생각은 선행되는 생각과 적절하게 연결되거나 연합되면서 어느 정도 명백한 결론을 향하여 논리적으로 진행된다. 이러한 사고 진행을 "사고의 흐름(stream of thought)" 또는 "말의 흐름(stream of talk)" 이라고 한다. 정상적인 경우 사고의 흐름은 서로 연관성이 있는 내용들이 논리적으로 타당하게 연결되어 처음 생각에서부터 막히거나 이탈되지 않고 목표에 도달된다. 반대로 병리적 사고 진행은 비논리적이고 연결성에 타당성이 없고 막히거나 이탈하여 본래의 의도된 목적에 도달하지 못하게 된다.

사고의 비약 (思考飛躍) *Flight of Ideas*

사고 연상이 지나치게 빠르게 진행될 경우 사고 진행 장애가 있다고 한다. 다시 말하자면 한 가지 생각에 이어 매우 빠르게 다른 생각이 연상되면서 꼬리에 꼬리를 물고 연상이 이어지는 것이다. 이처럼 사고 연상이 지나치게 빨리 이어지거나 한 가지 생각에서 다른 생각으로 빠르게 연상이 연결되는 경우를 사고의 비약이 있다고 한다.

사고의 비약이 있는 경우 연상이 너무 빠르게 이어지면서 처음에 말하고자 했던 생각에서 벗어나서 다른 생각으로 연상이 탈선되는 사고 진행의 장애가 일어난다. 이런 경우 사고 연상은 매우 빠르게 진행되지만 목표에는 도달하지 못하게 된다. 한 가지 관념이 떠오르면 그 관념에서 연상되는 또 다른 관념을 좇아가기 때문에 원래 전하고자 했던 사고 내용을 전하지 못하고 사고의 목표를 잃게 되는 것이다.

Kolb(1982/1988)는 "사고과정이 너무나 빨리 진행되어서 완성되지 못하는 사고흐름의 장애를 사고의 비약(flight of ideas)이라고 한다. 사고의 비약은 항진된 내적 욕구와 주의산만 때문에 애초에 목표한 사고에 주의를 계속 집중시켜 나갈 수 없다." 고 정의하였다.

경험적으로 관찰해 보면 사고의 비약은 정신 내적으로부터 받는 자극이나 또는 외부환경으로부터 오는 자극과 관계가 있음을 알 수 있다. 자극에 대한 반응이 연속적으로, 비약적으로 이어진다.

예를 들면 음이 비슷한 말에서 새로운 생각이 연상되는 경우가 있다. 이런 증상을 음성연상(clang association 音聲聯想)이라고 한다. "눈(眼)에 눈(雪)이 들어가니 눈물인가 눈물인가…". 이런 경우가 음성연상에 해당된다. 다음 예에서도 발음을 중심으로 사고비약이 진행되고 있음을 볼 수 있다. 빠른 사고를 하는 환자에게 슬프냐고 물었더니 "예, 당신은 슬프다(sad)고 했으니 조용히(silent) 해야만 합니다. 's'를 가진 모든 단어는 조용합니다. 즉 - sit, sob, sigh, sin, sorrow, sand, sweet, salvation 등". "나는 건달 같은 법률가 (lawyer)이거나 거짓말쟁이(liar)입니다. 하지만 법률가가 되려면 저주 받을 정도로 정직해야 하니까 나는 거짓말쟁이가 될 수 밖에 없습니다."

사고의 지연 (思考 遲延) *Retardation of thought*

사고의 비약에서는 사고의 흐름이 너무나 빠르다. 반대로 사고지연의 경우에는 사고의 시작이나 흐름이 상대적으로 느리다. 환자는 자신의 생각이 느리고 생각하기 어렵다고 표현한다. 환자는 보통 천천히 낮은 억양으로 얘기한다. 이러한 사고의 지연은 기분장애의 우울기나 정신분열증에서 흔히 볼 수 있다. 이런 경우 생각이 잘 안 난다거나 생각은 떠오르지만 말하기가 어렵다고도 표현한다. 말의 흐름이 느릿느릿하고 한 문장을 표현하는데 긴 시간을 요한다. 이는 사고의 흐름이 느려서 일어나는 증상이다.

보속증(保續症) *Perseveration*

보속증은 말하기 직전에 이미 했던 말이나 행동을 계속 반복하는 경우이다. 보속증은 생각을 표현함에 있어서 비정상적으로 계속 반복하거나 집착하는 증상이 나타난다. 가령 "나는 집에 가야한다." 는 생각을 말로 표현하는데 건강한 사람은 아무 거리낌이 없이 이 말을 할 수가 있을 것이다. 그러나 보속증 증상을 가진 환자는 "나는 집에… 나는 집에…" 라는 식으로 앞에 했던 말을 의미 없이 반복하면서 그 다음의 사고 연상으로 넘어가지 못한다. "집에"라는 관념에 집착하기 때문이다. 환자 자신의 의식 상태에서는 다음 연상으로 넘어가고자 하는 생각은 있으나 언어로 연결되지 못하고 계속 한 관념에 매달리게 된다. 이러한 사고의 집착은 때로 말하기를 잃어버리는 실어증(aphasia 失語症), 수동적 자세에 머물러 있고 자발적 동작을 상실한 상태인 강경증(catatonia 强硬症) 및 노인성 치매(senile dementia 老人性癡呆)를 앓는 환자들에게서 볼 수 있다.

우회증(迂廻症) *Circumstantiality*

일반적인 의미로 길을 갈 때 똑바로 가지 못하고 멀리 돌아서 가는 것을 우회라고 한다. 사고 진행에서 말하고자 하는 내용을 곧 바로 이야기하지 못하고 둘러둘러 가면서 이야기를 하는 경우가 있다. 이런 경우 시간은 걸리지만 결국에는 이야기하고자 목적했던 사고내용을 전달하기는 한다. 다만 긴 시간동안 다른 말들로 이어가면서 우회를 하고 난 다음에야 사고 내용이 전달된다. 이런 현상을 사고흐름의 장애에 속하는 우회증이라고 부른다. 이 경우 환자는 애초에 목적한 사고에 도달하기는 하지만 불필요한 하찮은 많은 지엽적인 생각으로 반복적으로 이탈한다.

우회증에 의해 사고가 진행되는 경우를 살펴보자.

"나는 오늘 날씨가 너무 좋아서… 날씨는 가을이 최고야. 단풍은 10월 달에 드나 11월 달에 드나? 설악산이 최고지. 요즈음 설악산 가자면 몇 시간이나 걸릴까? 세 시간? 세 시간이면 북경도 가겠다. 멀어도 이렇게 좋은 가을 날씨에 나는 설악산에 가고 싶어." 사고의 우회증은 자극을 따라 연상이 연결된다는 점은 사고 비약과 동일하지만, 사고의 비약은 이야기하고자 했던 사고 내용을 전달하지 못하는 반면, 우회증은 연상이 지엽적으로 연결됨에도 불구하고 결국 개인이 전하고자 하는 목적에 도달한다. 유행어에 "잘 가다가 삼천포로 빠진다"는 말이 있다. 이는 사고 진행의 비약을 비유적으로 나타낸다고 볼 수 있고, 기차를 타고 가든 걸어서 가건 삼천포에만 가면 된다는 말은 바로 우회증을 비유적으로 나타낼 수 있다.

꼭 병리적인 증상이 아니더라도 우회증은 뚜렷한 개념을 규정지을 수 없거나 본질적인 것과 비본질적인 것을 구별할 수 없는 사람에게서 많이 볼 수 있다. 그러나 정신장애에서는 정신지체, 간질 및 어느 정도 진행된 노인성 정신장애에서 볼 수 있다.

지리멸렬 (支離滅裂) *Incoherence*

갈가리 찢기고 마구 흩어져 갈피를 잡을 수 없는 것을 지리멸렬하다고 한다. 사고를 표현하는 언어가 그렇다면 사고 진행에 문제가 있음을 나타낸다. 사고의 비약이나 우회증과도 비슷하지만 다른 점은 통일성이 없다는 점이다. 짧은 말의 문장 하나하나는 의미가 있으나 전체적으로 통합했을 때 이 말들이 연결이 안되고 있다면 무슨 말을 하는지 알아들을 수가 없을 것이다.

때로 사고 진행에 있어 말을 통해 사고의 흐름을 알게 되는데 말의 표현이 논리적인 연결 없이 한 생각에서 다른 생각으로 넘어가고 말의 조리가 없다면 이를 지리멸렬하다고 정의한다. 그 결과 문장구성이 엉망이 되고 문장이 단편적이 되고 연결이 되지 않는다. 이런 증상을 가진 환자를 만나면 한 시간 내내 그의 이야기를 들었음에도 불구하고 무슨 이야기를 들었는지 논리적으로 연결지어서 이해할 수가 없다. 이는 지리멸렬한 사고로 인해 사고 내용을 이해할 수 없는 경우이다.

어떤 정신분열증 환자가 병원에서 얼마나 오래 있었냐는 질문을 받자 "예. 3주일 동안 있었습니다."라고 대답했다면 이는 논리적으로 바른 대답이다. 그런데 이런 대답을 했다고 하자. "네, 3주일"이라고 응답한 뒤 다른 내용이 이어지고 있는 경우를 보면, "날씨가 너무 더워서" … 스미스씨는 인색한 사람이고 … 프랑스 … 어떻게 그것을 시작하느냐" 라고 대답하였다면 이는 지리멸렬한 대답이다.

지리멸렬한 사고는 혼란스런 콤플렉스에 의해 사고가 지배되고 있음을 나타낸다. 지리멸렬은 특히 정신분열증에서 볼 수 있다. 정신분열증 환자의 대부분은 사고가 산만하다고 지적되는데, 산만하다는 표현은 지리멸렬하기는 하지만 지리멸렬보다는 심하지 않은, 즉 훨씬 덜 심한 경우를 말한다.

사고의 단절 (斷絶) *Blocking*

단절이란 유대나 연관 관계 등을 끝내는 것을 말한다. 사고흐름에 있어 또 다른 장애로는 단절이 있다. 이 장애는 사고박탈이나 사고차단이라고도 하며, 사고의 표현과 진행이 갑자기 중단된다. 이 중단 되는 끊김 증상을 단절이라고 부른다. 환자가 때로는 자기의 증상을 잘 설명해 가다가 갑자기 중단하는 경우가 있다. "내가 어제 밤에…" 자신의 체험을 말하려고 시작했던 말이지만 "어제 밤" 이란 대목에서 말이 끊겨버린다. 막혀버린다. 말에 제동이 걸린 셈이다. 말의 제동을 건 사람은 다름 아닌 환자 자신이다. 이런 증상은 분노나 공포와 같은 어떤 강한 정서를 이겨내려고 할 때 일련의 사고가 갑작스레 억제되는 현상이 라고 생각된다. 이 환자의 경우 "내가 어제 밤에"에서 막힌 이유는 어제 밤에 있었던 일련의 사건이나 사고를 표현한다면 심한 공포에 직면하거나 억압했던 분노가 되살아날 위협을 느끼기 때문에 스스로 제동을 걸게 되는 것이다. 시간이 지나면 사고의 단절이 없어지면서 사고의 흐름이 회복된다. 이러한 사고 진행의 억제는 아마도 불쾌한 정서와 결부되어 있는 콤플렉스가 영향을 줌으로써 발생되는 것으로 보인다. 처음에 사고의 단절은 어떤 뚜렷한 생각에 의해서나 그 생각과 결부되어 있는 불쾌한 정서 때문에 일어나지만, 이러한 사고의 두절이 확산됨으로써 그외 다른 것은 생각할 수 없게 된다. 사고의 단절은 일상적으로도 나타날 수 있지만, 심한 단절은 정신분열증에서만 볼 수 있다.

사고내용의 장애 *DISORDERS OF CONTENT OF THOUGHT*

사고란 생각하는 심리적 활동이다. 사고를 하는 경우 그 생각의 내용이 있을 것이다. 생각의 내용도 한 가지만 있는 것이 아니라 여러 가지 독립된 생각의 내용들이 서로 연상 작용을 통해 연결되어 있다. 이러한 연상의 연합에는 어떤 경향성이 있다. 여기에서 경향성이란 특정한 감정이나 욕망을 야기시키는 성향을 말한다. 건강한 사람도 각기 고유한 특성의 경향성을 지니고 있다. 사고의 내용도 마찬가지로 경향성을 지니고 있다. 건강한 사고의 내용은 논리적으로 모순이 없어야 한다. 우선 사고내용의 장애를 판단하는 기준을 합리적인 논리성에 두고 보자. 대개의 경우 사고의 내용은 논리적인 이치보다는 정서적인 요소에 따라 정해지는 경우가 빈번하다. 가장 강하게 감정과 결부된 사고가 지배적인 사고내용으로 나타난다. 이러한 사실 때문에 사고의 내용은 어떤 경향성을 보이며 특정한 주제를 중심으로 사고내용이 쏠리는 경향성이 있다. 어떤 생각이 지나치게 강한 감정과 연결되어 나타날 때 이를 중첩 결정 관념(overdetermined idea 重疊觀念) 혹은 지나치게 편향된 관념(overvalued idea 偏向觀念)이라고 한다.

어떤 관념에 부여된 중요성이나 가치 및 의미는 그러한 신념에 대한 욕구와 비례한다. 지나치게 편향된 관념이 있을 경우에는 어떠한 목적에 부합되거나 그 목적을 확인시켜 주는 내용만이 선택적으로 기억되고 그 외의 내용에는 관심이 멀어진다. 의미있는 목적과 상반되는 것은 의식 속으로 들어오지 못하도록 거부하여 버린다.

콩으로 메주를 쑨다고 해도 믿지 않는다는 우리나라 속담이 있다. 편향이나 중첩관념은 자기가 믿는 내용을 제외하곤 어떤 관념도 수용하지 못한다.

생각하고 느끼는 면은 물론 전체 인격마저도 지배관념에 사로잡히게 되고 그 결과 행동을 결정함에 있어서 그러한 요소가 가장 중요한 결정요소가 된다. 편향이나 지배관념은 망상과 마찬가지로 안정감이나 방어 혹은 자존심과 같은 인격의 내적 욕구를 만족시켜 준다. 이런 점에서 중첩관념이나 편향관념 그리고 망상을 구분하기는 매우 어렵다.

망상 (妄想) *Delusions*

망상이란 말의 어원은 라틴어의 delusio란 용어에서 비롯되었다. de(form) + ludus(a game) 이란 용어의 합성된 용어이다.

망상이란 사실이 아닌 생각이나 이치에 어긋나는 생각을 말한다. 이치란 사물의 정당한 도리 또는 도리에 맞는 취지를 말한다. 간단히 설명하자면 이치에 어긋나는 모든 사고의 내용을 통틀어 망상이라고 한다. 이러한 망상의 특징은 첫째, 이치에 맞지 않는 사실을 마치 사실인 것처럼 믿고 있는 것이고, 둘째로는 이치에 맞는 논리적인 설명으로 교정이 불가능하다는 특징이 있으며, 셋째로는 개인이 갖는 지식의 수준과는 무관하다는 것이다.

사람들은 누구나 자신의 인격을 지지해 주고 안정감을 제공해주는데 심리적으로 유용한 허구를 발전시키는 경향이 있다. 확실히 인간은 오랜 세월 동안 내적인 욕구를 충족시키려는 노력으로 많은 신념을 발전시키거나 이를 받아 들여왔다. 누구나 경험할 수 있는 일상의 불안과 불안정을 막기 위해 망상적인 믿음을 만들어 내는 것은 보편적인 현상이다.

옛날 이야기나 초능력자에 관한 전설이나 부성상이 부각된 신화 혹은 믿음이나 종교적 교리에는 인식되고 있지는 않지만, 어떤 목적이 숨겨져 있다. 이런 현상은 작금에 생긴 것이 아니라 칼 구스타프 융이 역설한 인간의 집단 무의식과도 연관되는 아주 원초적인 자기 방어이다.

때때로 인격의 특정한 내적 욕구를 충족시키려는 요구가 너무나 강렬하여 현실적인 여건이 무시되고 망상적인 생각이 생긴다.

예를 들어 개인의 내적 욕구가 지나치게 권력 지향적인데 비해 현실은 보잘 것 없는 존재라면, 자기의 자존감을 유지하기 위해 자아방어가 필요할 것이다. 이 권력 지향적 내적 욕구가 강렬한 반면 현실 여건이 따르지 못한다면 자존감을 유지하기 위해 왜곡된 믿음을 만들어 내게 될 것이다. 그러한 믿음의 결과 "나는 대통령이다." 라는 현실이 아닌 잘못된 사실을 믿게 된다면 이는 망상이라고 불러도 된다.

망상에 의해 인격의 내적 욕구에 맞도록 현실이 변형된다. 내가 대통령이 되고 싶다는 권력 지향적 편향관념이 망상으로 발전하는 경우 잘못된 신념이 된다. 자신이 대통령이어야만 초라한 현실적 자아를 방어할 수 있기 때문에 현실을 왜곡하게 된다. 하지만 우리가 망상과 그 의미나 가치 및 목적을 생각해 볼 때 이러한 정의만으로는 불충분하다. 망상으로 생각되는 잘못된 신념은 동일한 교육이나 경험을 가진 사람들에 의해서 있을 수 없는 것으로 판정되거나 불가능하다고 생각되는 것으로서, 이는 논리나 이치에 따라 고쳐질 수 없는 것이다. 뚜렷한 목적과 필요성에 따라 현실과 증거가 잘못 이해되거나 잘못 이용되며, 망상적 사고를 조절하는 요소는 관념이나 인식보다는 정서적인 요소가 더 강하다는 중요한 사실이 간과되고 있으므로 이러한 정의는 불충분하다.

다음 사례에서 내적인 욕구가 망상이라고 여겨질 수 있는 방식으로 사실을 오해하고 부정하고 잘못 이용하도록 만들고 있음을 살펴볼 수 있다.

"최근 한 여성이 국방성으로부터 외국에서 전쟁 중에 남편이 죽었으며 어디에 묻혀 있다고 통보 받았다. 몇 달 후 그 여성은 국방성을 방문하여, 자기 남편이 살아 있으며, 죽었다는 남편의 몸은 실제로는 그녀 외에는 아무도 모른다는 확신을 이야기하였다. 국방성은 사망통보가 사실이라는 증거들을 제시하였지만, 미망인은 이런 증거들을 받아들이지 않았다. 그후 남편의 시신은 미국으로 운구되었고 여러 신체 부위를 조사한 결과 국방성의 기록과 일치되었다. 그럼에도 불구하고 그 부인은 이런 사실을 믿지 않았다. 남편이 사망한 후 국방성에서 그 부인에게로 보내 준 남편의 편지 중에는 다른 여성이 보낸 연애편지가 들어 있었다. 환자는 자신이 남편의 유일한 사랑이 아니었다는 가슴 아픈 현실로부터 자신을 보호하기 위해 죽은 남자는 자신의 남편이 아닌 다른 남자이며, 자신이 받은 편지의 주인공은 남편이 아닌 다른 사람이라고 믿게 되었다." 이는「최신 임상정신의학」교과서에 실려 있는 사례이다(Kolb & Brodie, 1982/1988). 이 사례는 오해의 소지가 있는 상황에서 망상이 발생될 수 있음을 보여주는 사례이다.

흔히 부부관계에서 발생할 수 있는 의처증이나 의부증과 같은 망상은 사실과는 전혀 다른 왜곡된 사실을 믿는 경우도 있지만, 우연히 남편이 다른 여성과 함께 있는 것을 목격한다든지 - 실재 남편과 여성은 무관하다. 다만 같은 장소에 같은 시간에 있었다는 이유 하나로 - 하는 오해의 소지로부터 확대되어 망상으로 발전하는 경우도 많다.

우리는 여기서 강한 정서적인 요소가 사실이나 믿음에 큰 영향을 미치고 있음을 볼 수 있다. 환자에게 그의 믿음이 망상이라고 지적하고 반박하여 확인시키려는 시도는 성공하지 못한다. 환자의 좌절된 정서적, 본능적 욕구에 따라 그의 사고가 왜곡되고, 이에 따라 그의 경험들이 해석되고 외부세계에 대한 상이 형성된다. 환자는 자신의 망상체계가 현실인양 그대로 믿고 행동한다. 이미 지적된 바와 같이, 망상적 사고는 정도의 차이는 있을망정 우리가 집착하고 있는 사고와 아주 유사하다. 우리의 믿음은 주관적인 것이며 우리 모두에게 주관적인 믿음은 어느 정도는 허구적인 안정감을 제공해준다. "정상인"이 자신의 소망을 실현하려는 노력으로 희망적인 생각을 하거나, 신경증환자가 소망적으로나 공상적으로 사고하는 경우는 동일한 심리적인 목적에서 출발되고 있다. 마찬가지로 편견 역시 내적인 정신적인 갈등에서 나오며 방어적인 수단으로 사용된다.

결국 망상은 어떤 문제나 스트레스가 있는 상황에서 현실을 부정한 채 공상으로 그 문제나 스트레스를 처리하려는 시도라고 할 수 있다. 비록 부분적으로는 현실적인 요소가 있다 하더라도 비합리적인 면이 있다는 점에서 건강한 사람의 사고와는 차이가 있다.

따라서 망상을 이해하려면 개인적인 접근이 요구된다. 망상적 경향성은 정신증적 상태가 되기 이전의 환자의 인격적 특성이나 그의 욕구에 따라 결정된다. 따라서 상상의 내용은 환자의 사적인 문제에 있어서 의미 있는 면을 나타낸다. 이러한 문제의 원천으로는 좌절된 욕구, 좌절된 소망, 열등감, 부적절감, 거절감, 괴로운 욕망, 심한 죄책감 및 불안이 있으며, 이러한 정서에 대한 방어로 나타나는 상황들이 관련된다. 예를 들면 깊이 내재되어 있는 위안 받고 싶은 욕구가 위안을 받고자 하는 동기로 발전된다면, 그 결과 그러한 욕구와 내적 동기가 망상으로 발전될 소지가 얼마든지 존재한다. 흔히 망상은 그 나름대로 문제해결에 가치가 있고, 상황적인 조건과 연관이 있다는 점이 밝혀지고 있다. 그러나 많은 경우에 있어서는 망상이 어떠한 역할을 하는지 애매모호하여 추측으로 해석할 수 밖에 없다. 그렇다고 하더라도 망상이 어떤 의미나 목적이 없다는 것은 아니다. 망상에는 나름대로 적응을 돕고자 하는 목적이 있지만, 그 내용이 상징적으로 왜곡되어 동기나 목적이 감추어져 있다는 점이 특징이다. 이러한 망상의 중심주제가 광범위하게 전개되고 어떤 전제로부터 논리정연하게 연결되는 생각으로 결론이 내려지는 경우 체계화된 망상(systematized delusion 體系的 妄想)을 지니고 있다고 지적된다. 흔히 정신분열증에서 볼 수 있는 지리멸렬한 망상 보다는 훨씬 논리적으로 체계를 갖추고 있는 편집증적 망상이 극단적 이념이나 사이비 종교와 같은 환경에서 쉽게 관찰된다. 부부사이에서 일어나는 배우자의 정조에 대한 망상도 대개는 지리멸렬하다기 보다는 체계성을 지닌 편집증적 망상들이 대부분이다.

망상은 망상을 만들어 낸 심리적 목적과 욕구에 따라, 또 망상 형성에 사용된 방어기전에 따라 몇 개의 유형으로 분류될 수 있다.

과대망상 (誇大妄想) *grandeur delusion*

옛날 말에 불자고 불자비(不自高 不自卑)란 말이 있다. 스스로를 있는 그대로 보란 뜻이다. 있는 자신 보다 스스로 높이지도 말고 스스로 낮추지도 말라는 경구다. 사실 자신을 있는 그대로 보기란 여간 어렵지 않다. 자신의 내면적 욕구나 소망과 연계된다면, 스스로를 있는 그대로 보기가 정상인에게도 어려운 일이다.

과대망상은 개인의 부적절감, 불안정감 또는 열등감 같은 느낌에서 비롯된 것으로서 과장된 생각이나 정서적 내용으로 구성되어 있는 망상이다. 과대망상은 개인의 열등감이나 부적절감 등의 느낌에 대한 의식적인 인식을 막아보려는 것이다. 과대망상의 내용은 흔히 개인의 좌절이나 불안정감이 무엇인지를 시사해 준다. 자신이 하나님이라고 주장하는 환자라면, 그러한 망상의 도움으로 자신의 안정감을 위협하는 문제로부터 도피할 수 있게 된다. 죄책감이 문제가 되는 경우에는 과대망상으로 개인이 완전하다는 생각을 갖게 될 것이며, 견딜 수 없는 열등감이 문제인 경우에는 개인이 우월하다는 느낌을 갖게 될 것이며, 공포감이 문제인 경우에는 망상으로 안전과 안정감을 느낄 수 있게 된다. 과대망상의 상징적 의미는 그렇게 복잡하지는 않으며 쉽게 분석될 수 있다. 과대 망상은 개인으로 하여금 자신을 강력한 힘을 지닌 사람으로 잘못 생각하도록 만든다. 자신의 내면적 욕구를 비현실적이지만 현실적인 것으로 왜곡하여 받아들이고 행동함으로써 원초적인 욕구나 죄의식, 열등감 등을 극복한다. 망상에 작용하는 방어기제는 투사의 자아방어기제인데 이 투사방어는 망상 전반에 걸쳐 일어나는 기본적인 방어기제이다. 위에 기술한 "나는 하나님이다." 라는 왜곡된 망상을 사실로 받아들이고 그렇게 행동함으로써 그는 자신이 전능한 존재라고 방어할 수 있게 된다.

다음 사례를 살펴보도록 하겠다. 자존감의 손상을 방어하기 위해 스스로 문교부장관이라고 주장한 시골 분교의 교장선생님이 계셨다. 정년을 얼마 남기지 않고 오지 분교로 발령이 났다. 분교에는 교장선생님과 교사 한분. 이 분은 매일 한 분의 교사를 데리고 조회를 한다. 국기를 게양하고 우리의 맹세를 외치고 그런 격식을 즐겨한다. 처음에는 교사가 교장선생님이 오지에 오셔서 심심해서 그런 장난스런 행동을 하시나 보다 라고 생각했으나 날이 갈수록 그 행동은 굳은 신념에서 나온 것이란 것을 알고 병원으로 모셔온 사례이다. 그 분은 계속 자신이 문교부장관이라고 주장을 하고, 주치의를 국장에 임명하는 등 과대망상적 행동을 보였다. 오지의 분교로 좌천되었다는 자존감의 손상은 자신이 문교부장관이 되어야만 자존감이 회복될 수 있고 자아가 보호될 수 있다는 무의식적 소망이 과대망상을 만들어낸 것이다.

자책망상 (自責妄想) *self accusational delusion*

마음 구조론에서 원본능 자아 초자아를 가설한 프로이드의 이론을 떠 올려 보자. 초자아란 원본능 또는 자아의 파생물로 발달되는 이상적 자아, 양심 또는 윤리적 부분과 연관되는 구조이다. 이 초자아가 너무 강하게 발달하면 병리적으로는 신경증의 원인이 되며, 망상과 연관되는 경우, 대개 "내 탓이오" 식의 죄책망상으로 연결된다. 물론 상황에 따라서는 그럴 수도 있겠지만, 모든 상황의 원인을 자기 자신의 잘못으로 돌린다면 이는 너무 경직된 초자아의 기능에서 비롯된 것이다. 이처럼 자책망상은 용납될 수 없는 경향성과 욕망에 대한 억압이 약해지고 이로 인해 초자아가 지나치게 비판적으로 강해짐으로써 생긴다. 그러한 경우에는 억압에 의해 무의식화되지 않은 상태에서 표현되지 못하도록 금지되고 있는 욕구가 의식화되려 하기 때문에 환자는 막연한 죄책감을 느끼게 된다. 죄책감은 후회나 자책하는 생각으로서 자기처벌을 통하여 해소될 수 있다.

피해망상 (被害妄想) *persecutory delusion*

이 망상은 망상의 종류 가운데 가장 빈번하게 관찰되는 증상이다. 어떤 형태이든 자기 자신이 피해를 입고 있다는 망상이다. 피해망상은 가장 흔한 망상으로서 특히 만성적 정신장애에서 볼 수 있다. 가치 없는 욕망이나 거부하고 싶은 개인의 인격적 속성에 의한 위협이 외계로 투사됨으로써 이러한 위협이 외부 환경으로부터 오는 것이라고 믿게 된다. 부적응적인 인격 요소로 인한 자기 불만이 주위에 대한 불만으로 투사됨으로써 주위 사람들이 자신을 증오하고 있다고 느끼게 된다.

피해망상은 현실에 대한 그릇된 판단을 하게 만드는 투사방어기제에 의해 조장된다. 다른 사람이 자신을 미워하고 공격하려 한다는 환자의 믿음은 자기 자신이 다른 사람을 미워하는 경향성을 나타내는 것이다. 성공을 거둘 만한 능력도 없고 실패를 받아들일 수도 없는데, 지나친 야심만 가지고 있을 경우, 공격적으로 되면서 시시콜콜 사소한 일을 생각하고 남을 믿지 않고 의심하고 오해하며 화를 내면서 피해의식을 갖게 된다. 피해망상은 책임을 전가하도록 해줌으로써 죄책감 때문에 일어나는 불안을 해소시켜준다.

자존심 손상을 막기 위해 피해망상증 환자는 과장된 자신감을 과시하는 보상적인 반응을 한다. 피해망상을 보이는 사람들은 어려서부터 비판적이고 화를 잘 내고 의심이 많고 불안정했으며 신뢰하는 친구가 없었다. 다른 사람에게는 비판적이면서도 스스로는 남의 비판을 참지 못한다.

과대망상과 피해망상이 공존하는 경우도 드물지 않다. 두 가지 망상은 같은 목적으로 서로를 보강해 준다. 과대망상에 의해 환자는 심리적으로 자존심이 고양되고 자아가 팽창된다. 피해망상에서는 자존심을 깎아내리는 자신의 속성과 경향성을 다른 사람의 탓으로 돌린다.

임상적으로 우리나라 환자들의 피해망상의 변화를 보면 시대적 갈등을 잘 대변해 주고 있다. 일제강점기의 피해망상 속에 등장하는 가해자는 단연 순사로 표현되는 권력자이다. 해방 후의 피해망상은 이데올로기와 밀접한 관계를 갖는다. 좌우의 갈등 속에서 많은 환자들은 권력자로부터 자신이 빨갱이라고 낙인 찍혀 피해를 본다는 내용이 많았다. "남들이 모두 나를 빨갱이로 생각한다", "방첩대에서 나를 미행한다." 자신의 피해망상을 입증하기 위해 다른 사람을 빨갱이라고 경찰에 신고하기도 했다. 6.25 전쟁이 나자 이러한 피해망상이 진실인지 망상인지 구분하기 어려울 정도로 일반 생활 속에서 피해적인 실제 사건들이 만연되었던 시기도 있었다. 전쟁이 끝나고 군사 쿠데타로 이어지면서 중앙정보부가 가해자로 등장한다. "중앙정보부에서 나를 잡으러 온다."로 표현되는 이 피해망상은 군사정부 시절 내내 피해망상의 주요 내용이 되었다. 최근에는 이런 이데올로기적 망상은 서서히 자취를 감추면서 우주적 내용의 피해망상이 등장하고 있다. "우주의 어느 별에서 레이저로 명령을 내려 나에게 피해를 입힌다"는 등 가해자의 범주가 훨씬 넓어졌다.

관계망상 (關係妄想) *Idea of reference*

인간은 사회적 동물로서 함께 살아가자면 당연히 인간관계가 성립된다. 이 관계는 가족으로부터 시작하여 지역사회, 국가, 그리고 글로벌 시대를 살자면 지구인 모두와 관계를 가지고 살아야 할 만큼 인간관계가 넓혀지고 있다. 실제 관계를 갖기도 하지만 매체나 기타 정보를 통해 간접적인 관계를 갖기도 한다.

관계망상을 가지고 있는 경우 다른 사람의 행동과 말이 환자 자신에 관한 것이 아님에도 불구하고 자기와 어떤 관계가 있는 것으로 생각하고 자신을 비난하고 업신여기는 것으로 해석한다. 편집증 상태에서 관계망상은 환자 자신의 자기비판이 외부 세계로 투사되어 자기 비판이 자신의 것이 아닌, 외부로부터 오는 것이라고 잘못 지각하게 된다. 우울증에서 죄책감은 관계망상을 자극하며 엉성하게 짜인 편집증적 망상을 만들기도 한다. 라디오나 텔레비전에서 자신의 사생활을 말한다고 느끼는 사람도 있고, 주변에서 자기 말을 수군거린다고 생각하는 사람도 있다. 실제로 자기가 가해자라고 생각하는 사람을 찾아가서 항의하거나 분쟁을 일으키기도 한다. 대개의 경우 피해적인 내용이지만 "저 사람이 나를 좋아한다."는 관계망상도 있다. 전혀 상관이 없는 상대방이 자기와 관계가 있다고 굳게 믿게 되는 것이 관계망상이다.

죄책망상, 죄악망상, 빈곤망상 및 질병망상 (罪責妄想, 罪惡妄想, 貧困妄想 疾病妄想)

Delusions of sin, guilt, poverty and disease

망상이란 사실과 다른 내용을 실제인 것처럼 착각하고 굳게 믿는 신념이라고 설명했다. 이런 바탕을 근거로 망상 앞에는 여러 단어를 붙여 볼 수 있을 것이다. 망상하고 있는 내용의 단어를 붙이면 된다.

지금 설명하려고 하는 죄책망상, 죄악망상, 빈곤망상, 질병망상도 마찬가지이다. 이런 단어가 실제 환자와는 아무 상관도 없는 것이지만, 환자 자신이 그러한 점을 자신이 갖고 있다고 믿는다면 망상 앞에 그 단어를 붙이게 된다.

우울증에서 나타나는 망상은 흔히 정서적인 우울을 합리화하려는 무의식적 의도에 따라 발생된다. 억압이 약화되어 의식화됨으로써 고통스러운 감정을 일으키는 소망이나 기억이나 생각 등이 우울증을 만든다. 우울망상(delusion of depression 憂鬱妄想)은 우울감정을 합리화하며 미워해서는 안되는 대상에 대한 무의식적인 증오심으로부터 비롯된다.

우울망상은 죄의식이나 질병 또는 빈곤에 대한 망상으로 가장 많이 표현된다. 죄의식과 자존심 손상과 관련되는 망상은 무의식적으로는 원하지만 의식적으로는 거부되는 경향성에 대해 억압이 약화될 때 나타난다. 도덕적으로 부도덕하다는 의식수준의 막연한 느낌을 합리화하려는 시도로서 환자는 초자아의 비판으로 인해 죄책감을 느낀다. 또는 무의식적인 적대적 경향성이 외부로 투사됨으로써 처벌에 대한 공포가 유발되기도 한다. 환자가 사회적으로 요구할 수도 없고 용납될 수도 없다고 느끼는 심리적인 요소가 죄책망상을 만들고 우울망상을 만든다. 질병망상도 동일한 의미를 내포하고 있다. 질병망상은 다른 사람에 대한 용납될 수 없는 적대적인 욕구에 대한 처벌을 나타내며, 이 망상은 증오의 대상이 되는 사람과의 동일시로부터 비롯된다. 빈곤망상은 사회적으로 가치를 상실했다는 주관적인 느낌을 표현한다. 그러한 빈곤망상은 죄책망상을 동반할 수도 있는데, 무가치하다는 생각이 일반적으로 가치의 상징으로 인식되는 돈으로 전치된 것이다. 우울망상과 더불어 나타나는 망상으로 뇌가 없다, 아무런 느낌이 없다, 자신은 죽어있다, 또는 세상은 더 이상 존재하지 않는다는 내용으로 구성되는 허무망상(nihilistic ideas 虛無妄想)이 있다. 그러한 허무주의적인 생각은 감정이 변화되고 있다는 막연한 느낌과 주관적인 비현실감 및 인격이 변한 느낌에서 나온다. 주관이 없어졌다거나 변했다는 느낌은 파멸에 대한 생각에 의해 합리화된다.

피동감(passivity feelings 被動感)이나 조종망상(ideas of control 操縱感)

은 환자가 누군가로부터 조종 받고 있다거나 누군가 자신의 마음을 읽는다는 망상으로 표현된다. 그러한 느낌은 내적인 욕구나 욕망을 위협하는 충동을 부정하고 이러한 경향성을 투사함으로써 나타난다. 실제 개인이 생활 전반에서 죄가 없으면서 혹은 가난하지도 않거나 건강하면서도 자신이 죄를 많이 지었다고 믿고 가난하다고 믿고 건강에 이상이 있다고 확신한다면, 이런 단어들을 붙여서 망상이라고 부른다.

망상적 사랑 (愛情妄想) *Delusional loving*

이 망상 상태에서는 실제로는 관계가 없는데도 다른 사람이 자신을 사랑하고 있다고 믿는다. 이러한 망상적인 애정 증후군으로는 애인환각 증후군(phantom lover syndrome, 愛人幻覺症候群), 색광증(erotomania 色狂症), De Ciermbault씨 증후군 등 몇 가지 유형이 있다. 애인환각증후군에서는 존재하지 않는 사람이 사랑을 보내고 있다고 믿는다. 이러한 증후군의 변형으로 이미 죽었거나 떠나 버린 사실을 부정하고 죽은 사람이나 멀리 떠난 사람이 아직도 사랑을 보내고 있다고 믿기도 한다. 또 다른 형태로는 낯선 사람이나 만나서 얘기 해본 적이 없는 사람이 자신을 사랑한다고 믿기도 한다. 색광증이란 어떤 사람이 자신을 아주 열렬히 사모하여 쫓아다니며 자신과 깊은 사랑을 나누고 있다고 믿는다.

Seeman(1978)은 애정망상증 환자를 고정된 망상을 가진 경우와 반복적인 망상을 가진 경우로 구분하였다. 전자가 보다 심각한 상태로서 대체로 정신분열증 상태이며, 후자는 정신분열형 정동장애나 정동장애에서 볼 수 있다.

이 망상은 주로 사회적으로 이름이 나 있는 대상을 통해 표현된다. 유명인들 특히 대중적인 명성을 가진 사람들이 이런 환자들의 억울한 피해자가 된다. 대중들은 '아니 땐 굴뚝에 연기 나랴' 하는 속담처럼 대개의 경우 흥미로운 가십으로 다루기 때문에 환자보다도 오히려 망상의 대상이 되는 사람들의 피해가 실제로 더 크다.

거부망상 (拒否妄想) *Delusional rejection*

Capgras syndrome에서 환자는 어떤 사람이 진짜가 아니면서 다른 사람의 역할을 대신하고 있다고 굳게 믿는다. 자기 주변에 있는 어떤 사람을 지목하여 그가 실제의 그가 아닌 다른 역할이나 변장한 또 다른 사람이라고 믿는다. 다시 말하자면 그 사람이 그 사람 자신임을 부정하는 거부하는 망상이다. 환자들은 종종 자기 어머니가 진짜 어머니가 아니라고 주장하는가 하면, 내 자식이 아니라는 등 자신의 내면적 갈등과 유사한 대상을 찾아 투사시킴으로서 어떤 대상도 가짜라고 여긴다. 가볍게는 대상이 이전 같지 않다는 의구심을 갖거나 심하게는 절대 가짜라고 믿는 등 심각성의 차이가 있다.

건강염려증 (健康念慮症) *Hypochondriasis*

근래에 와서 경제적이고 의학적인 발전에 힘입어 건강에 관심을 가지는 사람이 많아졌다. 그리고 건강에 대한 의학적인 정보도 정보의 홍수라고 할 만큼 넘쳐나고 있다. 정보의 오류는 건강염려증을 강화해 주는 한 요인이 되기도 한다.

건강염려증은 우울한 정서적 요소가 포함되어 있기는 하지만, 신체건강에 대한 지나친 관심이 지배적이므로 사고내용의 장애로 보는 것이 타당한 것 같다. 건강염려증 환자는 비정상적으로 자기 신체에 관심을 보인다. 환자는 우울해하며 병적인 과정이 증명되지 않는데도 불구하고 자신이 불치의 병에 걸렸다고 믿으며, 신체 장기에 강박적으로 집착한다. 자신이 변했다는 느낌도 가진다. 무의식적이고, 정신적인 불안이 신체 장기로 전치됨으로써 신체 부위가 정서적인 고통과 집착의 중심점이 된다. 신체적인 호소가 집중되는 장기는 특히 불안의 생리적인 표현이 집중되거나 불안상태에서 근육 긴장의 대상이 되는 부위이다. 건강염려증은 신체적 질병을 통해 과거에 애정을 이끌어낸 경험이 있거나 책임을 회피했던 경험이 있는 경우에 흔히 나타난다.

가벼운 건강염려증은 심리적 불안정감이 원인이며 불안정감은 신체 건강에 대한 위협으로 합리화 된다. 갱년기 동안에는 인생에 대한 심리적 관심이 바뀌며 또한 생리적 기능이 퇴행되고 안정감이 상실됨으로써 건강염려증이 일어날 수 있다. 건강염려증이 우울한 기분과 더불어 일어나는 경우 우울한 기분이 감소되면 건강염려증도 사라진다. 그러나 건강염려증이 어떤 상징을 나타낸다거나 우울한 기분이 없는 경우라면, 정신분열증과 같은 심각한 장애라고 할 수 있다. 건강염려증 환자는 대개 병원 쇼핑을 많이 다닌다. 가령 건강검진을 받아 보고 정상이란 판정을 받고도 혹시 검사받을 때 기계적인 결함이나 의사의 실수가 있지 않을까 하는 의문을 갖고 또 다른 병원을 찾아 동일한 검사를 반복하는 경우가 많다.

이상소견이 없다고 하면 정상적인 사람은 안심을 한다. 건강염려증 환자는 이상소견이 없다고 하면 아쉬워한다. 꼭 이상이 있어야 옳은 것처럼.

이상 열거한 망상 이외에도 망상용어로서 자주 쓰이는 용어들은 다음과 같다.

영향망상(delusion of controled 影響妄想), 괴기망상(bizarre delusion 怪奇妄想), 억울망상(depressed delusion 抑鬱妄想), 포회망상(encapsulated delusion 包懷妄想), 질투 망상(delusion of jealousy 嫉妬妄想), 단편성 망상(fragnentary delusion 斷片性妄想), 기분과 일치되는 망상(mood congruent delusion 氣分一致妄想), 기분과 일치되지 않는 망상(mood incongruent delusion 氣分不一致妄想), 부정 망상(delusion of negation 否定妄想), 편집망상(paranoid delusion(偏執妄想), 체계적 망상(systematized delusion 體系的 妄想), 비체계적 망상(unsystematized delusion 非體系的 妄想) 등 많은 의학적 용어가 있다.

강박사고 (强迫思考) *Obsessions*

생각하지 않으려 하는 노력에도 불구하고 생각이 계속 떠오르는 경우를 강박적 사고라고 한다. 이 강박적 사고는 너무도 집요하게 의식 속으로 들어오기 때문에 의식과정에서 내쫓을 수도 없으며 이성이나 논리적인 힘으로도 어쩔 수 없다. 강박적 사고는 강한 죄책감이나 우울감정을 동반하며 환자가 원하는 것이 아니기 때문에 환자는 거의 항상 괴로워한다. 환자는 자신이 왜 그 생각에 강박적으로 매여 있는지를 알 수 없다.

강박적인 반추는 여러 가지 내용이 있다. 종종 어떤 형이상학적인 문제에 집요한 관심을 보이기도 한다. 예를 들어 환자는 왜 자신이 태어났을까 계속 자문해 본다. 강박적 사고는 무의식적 활동이나 억압으로 설명될 수 있다. 방어적인 측면에서 볼 때 죄의식으로 인한 불안이 해롭지 않는 생각으로 전치된 것으로써 이러한 강박적 사고를 함으로써 불안이 없어질 수 있다. 의식적으로는 못마땅하게 여겨지는 강박적 사고가 무의식적으로는 바라고 있는 내용일 수 있다. 강박적 사고는 강박적 행동과 밀접한 관계가 있다. 이 강박적 행동에서 환자는 그렇게 행동하고 싶지 않다는 저항을 가지고 있으면서도 어쩔 수 없이 그 행동을 하게 되며 그 행동이 정교하고 반복적이기 때문에 거의 의식적(ritualistic 儀式的) 행위와 흡사하게 보인다. 이러한 행위는 개인이 지우고 싶어도 지워지지 않는 단어나 생각 그리고 어떤 사건과 관련된 것일 수 있다.

"내가 나올 때 문을 잠그고 나왔나, 안 잠그고 나왔나", "수도꼭지를 열어 두고 왔나 안 열었나", "내가 버스를 타고 지날 때 한강 다리가 무너지면 … 등", 이런 생각은 일상생활에서도 많이 볼 수는 있지만 이런 강박사고 때문에 다른 일상생활에 지장을 받을 정도라면 강박적 사고가 증상이라는 점을 생각해야 한다.

공포증(恐怖症) *Phobias*

공포는 불안이란 용어와 구별된다. 불안이란 막연하게 미래에 자기 자신에게 잘못된 일이 닥치지 않을까 하는 지나친 걱정을 말한다. 따라서 뜬구름처럼 불안은 다양한 상황에서 붕붕 떠다닌다고 표현되기도 한다.

이에 비해 공포란 용어는 공포의 대상이 되는 존재가 뚜렷한 점이 불안과 다르다.

강박적 사고와 관련이 있는 정서로 공포증이나 두려움, 의심, 우유부단 등이 있다. 강박적 사고와 마찬가지로 공포증은 의식 수준으로 계속 떠오른다. 강박적 사고에는 죄책감이나 우울감이 수반되는 반면 공포증에는 병적 불안이 수반된다. 흔히 볼 수 있는 공포증으로는 더러움이나 세균, 암, 군중에 대한 공포가 있다. 이런 경우 세균공포증, 암공포증, 군중공포증 등으로 이름 붙여진다. 일반적으로 환자의 불안이 특정한 생각이나 대상 및 일상 상황으로 전치될 때 공포증이 나타난다. 특정 대상이나 경험에서 느끼는 두려움은 개인의 인격 내부에서 일어나는 불안이 외부 대상에게 전치된 결과이다. 환자가 공포를 느끼는 상황은 분노나 수치심 같은 감정이 외부로 표출되어 중요한 관계를 훼손시킬 가능성이 있을 때 이러한 불안을 막아보려는 정서 상태를 상징하거나 의미한다. 물론 환자는 자신의 두려움의 의미나 심리적인 근원은 알지 못하지만 자신의 두려움이 불합리하다는 것을 알고 있다. 그러면서도 환자는 자신의 생활을 조절하지 못하고 어쩔 수 없이 공포에 빠져버린다. 따라서 환자는 항상 불안이 전치된 대상이나 상황을 피해버림으로써 불안을 조절하려 한다.

특정 공포증 가운데 불구공포증(dysmorphophobia 不具恐怖症)이란 기형이나 신체 모습의 변형에 대한 비정상적인 공포를 말한다. 환자는 정상인데도 불구하고 다른 사람이 알아 볼만한 어떤 신체적 결함을 가졌다는 두려움을 갖는데, 이는 일종의 신체망상적인 의미를 지닌다. 이는 대체로 예후가 나쁜 것으로 여겨진다.

어떤 질병에서 망상을 많이 볼 수 있는가

망상은 인간이 사고하는 사고의 진행이나 사고의 내용에 문제가 있는 것을 말한다. 이 증상은 나타나는 내용에 따라서 각각 이름이 붙여지지만 그것은 좀 더 세분화된 증상의 용어일 뿐 본질적인 정의는 동일하다. 망상은 말 그대로 사실이 아닌 사실을 사실이라고 믿는 잘못된 믿음이다. 이런 정신병리적 증상은 한 가지 질병에서만 나타나는 것이 아니다. 이름을 달리하는 여러 질병단위에서 망상을 관찰할 수 있다. 망상을 볼 수 있는 정신장애의 질병단위를 소개해 본다.

- 정신분열증(Schizophrenia 精神分裂症) : 망상은 모든 정신분열증의 특징적 증상 가운데 하나이다. 특히 편집증(망상증)은 정신분열증의 아형 가운데서 망상이 가장 뚜렷하게 나타나는 장애이다.
- 조울증(Manicdepressive illness 躁鬱症) : 일명 기분장애(mood disorder 氣分障碍), 정동장애(affective disorder 情動障碍), 양극성장애(bipolar

disorder 兩極性障碍) 등으로 불리운다. 기분이 들뜨는 조증과 기분이 가라앉는 우울증이 독자적으로 나타나기도 하지만 번갈아가면서 순환적으로 나타나기도 한다. 양극성 모두에서 망상을 볼 수가 있으나 주로 정서장애에 수반되어 나타나는 망상으로서 주된 증상이라기보다는 정서장애와 연관되어 뒤 따라 오는 증상으로 이해하면 된다. 즉 정서와 일치되는 내용의 망상이다.

- 신경증(Neurosis 神經症) : 신경증은 망상이 주된 증상이 아니고 매우 드물게만 나타난다. 망상이 나타나는 경우에는 그 내용이 현실과 직접적으로나 간접적으로 연관성이 있는, 지나친 오해의 소지로부터 출발되는 경우가 많다.
- 인격장애(personality disorder 人格障碍) : 인격장애는 인격발달 과정에서 어떤 단계에 고착되어 그 단계의 특성을 지니는 여러 아형이 있다. 특히 편집성(망상성) 인격장애에서는 매우 체계적인 망상을 만들어내기도 한다.
- 물질관련장애(substancerelated disorder 物質關聯障碍) : 여러 습관성 물질에 노출되어 사용자가 중독 상태나 금단증상을 일으킬 때 주로 많이 나타난다. 환각과 함께 나타나는 경우가 많다.
- 기질적 정신장애(organic psychotic disorder 器質的 精神障碍) : 뇌의 실질 병변이나 치매와 같은 질병에서 볼 수가 있다.

사례연구 1

슈레버 박사

(출처 : 박두병 : 정신장애 증례집 311 – 314p)

1903년 독일의 판사 다니엘 파울 슈레버 박사는 자기 자신의 병력을 출판했다. 그 제목은 〈어느 신경증 환자의 회상〉이다. 프로이드는 이 기록과 정신 능력 청문회를 위해 슈레버 박사를 진찰한 의사가 제출한 보고서를 기반으로 하여 무의식적 동성애와 편집증과의 관련성에 대해 정신분석적으로 해석하였다. 프로이드는 자료에서 상세한 인용을 하고 있다.

1884년 슈레버 박사의 조기 증상에 관해 알 수 있는 내용의 전부는, "심한 심기증의 발작" 이라는 진단이 내려지고 6, 7개월 후에는 완전히 회복되어 부인에게 돌아가 판사로서의 지위로 복귀했다는 것 뿐이다. 이 때, 그가 몇 살이었는지 알 수는 없으나, 그는 일찍 결혼하여 직업적으로도 상당한 지위에 올라 있었으므로 그렇게 젊은 편은 아니었을 것이다. 이 병을 앓고 나서 그는 지위가 높은 판사로 진급이 되었다.

1893년 재발된 그의 증상은 자기는 여성으로 성전환이 될 것이라는 생각과 함께 나타났다. 슈레버 박사의 말에 의하면,

"나에 대한 어떤 음모가 떠올랐다. 그 음모는 나의 신경증이 불치의 병이라고 인정이 되거나 그럴 것이라고 추정될 때, 어떤 특별한 방법으로 내가 어떤 사람에게 넘겨져야 한다는 것이었다. 이렇게 하여 나의 영혼을 그 사람에게 인도하기로 되어 있었으나, 내 육체는 여자의 몸으로 성전환이 되며, 그렇게 하여 성적인 부끄러운 생각 때문에 미지의 그 사람에게 인도되고, 그런 다음에는 육체가 있던 자리에 그대로 있게 된다." 말하자면, 의심할 여지

없이, 부패할 때까지 방치되는 것이다."

슈레버가 치료받던 존넨시타인 요양소의 소장 웨버는 그의 상태를 다음과 같이 말했다.

"그는 심기증적인 관념 장애를 갖고 있었으며, 뇌가 연화되었다던가, 자기는 곧 죽게 될지 모른다는 등의 내용을 호소했다. 그러나 피해 관념은 이미 임상적 양상을 띄고 있었다. 그것은 지각장애를 나타내고 있었고, 기인하고 있었으며, 단순히 산발적으로 나타난 것 같았으나, 실제로는 극도의 지각과민(즉, 빛과 소음에 대한 극단적인 과민)을 관찰할 수 있었다. - 그는 죽어서 몸이 썩고 있다던가, 전염병에 걸려 있다고 믿고 있었다. 그는 자신의 육체가 있을 수 있는 모든 불쾌한 방법으로 다루어지고 있다고 주장했다. 그리고 자기 자신이 말한 것처럼, 오늘날까지 그는 아무도 상상할 수 없는 무서운 공포를 경험하였으며, 그런 고통은 어떤 신성한 이유가 있기 때문이라고 주장했다. 환자는 이 같은 병적인 현상에 너무도 사로잡혀 있었기 때문에 다른 어떠한 자극도 받아들이지 못하고 몇 시간이나 완전히 경직된 채 몸을 움직이지 않고 앉아 있었다. 한편 그런 증상들은 심하게 그를 괴롭힘으로써 죽음을 갈망할 정도가 되어 있었다. 그는 되풀이하여 목욕탕에 빠져 죽으려고 시도하였으며 자기를 위해 청산가리를 갖다 달라고 요구했다. 그의 망상은 차차 신비적이고 종교적인 색채를 띄게 되었다. 그는 하나님과 직접 교신을 하였고, 하느님의 노리개가 되었으며, "기적적인 현상"을 보았는가 하면, "신성한 음악"을 듣기도 하고, 마지막에는 이상한 세계에 살고 있다고 믿게 되었다.

그는 자기를 박해하고 상처를 입히고 욕설을 퍼붓는 특정한 사람들이 있다고 하였다. 이 사람들 가운데 가장 두드러졌던 사람은, 그가 "영혼 살인자"라고 부르던 첫 번째 주치의 홀레흐지히이다. 이 기간에 그가 들은 소리는 자기를 비웃고 바보라고 말하는 소리였다.

그 다음 2, 3년 동안에 완만한 변화가 슈레버 박사의 정신상태에 일어나고 있었다. 자신이 "매춘부"로 전환된다고 하는 그의 고통스런 생각은 이러한 모든 것이 하나님의 계획의 일부이며, 자기는 세계를 구제하는 사명을 지니고 있다는 확신으로 발전되고 있었다. 슈레버의 말에 의하면, "그러나 지금에야 나는 다음 일을 확실히 알게 되었다. 내가 개인적으로 좋아하고 좋아하지 않는 것과 관계없이 세상의 질서는 좋든 싫든 간에 나의 거세를 요구하고 있다. 그리고 여자로 전환이 된다는 생각을 받아들이는 수 밖에는 다른 길이 열려 있지 않다. 나의 전환이 가져오는 결과는 단 한 가지, 나의 임신이다. 그것은 새로운 인종이 창조되게 하는 목적을 달성시키기 위한 하느님의 광명에 의한 것이다."

또한 슈레버는 다음과 같이 상세히 기술하고 있다.

"남의 눈에 이유를 알 수 없다고 생각되는 오직 한 가지 일은, 이미 전문가의 보고서에서도 언급되어 있듯이, 내가 가끔 상반신을 부분적으로 노출하여 리본이나 싸구려 목걸이와 같은 여성용 장신구를 걸치고 거울 앞이나 다른 곳에 서 있는 것이 발견된다는 사실이다. 강조하고 싶은 점은, 그것은 내가 혼자 있을 때만 일어나며, 적어도 내가 피할 수 있는 한에는, 결코 다른 사람들이 있는 곳에서는 일어나지 않는다는 것이다."

웨버 박사는 1900년의 보고서에서 슈레버의 변화된 상태를 다음과 같이 기술하고 있다.

"지난 9개월 동안, 슈레버 의장은 우리 집 식탁에서 매일 식사를 했기 때문에, 나는 상상할 수 있는 모든 화제에 대해 그와 이야기하는 충분한 기회를 가졌었다. 토론의 주제가 될 수 있는 어떠한 내용에도 (물론 그의 망상 관념은 별도로 하고), 행정과 법률, 정치, 미술, 문학, 사회생활 등 어떠한 분야의 일에 관하여서도 어떠한 화제이든 슈레버 박사는 생생한 흥미, 박식, 좋은 기억력, 올바른 판단력을 가지고 있다는 증거를 보여 주었다. 더욱이 윤리관은 지지하지 않을 수 없는 것이었다. 그는 예의 바르고 상냥하였다. 그리고 세상 일에 관해 유머스러운 말을 할 때도 그는 변함없이 재치와 예의를 나타냈다. 식탁을 둘러싸고 이같이 천진난만한 이야기를 주고 받는 사이에도, 그는 의학적 진찰에 요구되는 그런 주제들을 끄집어내는 일은 한 번도 없었다.

슈레버 박사는 자신의 자유를 회복하기 위하여 꽤 많은 호소를 했다. 프로이드의 말에 의하면, 그는 자기의 망상을 조금도 부인하려고 하지 않았으며, 〈회고록〉출판의 의도를 감추려고도 하지 않았다. 반대로 그는 자기 생각의 종교적인 사상의 중요성과 근대 과학의 공격에 의해서도 그런 생각이 격파되지 않는다는 것을 상세히 설명했다. 그리고 그가 알고 있는 한도 내에서는 망상으로 인해 그가 저질렀던 행위가 절대적으로 무해하다는 점을 강조했다. 실제 그의 이론에는 예민함과 설득력이 있었으므로 편집증이라고 알려져 있었음에도 결국 그의 노력은 성공을 거두었다. 1902년 7월에 슈레버 박사의 시민권은 회복되었다."

[학습목표]

1. 사고장애란 무엇인가를 학습한다.
2. 사고장애의 종류에 대해 학습한다.
3. 어떤 질병에서 볼 수 있는가에 대해 학습한다.
4. 고전적인 사례를 통해 사고장애를 이해하는 학습을 한다.

[학습내용]

1. 사고장애의 정의
2. 생각해보기
3. 사고장애의 종류
   1) 사고흐름의 장애
   2) 사고내용의 장애
4. 사고장애와 연관이 있는 정신장애
5 사례연구 : 슈레버 박사 사례
6. 학습정리
7. 퀴즈
8. 참고문헌

[학습정리]

1. 망상이란 사실이 아닌 것을 사실로 믿고 행동하는 증상이며, 이런 왜곡된 사고는 논리적으로 설명을 해주어도 전혀 변화를 일으키지 못한다. 망상은 개인이 갖고 있는 지식이나 학력과는 무관하다.
2. 사고장애에는 사고흐름의 장애와 사고내용의 장애가 있다.
3. 사고 흐름의 장애로는 사고비약, 사고지연, 보속증, 우회증, 지리멸렬, 단절 등이 있다
4. 사고내용의 장애로는 피해망상, 관계망상, 과대망상, 빈곤망상, 죄책망상, 질병망상, 사랑망상, 거부망상 등이 있고, 강박사고, 공포증, 건강염려증도 이에 포함되기도 한다.
5. 프로이드의 슈레버 박사 사례는 망상증(편집증) 또는 치매성 망상으로 진단된다.

[퀴즈]

1. 현실에 맞지 않는 상상을 하면 모두 망상이다.

   [정답] ×

   [해설] 망상은 현실에 맞지 않는 상상과 이 상상을 믿고 행동하며 합리적 설득으로 교정되지 않는다.

2. 의처증, 의부증은 부부간 애정문제이기 때문에 정신장애가 아니다.

   [정답] ×

   [해설] 망상증 또는 편집증으로 정신장애이다.

[참고문헌]

대한신경정신의학회 (1997). 신경정신의학. 서울: 하나의학사.

박두병 (1997). DSM - Ⅳ 기준 정신장애 증례집. 서울: 하나의학사.

이근후 (1975). 정신의학적 인간생물학. 정신의학 강의용 교재. 비출간물.

American Psychiatric Association (1995). 정신장애의 진단 및 통계편람 제4판. (이근후 외 역). 서울: 하나의학사. (원전은 1994에 출판).

Kolb, L. C., Brodie, H. K. H. (1988). 최신 임상정신의학. (이근후 외 역). 서울: 하나의학사. (원전은 1982에 출판).

Seeman, M. (1978). Delusional loving. *Arch, Gen. Psychiatry, 35*:1265 - 1267.

제 8 장
정서장애
DISTURBANCES OF AFFECT

정서장애란 무엇인가?

정서(情緖)는 심리학에서 가장 중요한 주제인 동시에 정신병리학 영역에 있어서 인류가 직면하고 있는 가장 주요한 문제가 되고 있다. 그러나 정서는 심리학 분야에서 아직 그 본질에 대해 규명이 잘 이루어지고 있지 않고 있다. 뿐만 아니라 정서와 감정, 기분 등 정서 관련 개념들에 대한 정의, 구성개념 등에 대해 충분히 밝혀지고 있지 않은 상태이다(Russell, 2003). 정서, 감정, 기분, 그리고 특정한 긍정적, 부정적 정서들에 대한 연구들이 더욱 활발하게 진행될 것으로 기대하면서 정서장애에 대해 살펴보기로 하자.

정서(情緖 affects)는 정신생활에 침투하여 구체적인 경험들에 대한 태도를 결정해나간다. 즉 정서를 바탕으로 어떤 경험을 수용할 것인지, 어떤 경험을 거절할 것인지를 결정하고, 이러한 결정에 조화되는 경향성은 촉진하고 조화되지 않은 경향성은 억제함으로써, 전체적인 정신생활의 특징을 결정해나가게 된다.

정서상태는 역동적인 동기 유발적 욕구를 발생시킨다. 기분(氣分 mood)이란 상당한 기간 동안 지속되는 정서 상태를 의미한다. 감정(感情 emotion)은 일과 성적인 강한 정서 반응으로서 희열, 분노, 황홀, 경악 그리고 증오 같은 반응이 일시적으로 경험되는 상태이다. 감정은 정서반응에 따라 생리적 반응이 동반된다는 특징이 있다. 정서와 기분은 비슷하게 쓰이는 용어이긴 하지만 구분해서 익힐 필요가 있다. 정서는 자아에 대하여 신호기능 또는 경보 기능을 담당하며 동시에 억압을 유도하는 심리적 방어를 확립시키는 동기 유발적인 요인이다. 예를 들어 죄책감은 금지된 행동을 억제하거나 피하도록 경고하는 기능을 담당하며 만약 금지된 행동을 저질렀을 경우에는 보상적인 행동을 하도록 경고한다. 그러나 죄책감이 지나치게 강할 경우에는 자아가 억압하거나 부정하거나 또는 반항이나 피학적인 반동형성과 같은 방법으로 조절하려 한다. 수치심 역시 자아이상이 용납할만한 수준으로 행동하지 못하였음을 경고해 주며 무가치한 행동에 대한 보상을 하도록 고통을 준다. 수치심이 미리 예견된 경우는 자부심이 강화되기도 하는데, 이는 방어의 결과이다. 정서의 운동표현이라고 볼 수 있는 웃거나 우는 행동 역시 긴장감을 감소시켜 준다.

정서는 연상작용을 방해함으로써 의식수준에서 용납될 수 없는 심리적 요소가 인식되는 것을 막아준다. 심한 정서장애는 의식장애까지도 일으킬 수 있다고 여겨지는데 심한 우울증 환자가 어리둥절하고 당황해 하는 경우에 이러한 상황을 엿볼 수 있다. 실제 환자들을 관찰해 보면 그들의 정신장애와 감정은 거의 무의식적 요소에 의해 영향 받으며 정서적인 요소가 다른 정신기능 뿐 아니라 생리적 기능까지 영향을 미치고 있음을 알 수 있다.

정신병리에서 정서가 얼마나 중요한 역할을 하는지 Bleuler가 다음과 같이 요약한 바 있다: "우리가 정신병질이라고 부르는 정신장애는 실제로는 감정장애(정서장애)에 지나지 않으며, 정신병리적 현상은 정서장애의 부수적인 현상으로 볼 수 있을 만큼 정서적 요소가 정신병리에서 중요한 역할을 한다. 단지 정신박약이나 혼돈상태나 심한 섬망상태에서는 지적 장애가 현저하다. 그러나 이러한 지적장애로 인한 증상들은 정서적 요인에 의해 영향 받으며 실제로나 이론적으로 정서적 요소가 중요하다." (Bleuler, 1932: Kolb & Brodie, 1982에서 재인용).

정신의학적 연구는 정신장애의 심인성 요인의 중요성을 강조하고 있다. 심리적 요인이 분명하게 밝혀지고 있지는 않지만 역동적, 원인적 요인은 실제로는 정서적인 것이다. 환자의 정신내용이나 환자의 행동유형을 결정함에 있어서 중요한 요인은 사고(思考)가 아니라 사고와 결부되어있는 정서이다. 개인은 그의 기분의 성질 및 강도에 따라 사고한다고 보여진다.

정신장애에서 정서나 감정적인 요소의 중요성을 충분히 평가하려면 정신장애의 병적 유형에 대해서만 집중할 것이 아니라 정서가 직접적, 간접적으로 모든 사람의 생각과 행동에 깊은 영향을 미친다는 점도 고려해야 한다. 사고내용이 정서적으로 지나치게 편향된 관념으로 이루어지거나, 판단이 감정적 요소로 인해 편향될 경우, 사고와 판단은 신뢰롭지 못하게 된다. 사고 연상도 정서적 요소에 의해 좌우되는데 자아를 증진 시키거나 목표달성을 도와주는 연상은 촉진되지만, 심리적 욕구에 반대되거나 불쾌한 연상은 억압된다. 개인의 정서적 욕구나 갈등이 심해질 경우 정서적 욕구와 갈등이 현실을 평가하는 개인의 능력을 손상시키게 되고 현실의 의미를 파악하고 현실과의 접촉을 유지할 수 있는 개인의 능력 또한 손상시키게 된다. 그 결과 개인의 경험은 현실적으로 평가되고 해석되는 것이 아니라 개인의 정서적 욕구에 따라 해석된다. 그리고 그 결과로서 환각이나 망상이 발생하게 된다.

어떤 대상에게 향하던 정서가 그 대상에게 표현되지 않고, 그 대상과 관련이 있거나 그 대상과 유사점이 있는 다른 대상에게로 정서가 표출되는 경우가 있는데, 이는 동일시 기제에 의해 이루어진다. 예를 들어 한 아동이 어떤 특별한 신체 특징을 지닌 사람을 미워하게 될 경우 그 후에 동일한 신체 특징을 지닌 사람에 대해서는 항상 싫어하는 감정을 느끼게 되는 현상을 볼 수 있다. 정신병리적 상태에서는 의식적으로 인식하지 못하는, 정서적 경험을 했던 원래의 자료로부터 의식적인 사고 내용으로 정서가 전이되는 현상이 항상 일어난다. 예를 들면 앞서 지적된 바와 같이 특정한 신체적 특징, 예컨대 비만한 신체적 특징을 지닌 대상에 대해 정서적인 경험을 했던 아이는 그러한 감정을 원래의 대상에게 나타내는 것이 아니라 그러한 신체적 특징을 지닌 다른 대상에게로 전이시킨다는 것이다. 따라서 아이는 비만한 신체적 특징을 지닌 다른 인물에 대해 원래 느꼈던 정서를 느끼게 된다. 정신증에서 강한 강도의 정서 상태는 흔히 인지되지는 않고 있지만 매우 중요한 역동적 요소에 의하여 결정된다.

[정신의학사전]에 의하면, 정서(affect)란 여러 가지의 느낌(feeling) 또는 감정(emotion) 경험을 지칭하는 용어로서 가장 심한 동통에서부터 형용할 수 없는 정도의 즐거움에 이르기까지, 또 가장 단순한 것에서부터 가장 복잡한 감각에 이르기까지, 또 가장 정상적인 것에서부터 가장 심한 병리적 감정 반응까지 여러 다양한 정도의 감정 경험을 의미한다(이병윤, 1997).

정서는 생활의 모든 부분에 영향을 주며, 의식적인 차원과 무의식적인 차원에서 경험되며, 표정, 몸짓, 말소리 변화와 자율신경계통의 기능 변화를 수반하며, 또한 내분비 계통, 소화기계통, 순환기계통 및 생식기계통에 영향을 미친다.

정서장애의 종류

쾌락정서(快樂情緖) *Pleasurable Affeets*

다행증(多幸症 euphoria)이란 중등도의 유쾌한 정서를 말한다. 기분이 항진된 환자는 낙천적이며 고양되고, 즐거운 느낌을 가지고 자신감과 확신에 찬 태도를 보인다. 다행증은 경조증 상태에서 가장 흔히 볼 수 있으며, 그 외에도 진행성마비나 다발성 경화증 및 어떤 종류의 전두엽종양과 같은 기질적 장애에서도 볼 수 있다. 다행증에서 나타나는 유쾌한 정서는 그 강도에 따라 다음과 같이 구별된다.

의기양양감(意氣揚揚 elation)은 즐겁고 자신감이 넘치며 행동과 의욕이 증가되어 있는 정서상태이다. 주변 상황이 불행한 처지에 있다 하더라도, 그러한 불행한 처지에서 정상적으로 갖게 되는 감정을 무시해 버린다. 이러한 정서상태는 현실감 장애가 있음을 나타내 준다. 의기양양감은 흔히 불안정하므로 쉽게 짜증으로 변한다.

고양(高揚 exaltation) 상태는 심한 의기양양감과 자기 과장적 태도를 함께 보인다. 과대망상과 유사한 사고장애를 수반하기도 한다.

황홀감(恍惚感 ecstasy) 상태에서의 기분은 황홀하고 평안하며 신비로운 힘을 느끼게 된다. 종교적 상태에서 이러한 기분을 느끼기도 한다. 환자는 스스로 거대한 우주의 힘과 자신을 동일시한다. 속세를 떠나 신천지에서 새로 태어나는 느낌을 느껴보기도 한다. 더 이상 좋을 수 없는 기분상태에 도달한다. 그 경험에서 빠져 나온 후에도 환자는 그 동안에 일어난 경험을 생생히 기억한다. 역동적으로 볼 때 황홀상태는 소원성취가 최대로 이루어진 상태이다. 때로 강한 죄의식을 가지고 있는 개인이 황홀상태에 들어가는 경우도 있다. 또한 해리성장애, 간질, 정신분열성 장애 및 정서장애에서도 이러한 상태가 나타난다(이근후, 1975).

우울증(憂鬱症) *Depression*

슬픈 기분을 느끼는 우울증은 정신과 환자가 가장 많이 호소하는 증상이다. 우울증은 가벼운 실망이나 무관심에서부터 아무 희망이 없는 절망상태에 이르기까지 다양하다. 가벼운 우울증후군의 경우 환자는 조용히 자제하고 억제하며 불행해 보이고 비관적이며 자기 비하적이고, 피로감, 무능감, 낙담 및 절망감을 보인다. 결정을 내리지 못하고 일상적인 쉬운 일에도 어려움을 겪는다. 개인적인 문제를 지나치게 걱정한다. 때로는 성미가 까다로워지고 불평이 많아지고 남을 믿지 못한다. 우울증이 더 심해지는 경우 불쾌한 긴장감을 느끼며 어떤 일이건 정신적 고통을 경험한다. 환자는 우울한 내용의 주제에만 사로잡힌다. 남과의 대화도 고통스럽고 어려워진다. 태도나 동작에서도 실망과 낙담을 볼 수 있다. 환자의 이러한 우울한 감정은 외부 세계로 투사되어 세상이 침울하게 보인다. 자신은 세상에서 버림받고 사랑받지 못한 존재라고 느낀다. 우울한 사고에 집착하게 되면 주의력이나 집중력 및 기억력 장애가 온다.

우울증은 대상관계에서 발생되는 무의식적인 죄책감에서 시작되는데, 이러한 죄책감은 돌보아야 할 대상에 대한 무의식적 양가감정과 적개심으로 인해 발생된다. 예를 들면 의무감을 느끼는 대상(예, 딸이 원하는 결혼을 방해하는 의존적인 어머니)이나 안정감을 얻고자 의지하고 있는 대상에 대한 무의식적인 양가감정과 증오감에서 비롯된다. 다른 사람에 대한 적대적 감정이 자기 자신에 대한 적대적 감정으로 바뀌게 된다.

우울정서에는 여러 강도의 슬픔과 죄책감과 수치심이 동반되는데, 슬픔은 상실감 때문에, 죄책감은 억압된 적개심 때문에, 수치심은 어떤 개인적인 기준만큼 살지 못했다는 자각 때문에 경험된다고 인식되고 있다. 무기력감도 볼 수 있다. 우울증에 대해 앞으로 연구를 계속하고, 다양한 형태의 우울증 저변에 내재되어 있는 정서에 대해 분석을 계속 한다면, 가장 완화되기 쉬운 정서유형에 대한 정보가 제공될 것이다. 수치심이 있는 경우 죄책감이 있는 경우보다 변화되기가 쉽지 않는 것으로 지적된다.

비통(悲痛 grief)은 친밀한 관계에 있는 사람을 잃었을 때 느끼는 슬픈 정서로서 떠나간 대상에 대한 억압된 적대감으로 인한 죄책감이나 수치심이 동반되지 않는다는 점이 우울증과 다르다. 비통의 경우 위축되고 다른 사람과 교제를 끊고 상실 대상에 대해 집착하긴 하지만 스스로 통제하며 일상적 활동의 심각한 손상이나 자기 비하나 자살기도 또는 심각한 가정적 문제를 일으키지는 않는다.

기타 정서 장애

불안(不安) Anxiety

불안이란 두려움이나 근심과 함께 재앙이 가까이 다가오고 있다는 느낌이 계속되는 경우를 말한다. 이는 마음 속 깊이 억압되어 있는 위험스런 충동에 대한 반응으로서, 억압된 감정이 의식화되려는데 대한 반응이며, 용납될 수 없는 내적 정서에 대한 위험신호이다. 공포는 특정한 대상이나 사건에 대해 발생된다는 점이 불안과의 차이점이다. 환자는 불안의 원천에 대해 알지 못한다.

대부분 정신과 영역에서 특별한 형용사 없이 "불안"이라는 용어가 사용될 경우 원인을 알 수 없는 신경증적 불안을 의미한다. 때로는 "정상적" 불안이라고 하여 현실적으로 인정되는 실제적인 위험에 대한 불안이 있는데, 이러한 정상적 불안은 현실적 판단에 근거하며, 위협의 정도에 비추어 지나치지 않은 강도로 나타난다. 그러한 현실적인 불안상태에서는 억압이나 해리와 같은 기제나 신경증적 방어가 사용되지 않는다.

불안은 개인에게 인식되지 못한 원래의 원천으로부터 다른 상황으로 전치되는데, 환자에게는 왜 이러한 상황이 막연하게 불편스럽고 고통스러운지 그 이유가 뚜렷해 보이지 않는다. 때로 불안은 어떤 사고내용과 결부되지 않은 채 뚜렷한 근거가 없는 병적인 공포로 느껴지기도 한다. 이와 같이 어떤 생각이나 대상과 결부되지 않고 느껴지는 불안을 부동형불안(浮動形 不安 free-floating anxiety)이라고 한다. 불안이 잠재되어 있을 수도 있다. 이렇게 잠재되어 있는 경우 뚜렷한 긴장과 고통스러운 근심이나 신체 증상은 나타나지 않는다. 이런 경우는 여러 가지 인격 성향에 따라 불안을 숨기거나 전치시키는 정신기제가 사용됨으로써 불안이 노골적으로 표현되지 않도록 성공적으로 잘 방어된 경우이다(이근후, 1975). 그러나 불안은 심각한 성격적인 문제나 인격장애로 발전될 수 있는 기본적인 원천이 될 수 있다. 불안은 불안신경증에서 가장 대표적인 증상이긴 하지만 다른 신경증에서도 나타나는 경우가 있다. 그러므로 불안은 억압, 퇴행, 전환 및 전치 등과 같은 여러 방어기제와 더불어 성격장애나 정신신경증, 정신증 및 정신신체장애의 정신병리 현상에서 중요한 요소로 작용한다.

불안은 통제될 수 없는 원본능 세력이나 자기 파괴적인 초자아 세력으로 인해 발생된 위협 때문에 느껴지게 된다는 점에서 정신분석 이론에서 대단히 중요한 위치를 차지한다. 이 이론에 의하면 불안은 두 가지 역할을 한다는 점에서 중요하다. 불안은 갈등을 알려주거나 나타내주는 역할을 한다. 또한 억압이나 반동형성 및 투사 등의 방어기제가 작동하도록 해주는 역할도 한다. 실제로 방어적 목적으로 이용되는 여러 정신기제들이 불안의 강도를 감소시켜 준다.

불안은 자율신경계에도 영향을 줌으로써 특히 생리장애를 일으키고, 정신신체 증상으로 표현된다. 급성적인 경우 자율신경계가 자극됨으로써 긴장이 일어나고 그 결과 과호흡, 위경련, 장운동 흥분, 위산과다, 설사 혹은 변비, 심계 항진, 부정맥, 혈관운동성 홍조 및 호흡곤란 등이 나타난다. 또한 현기증, 허약감, 오심, 진전도 나타난다. 손과 얼굴에는 땀이 나고 지나치게 긴장하고 경계하며 손발이 떨리고 음성도 떨리고 동공은 확대된다. 불안이 심할 경우 근육계까지 영향을 미침으로써 안절부절 못하고 초조(焦燥 agitation) 반응을 보이게 된다.

• 긴장(緊張) tension : 긴장은 불안과 혼돈될 수 있다. 긴장된 환자는 감정과 근육이 팽팽한 상태에 있다는 느낌을 갖게 된다. 마음이 초조하고 불안하고 두렵고 불편한 느낌을 느낀다. 얼굴은 딱딱하고 긴장된 표정을 지으며 손가락은 떨고 갑자기 서두르는 동작을 보인다. 집중이 어렵고 머릿속이 조이거나 불편한 느낌을 호소한다. 긴장은 안정을 갈구하면서도 다른 한편으로는 상반된 욕구와 갈망으로 인해 혼란스러운 경우에 일어난다. 이러한 상황은 의식적일 수도 있고 무의식일 수도 있다. 긴장 역시 불안의 일종으로 불안 정서가 내적으로 지각되어 신경근육계로 표현된 결과이다.

• 공황(恐慌) panic : 공황이란 불안의 정도가 심하여 자아기능까지 붕괴된 상태를 말한다. 이 상태를 잘 묘사한 Diethelm(1934)의 설명에 따르면 "공황이란 고도의 공포감 뿐만 아니라 오래 지속된 긴장이 그 절정에 달하여 공포감, 극도의 불안정감, 의심 및 투사와 자기붕괴 경향을 보이는 경우이다." 투사에 의하여 생기는 오해는 때로 위협적으로 비난하는 내용의 환각을 발생시키거나 피해망상이 생기게 할 수도 있다. 공황상태가 발생되는 상황은 오래 지속된 인격의 불안정감이 긴장을 일으켜서 특히 위협적으로 느껴지는 경우이다. 가장 흔한 요인은 동성애적 경향이나 때로는 지나치게 억압된 이성애적 경향이 문제가 된다. 마음 깊이 불안정감을 느끼고 있기 때문에 환자는 지나치게 자기주장을 하거나 공격적이고 저돌적으로 싸우려 한다. 또 어떤 경우에는 동공이 확대되는 등 심한 불안을 나타내는 교감신경계 긴장 증상을 보이며 움직일 수 없어 꼼짝 못하기도 한다. 생각하기도 힘들고 때로는 어리둥절한 느낌과 행동을 보인다. 공황상태에서는 자살도 드물지 않다.

부적합한 정서(不適合 情緒) *Inadequate affect*

무관심하고 무감동한 (apathy) 감정둔화나 감정적 거리감도 정서장애에서 흔히 볼 수 있는데 이는 기쁨이나 고통의 정상적인 민감성이 저하되면서 일어난다. 얼굴은 무표정하게 보인다. 이러한 정서적 빈곤을 보이는 환자들은 전에는 흥미 느꼈던 일들에 대해 관심과 의욕을 잃어버린다. 미적 감각이나 다른 섬세한 감상에도 무관심해진다. 감사, 동정, 희망, 기대, 슬픔, 후회, 자긍심, 또는 수치심 같은 감정도 느끼지 못한다. 이처럼 감정반응을 잃어버리기 때문에 현실과 동떨어져 있는 것 같이 보인다. 무감동은 고통스러운 현실지각에 대한 보호 내지는 방어 반응으로 여겨진다.

정서의 부조화(情緒 不調和) *Inappropriateness of affect*

정서의 부조화는 특히 정신분열증에서 흔히 볼 수 있는 정서장애이다. 환자는 심각해야 할 상황에서 웃음을 보인다. 이 경우 환자는 남의 입장과는 관계없이 웃거나 우는데, 이것은 현실적 상황이 아닌, 환자 자신의 내적인 지각이나 연상에 따라 정서반응을 느끼기 때문이다.

양가감정(兩價感情) *Ambivalence*

Bleuler(1950; Kolb & Brodie, 1982에서 재인용)가 양가감정에 대해 최초로 소개하였는데, 인격은 상반된 요소를 지니고 있고, 두 요소는 서로 밀접하게 관련되어 있다고 하였다. 이러한 상반되는 태도는 동전의 양면과 같아서 한 면은 볼 수 있지만 다른 한 면은 볼 수가 없다. 양가적인 감정의 한 면이 억압된 상태로 남아 있으므로 불안과 죄책감을 일으킨다. 흔한 형태의 양가적인 감정은 사랑과 미움이 얽혀있는 경우다. 예를 들어 가족 중에 난치병 환자가 있을 경우 그를 간호하는 사람은 복잡한 감정을 가진다. 환자를 사랑하는 마음에서 도와주고 싶은 마음이 있으면서 한편으로는 무의식적이긴 하지만 귀찮고 미워하는 마음을 가질 수 있다. 애정과 배척감이 얽혀있는 것이다. 미워하는 마음과 사랑하는 마음이 뒤섞일 때 미워하는 감정을 억압하기 위하여 의식적으로는 사랑하는 마음이 더 부각된다. 부모와 같이 자신이 신세를 진 사람에 대해 적개심을 표현한다는 것은 견딜 수 없는 일이다. 그러므로 적대감은 무의식 속에 잠겨 있을 수 밖에 없으며, 결국은 무의식에 잠겨 있는 적개심에 의해 불안이 일어난다. 따라서 미움과 사랑의 양가적 태도를 보이게 된다. 흔히 양가적 감정이 있을 때 두 가지 감정 중 억압되는 감정이 투사된다. 예를 들면, 억압된 적개심은 투사됨으로써 다른 사람이 자신을 미워하는 것으로 느껴진다.

이인증(離人症) *Depersonalization*

이인증이란 소원한 느낌이 들면서 불편을 느끼는 상태로서 이인증 증후군이라고 하며, 주요 증상은 비현실감과 자신의 정체감을 잃고 자신의 신체를 조절할 수 없다고 느끼는 정서장애이다. 이 증상은 1898년 Dugas가 소개하였다(Kolb & Brodie, 1982/1988). 비현실감은 자신이 변했다는 느낌과 외부 세계가 변하고 있다는 느낌의 두 종류가 있다. 환자는 자신이 다른 사람이 된 것도 아닌데 이전의 자신이 아닌 것처럼 느낀다. 이러한 상태는 소위 말하는 인격의 전환현상은 아니다. 이 상태에서의 경험은 감정적 의미를 상실하고, 낯설고 비현실적이고 두려운 느낌을 갖도록 한다. 심한 감정적인 충격을 받아 급작스레 일어날 수도 있고, 오랜 동안의 신체적, 감정적 스트레스를 받아 서서히 일어날 수도 있다. 이러한 이인증은 지적이고, 민감하고, 다정하고, 내성적이고, 상상력이 풍부한 인격의 소유자에서 보다 흔히 나타난다. 그러한 환자들은 자신의 생각이 이상하게 얼어붙는 느낌이 들고, 자신의 생각과 행동이 기계적으로 작용하여 자신이 마치 기계나 로봇같이 느껴진다고 한다. 삶과 사물들이 비현실적으로 멀리 있는 것 같고, 정상적인 색깔로 선명하게 보이지 않는다. 환자는 자신이 마치 꿈속이나 황홀상태에 있는 것 같이 느껴진다고 한다. 이와 같이 기괴한 비현실적인 느낌 때문에 환자는 당황하고 어리둥절해 보인다. 집중하기 어렵고 자신의 뇌가 죽었거나 정지된 것 같다고 호소한다.

이인증은 특정 장애라기보다는 우울증, 건강염려증, 강박장애, 히스테리, 초기 정신분열증 등의 신경증 및 정신증 상태에서 광범위하게 일어나는 증상이다. 정상인에서도 심한 피로 상태나 충격 후에 일어날 수 있다. 이 상태는 사춘기 청소년들이나 여성들에게 흔하다. 이러한 반응은 괴로운 현실로부터 철수하거나 견딜 수 없는 상황으로부터 도피하려고 하는 정신병리적인 현상이라고 볼 수 있다. Frances(1977)등은 이인증에 대해 자기 항상성이 와해된 느낌을 나타내는 정서라고 지적하였다.

정서적 기아 (情緖飢餓) *affect hunger*

애정과 애정 어린 보살핌에 대한 갈망을 의미하며 감정적인 빈곤상태에서 성장해 온 아동들에서 흔히 볼 수 있다.

정서둔마 (情緖鈍痲) *flattening of affect*

심한 정서의 황폐화 상태로서 의욕도 동시에 저하된다. 정신분열증에서 초기의 정서적 과민상태에서 점차 정서적으로 황폐화되면서 정서 둔마가 시작된다. 말기상태에서는 감정 반응 자체가 결여된다.

정서둔화 (情緖鈍化) *blunted affect*

정동장애에서 볼 수 있으며 느낌의 강도가 둔해지는 것이다. 또한 초로기의 노인에게서도 흔히 볼 수 있다.

정서적 경직성(情緖的 硬直性) *affect of rigidity*

정상적이라면 정서적 변화가 일어나야 하는 여러 가지 상황에서 감정이나 느낌의 변화가 일어나지 않는 경우를 말한다. 강박신경증과 정신분열증 등에서 흔히 나타난다.

정서차단(情緖遮斷) *affect block*

다른 사람들과의 감정적 유대에 대한 두려움 때문에 감정표현을 하지 못하는 상태를 말한다. 정신분열증과 강박신경증에서 볼 수 있다.

정서장애와 연관이 있는 정신장애

정서장애는 정신장애의 모든 질병단위에서 기본적으로 나타나는 증상이다. 다만 그 정도의 차이가 있을 뿐이다. 정서장애가 주된 증상으로 나타나는 정신장애는 조울증이 가장 대표적이다. 정신분열증의 정동형 또는 주요우울증은 정서장애가 진단의 필수조건이다. 기타 정신장애에서는 부수적인 정서장애를 볼 수 있다. 또 특징적인 점은 신체질환과 연관되어 있는 경우가 많다는 것이다. 정신신체장애(精神身體疾患 psychosomatic disorder)를 비롯하여 자율신경계통, 순환기계통, 소화기계통 및 내분비계통 등의 여러 질환과 매우 밀접한 관계가 있다.

사례연구 1. 고전적 사례

꼬마 한스

(출처 : 정신장애 증례집)

꼬마 한스의 부모는 프로이드의 친구로서 그의 신봉자였으며, 맏아들인 한스를 "예의바른 행동을 취하게 하는데 절대적으로 필요한 경우가 아니면 강압적 태도를 취하지 않고 키워야 한다"는 데 두 사람은 동의하고 있었다. 그리고, 아들은 힘차고, 성격이 좋은 발랄한 소년으로 성장했기 때문에, 위협을 주지 않고 자라게 함으로써 자기표현을 할 수 있도록 했던 시도는 만족스러웠다는 점에 대해 두 사람은 동의하고 있었다.

프로이드는 한스의 아버지에게 그의 아들의 성적 생활에 대한 관찰을 수집해 달라고 요청하였고, 세 번째 생일 직전부터 한스에 관한 편지를 자주 받고 있었다. 한스가 다섯 살이 될 때까지는 순조로웠다. 이때 프로이드는 한스의 아버지로부터 다음과 같은 편지를 받았다.

친애하는 프로이드 교수, 한스에 관해 몇 가지를 적어서 귀하에게 보냅니다. 그러나 유감입니다만 이번 일은 병력의 자료입니다. 귀하가 보시다시피 지난 2, 3일 동안에 한스는 신경증적 장애를 일으켜 저와 처를 매우 불안하게 만들고 있습니다. 왜냐하면 우리로서는 그 불안을 없앨 방도를 찾아낼 수가 없었기 때문입니다. 아마도 그 불안은 어머니의 애정에 기인된 지나친 성적 흥분에 따라 일어나고 있는 것이 틀림없습니다. 그러나 그 흥분의 구체적인 원인을 밝혀 낼 수가 없습니다. 한스는 "길에서 말이 나를 물려고 한다"면서 무서워하고 있으며, 이 공포는 어떤 커다란 남근에 놀라고 있었다는 점과 어느 정도 관계가 있는 듯이 생각됩니다. 저는 그것을 어떻게 생각하여야 좋을지 모르겠습니다. 한스는 어디에서 노출증 환자라도 보았던 것일까요? 아니면, 모두가 단순히 어머니와 관계된 일일까요? 한스가 이렇게 빨리 우리들에게 문제를 안겨 주기 시작하였다는 것은 유쾌하지 못한 일입니다. 길에 나가는 것을 무서워하고, 밤이면 우울해 한다는 점을 제외한다면 다른 면에서는 지금까지처럼 명랑하고 활기찬 착한 한스입니다.

증상이 시작되기 직전에 실제로 일어났던 우연한 사건을 한스가 기억해 낸 것은 몇 개월 후였다. 그는 어머니와 걷고 있었을 때 합승 마차를 끌던 큰 말이 쓰러져 심하게 다리를 걷어차고 있는 것을 보고 무척 놀랐던 일이 있었다

이 장애의 최초 증상은 1월 초(1908년)에 확인되었다. 한스는 어느 날 아침 울면서 일어났다. 왜 울고 있느냐고 물어보자, 어머니를 향하여 이렇게 말했다. '제가 자고 있는 동안에 엄마가 없어졌다고 생각했어요.' 며칠 뒤 1월 7일에, 한스는 여느 때처럼 유모와 같이 시립공원에 갔다. 거리로 나서자 한스는 울기 시작했다. "엄마한테 안겨서 자고 싶다." 고 말하면서 집으로 돌아가자고 졸라댔다. 집에서 왜 멀리 가는 것을 싫어하고 울고 있는가를 물었으나, 한스는 말하려 하지 않았다. 밤이 될 때까지는 여느 때처럼 활발한 아이였으나, 밤이 되면 눈에 띄게 점점 더 무서워했다. 한스는 울음을 터뜨렸고 어머니로부터 떼어놓을 수가 없었다. 다시 어머니에게 "안겨서 자고 싶다." 고 했다. 그런 뒤에 한스는 다시 기운이 되살아나고 잠을 잘 잤다. 1월 8일 아내는 한스의 어디가 좋지 않은가를 알기 위해 한스와 함께 밖으로 나가보았다. 둘이는 쉔브룬에 갔는데 그곳은 한스가 언제나 가기를 좋아하는 곳이었다. 한스는 다시 울었다. 출발하기를 싫어했고 놀라고 있었다. 결국에 출발은 하였으나 거리에서는 눈에 띄게 놀라고 있었다. 쉔브룬에서 돌아오는 길에 마음속으로 몹시 괴로워하던 끝에 이렇게 말했다. "말이 물지나 않

을까 무서웠어요" (사실 그는 쉔브룬에서 말을 보았을 때, 불안해하였다). 그 날 밤도 전날 밤도 똑같은 발작을 일으켰고 "안겨서 자고 싶다"고 졸라댔다. 한스를 달래 주었더니, 한스는 울면서 말했다. "내일 또 나는 산책하러 가야 할거야. 알고 있어." 그런 다음 "말이 방안에 들어 올 테지."라고 말하는 것이었다.

프로이드의 지시에 따라 아버지는 어머니의 침대에 들어가고 싶다는 소원과 남근(자기 것과 다른 사람들의 것)에 대한 지나친 흥미에 대해 한스와 이야기를 나누었다. 한스는 공원을 산책해보라는 아버지의 말을 듣고 나서 어느 정도 마음이 안정되기는 하였으나, 말을 또 다시 보게 될 것이라고 생각했다. "나는 말을 다시 보게 될텐데, 그렇게 되면 무척 무서운 걸요."

한스는 인플렌자로 두 주일간 자리에 몸 져 누웠다. 그리고 편도선 절제 수술을 받은 후, 그의 공포증은 더욱 악화되었다. "확실한 사실은 한스는 발코니에는 나가 보지만 산책은 하지 않는답니다. 거리로 통하는 문까지 겨우 갔다가는 뛰어서 돌아옵니다."

3월 하순 한스는 아버지의 강한 설득에 따라 아버지와 동물원에 가기로 동의했다. 동물원에서는 큰 동물들은 무서워하였으나 조그만 동물들은 무서워하지 않았다. 코끼리나 기린은 보려고도 하지 않았다. "그 후, 2, 3일 동안 그의 공포는 다시 어느 정도 심해진 것 같았습니다. 점심을 먹은 뒤, 밖에 데리고 나가려 해도 현관 밖으로는 나가려 하지 않았어요."

어머니의 침대에 들어가 "안겨 자고 싶다"고 말한 한스의 소망에 대하여 아버지와 아들 사이에 많은 이야기를 나눈 것은 이 시기였다.

프로이드는 한스를 한 번 면담했다. 그 때 프로이드는 한스가 특히 무서워했던 말과 아버지와의 관계를 명백히 하고, 아버지를 무서워하는 것은 정확히 말하면 한스가 어머니를 너무 사랑하기 때문이라고 설명해 주었다.

그 후 몇 주일 동안, 한스는 어머니와 아버지가 자기를 남겨 두고 어디로 가 버리지 않을까 하는 공포를 암시했다.

몇 달이 지나, 한스의 증상은 없어지고 아버지와 가까워졌다. 프로이드는 다시 한번 한스를 만났다. 그때 한스는 "대단히 건강한 19세 젊은이" 였으며 "어떠한 장애나 억제도 없었다." 그는 지난날의 불안과 공포, 그리고 정신분석에 관해 기억하고 있지 않았다.

– 프로이드의 진단 "공포증"

참고 : 한국 문화증후군

홧병(火病) *Hwa-byung*

(출처 : DSM-IV)

홧병이라는 한국 문화증후군은 글자 뜻 그대로 영어로는 분노증후군(忿怒症候群 anger syndrome)으로 번역되며 분노의 억제로 인해서 발생하는 장애이다. 증상은 불면, 피로, 공황, 임박한 죽음에 대한 두려움, 우울한 정서, 소화불량, 식욕부진, 호흡곤란, 빈맥, 전신동통 및 상복부에 덩어리가 있는 듯한 느낌 등이다.

[학습목표]

1. 정서장애란 무엇인가를 학습한다.
2. 정서장애의 종류에 대해 학습한다.
3. 어떤 질병에서 볼 수 있는가에 대해 학습한다.
4. 고전적인 사례를 통해 정서장애를 이해한다.

[학습내용]

1. 정서장애의 정의
2. 정서장애의 종류
   1) 쾌락정서
   2) 우울정서
3. 정서장애와 연관이 있는 정신장애
4. 사례연구

5. 학습정리
6. 퀴즈
7. 참고문헌

[학습정리]

1. 감정이란 단기간에 일어나며 기분이란 장기간 지속되고 정서란 여러 가지 느낌, 기분 또는 감정의 총체적 경험을 지칭한다.
2. 정서의 종류에는 쾌락정서와 우울정서가 있으며, 기타 불안, 공황, 부적합한 정서, 정서의 부조화, 양가감정, 이인증 등이 있다.
3. 정서장애는 조울병에서 가장 두드러지고, 정신분열증, 신경증, 기타 여러 장애와 널리 연관된다.
4. 사례는 토론실에서 토론한다.

[퀴즈]

1. 기분이란 짧은 기간에 일어나는 일과성적인 강한 정서이다.

   [정답] ×

   [해설] 기분은 상당기간 지속되는 정서상태이고, 일과성적인 정서는 감정이라고 한다.

2. 불안이란 두려움이나 근심과 함께 재앙이 임박해 오고 있다는 느낌이 지속되는 경우를 말한다.

   [정답] ○

   [해설] 불안은 구체적인 대상이나 사건에 대한 정서가 아니라 막연한 정서에 해당되며, 지속적인 느낌이다.

[참고문헌]

박두병 (1997). DSM - Ⅳ 기준 정신장애 증례집. 서울: 하나의학사.

이근후 (1975). 정신의학적 인간생물학. 정신의학 강의용 교재. 비출간물.

이병윤 (1997). 정신의학사전. 서울: 일조각.

American Psychiatric Association (1995). 정신장애의 진단 및 통계편람 제4판. (이근후 외 역). 서울: 하나의학사. (원전은 1994에 출판).

Diethelm, O. (1934). The nosological position of panic reactions. *Journal of Nervous & Mental Disease. 80*:5, 610.

Frances, A., Sacks, M., & Aranoff, M. S. (1977). Depersonalization: A Self-relations perspective. *Int. J. Psychoanal. 58*, 323 - 331.

Kolb, L. C., Brodie, H. K. H.(1988). 최신 임상정신의학. (이근후 외 역). 서울: 하나의학사. (원전은 1982에 출판).

Russell, J. A. (2003). Core affect and psychological construction & emotion. *Psychological Review*, 110:1, 145 - 172.

제 9 장
의식장애
DISTURBANCES OF CONSCIOUSNESS

의식장애(意識障碍)란 무엇인가?

의식이란 개인이 자신의 언행이나 상태를 분명히 깨닫는 일체의 작용을 의미한다. 말하자면 분별하여 생각하는 마음이다.

좀 더 자세한 표현을 하자면 의식이란 외계로부터 오는 자극을 말초감각기관이 감지하여 중추신경에 전달하는 과정에서 모든 기관들이 잘 기능함으로써 외부 자극을 해석하고 판단하는 과정에 아무 지장이 없는 상태이다.

의식기능은 개인들이 그들을 둘러 싼 환경과 자신과의 관계를 정확하게 파악하고 이해하게 해 주며 환경에 적절하게 대응할 수 있도록 해 준다.

의식이 명료하다는 것은 외계로부터 오는 자극을 말초 감각기관에서 감지하여 중추신경까지 전달하는 모든 기관이 기능을 온전하게 하고 있으며, 과거의 경험에 비추어 해석하고 판단하는 과정에 아무런 지장이 없음을 의미한다(대한신경정신의학회 1997, p.182). 만약 이 과정에서 어느 한 부분이라도 장애가 있을 때는 의식장애가 나타난다.

의식을 서술적으로 표현한다면 정신이 뚜렷한 상태라든가 정신을 바짝 차리고 있는 상태라고 할 수 있다. 이를 위해서는 감각기능이 명료해야 하는데, 특수 감각기능이 온전하여 외부에서 들어오는 자극을 충분히 이해할 수 있어야한다. 자신이 처해있는 장소, 시간, 사람 및 일반 상황에 대하여 환경을 이해하고 질문을 충분히 파악하여 대답할 수 있는 상태이다.

명료한 의식에는 주의와 동시에 보다 복잡한 기능인 통각(統覺 apperception)이 필요하다. 통각(apperception)이란 외부에 어떤 자극이 있을 때 그 자극에 적극적으로 주의를 기울여 분석하고, 통합하고, 평가하여 그 자극을 받아들이는 활동을 의미한다. 다시 말하자면, 통각이란 능동적이고 주의 깊은 지각(attention) 활동을 통하여 새로운 경험을 분석하고 통합하고 평가하여 이러한 지각 경험을 자기 것으로 흡수하는 과정을 의미한다. 통각을 통하여 새로운 생각이 형성되고 과거에 획득된 친숙한 생각들과 연결됨으로써 새로운 상황과 사건 및 경험이 정확히 이해되고 파악될 수 있게 된다. 통각장애(統覺障碍 disturbances of apperception)가 있을 경우 환자는 어떤 질문이나 낯선 환경 및 경험을 이해하기 어렵다. 통각장애는 심한 집착이나 주의 장애가 있는 심인성장애는 물론 중독 상태나 기질적 장애 및 정신지체에서도 나타날 수 있다.

가장 쉬운 예로 교통사고를 당한 사람이 "무엇인가에 부딪치는 느낌을 받았는데 눈을 떠 보니 병원이었다" 란 표현을 한다면 사고를 당한 시점부터 의식을 회복할 때 까지는 [의식]을 잃은 것이다. 이와 유사한 일들은 일상생활에서도 많이 경험한다.

의식장애의 종류 (意識障碍 種類)
classification of consciousness

흔히 의식을 잃게 되면 의식장애가 있다고 표현하는데 의식을 잃게 되는 수준에 따라 그 정도를 가늠한다. 대부분의 의식장애는 뇌손상에 의해 일어난다. 드물게는 해리현상이나 히스테리성 신경증에서도 유사현상을 볼 수 있으나 엄밀하게 말하면 뇌손상에 의한 의식장애와 해리상태 또는 히스테리 신경증에서의 의식장애는 표현되는 양상이 다르다. 해리상태 또는 히스테리 신경증에서의 의식장애는 의식장애 가운데 가장 가벼운 상태이다.

의식장애 가운데 지남력 장애가 있는데, 개인이 주위를 이해하고 자신과의 관계를 정확히 파악하는 과정을 지남력이라고 한다. 지남력 장애에는 시간, 장소, 그리고 사람에 대한 지남력 장애가 있다. 대개 시간에 대한 지남력

장애가 가벼운 경우이고 장소, 사람에 대한 지남력 장애의 순서로 심각도가 나타난다.

지남력장애가 있을 때 의식의 혼돈(confusion of state) 상태이다. 의식장애 가운데 가장 가벼운 상태이다. 이런 혼돈상태는 대개 뇌의 광범위한 기능장애를 일으키는 중추신경계의 질환이나 전신적인 질환이 있는 경우에 나타난다. 드물게는 심인성 질환, 즉 심리적 원인에 의해 발생되는 전환장애와 해리장애에서 나타날 수 있다(대한신경정신의학회, 1997).

의식장애 중에는 주의력 장애(注意力 缺乏 disordered attention)로 인한 의식장애가 있다. 이를 의식의 혼돈상태(confusion state)라고 한다.

주의력이란 유기체가 유용한 자료를 얻기 위해 외부 세계를 조사하는 의식적이고 선택적인 반응으로서, 주의(attention) 과정으로 알려져 있다. 성공적으로 외부 세계를 검사하기 위해서는 어느 정도의 경계(vigilance)와 집착력(tenacity)을 필요로 한다. 주의력은 욕구와 정서와 연상에 따라 크게 영향받는다. 감정과 태도는 연상(association)을 통해 직접적으로나 간접적으로 주의과정에 영향을 미친다. 피로나 중독 상태 및 기질적 장애도 경계와 집착력에 크게 변화를 가져옴으로써 주의력에 영향을 미친다. 독성 요소나 기질적 요소도 연상과정을 방해하여 주의력을 저하시킨다. 정신 지체에서 볼 수 있는 주의력 결손은 사고 연상의 빈곤에 의해 발생된다. 정상인들이라 할지라도 내적 동기나 정서적 요인이 없는 경우에는 검사를 위해 제시된 사물에 매우 빈약한 주의력을 보이기도 한다. 검사를 하는 동안 주의력을 충분히 유지할 수 없는 경우를 주의산만증(注意散漫症 distractibility)이라고 한다. 이 경우 연속적으로 유입되는 자극이나 비정상적으로 변화되는 정서상태 때문에 주의과정이 산만해짐으로써 정상적인 주의 집착력이 결핍된다. 이와 반대로 심한 우울상태는 지나친 주의 집착력을 야기시킨다. 따라서 어떤 자극이나 경험에 의해서도 환자의 우울한 사고 내용과 관련이 없거나 조화되지 않는 다른 생각이나 대상에게로는 주의가 돌려질 수 없게 된다. 무감동한 정신분열증에서 볼 수 있는 감정의 결손 상태는 주의력을 현저히 감소시킨다.

앞에서 언급한 대로 의식은 주위 환경을 자각하는 정도에 비례한다. 따라서 의식기능 장애의 정도는 미래 손상의 심각도를 예측하게 해준다고 말할 수 있다.

의식장애는 가벼운 싱태로부터 심한 상태에 이르기까지 나타는데, 의식의 혼돈, 의식의 혼탁, 의식의 몽환상태, 의식의 혼미, 의식의 혼수상태로 이어진다. 즉 의식의 혼돈 상태가 가장 가벼운 의식장애 상태이고 이어서 의식의 혼탁, 몽환, 혼미, 혼수상태로 의식 장애의 정도가 심해진다.

의식의 혼돈 *Confusion of Consciousness*

앞서 설명된 바와 같이 의식장애의 가장 가벼운 상태가 의식의 혼돈 상태이다. 의식은 혼돈 상태는 앞서 187쪽에 의식의 혼돈상태(confusion state)에서 설명되고 있다. 다시 설명한다면 의식은 혼돈상태는 지남력 장애가 있거나 주의력 장애가 있는 상태이다. 즉 시간, 장소, 사람에 대한 지남력 장애가 있는데 지금이 며칠인지를 잘 모른다거나 현재 있는 곳이 어디인지 잘 모르거나 상대방이 누구인지를 잘 모르는 경우이다. 또한 의식의 혼돈상태는 주의력 장애로 인해서 나타난다. 즉 주의과정이 산만해지거나 정상적인 주의집중이 저하되는 상태로 나타난다.

의식의 혼탁(意識混濁) *Clouding of Consciousness*

의식의 혼탁은 대체로 대뇌의 연상 구조에 기능적 손상을 초래하는 신경화학적 장애 때문에 일어나는 증상으로서 의식이 명료하지 못한 상태에서 발생된다. 의식이 혼탁한 상태에서는 평상시 명료한 지각을 일으킬 수 있는 감각 자극으로는 지각이 일어나지 않는다. 의식의 혼탁상태에서는 빠르고 분명하게 생각하고, 자극을 지각하여 반응을 보이고, 기억할 수 있는 능력이 손상된다. 환자에게 어떤 질문을 이해시키려면 환자를 흔들어 본다거나 커다랗게 소리치며 물어 본다거나 몇 번에 걸쳐 반복해야만 충분히 이해하여 대답할 수 있게 된다. 주의력이 산만해지고 주위 환경에 대한 이해는 불완전하고 부정확해진다. 이런 증상은 일반병원에서 감염성 질환이나 대뇌의 대사과정이나 산소공급 과정에 손상이 있는 질환을 앓는 환자에서 흔히 볼 수 있다. 의식의 혼탁은 해리반응 같은 심인성 질환에서도 볼 수 있다.

의식의 몽환상태(夢幻狀態 또는 昏迷狀態)
Dream states, Trance-stupor state

의식혼탁의 한 형태로서 몽환상태(dream trance) 또는 몽롱상태 (朦朧狀態 twilight state)가 있다. 이 상태는 의식의 혼탁상태와는 다르게 기질적 상태에서 생기는 것이 아니라 정서적 요인이나 다른 심인성 요인에 의해서 나타난다. 대체로 의식은 손상되며 때로 의식의 혼탁이나 착란을 보이는 경우 환자는 자신의 현실적인 환경을 깨닫지 못한다. 환시나 환청도 있을 수 있으며 환자는 그 내용에 대한 반응으로 도망가거나 폭력을 휘두르는 등의 행동을 취하기도 한다. 이러한 몽환상태는 몇 분 동안 또는 며칠 동안 지속될 수 있다.

정상적인 의식이 돌아오면 환자는 몽롱상태에서 마치 꿈 꾼 것처럼 느끼고 그 동안에 있었던 일은 거의 기억해 내지 못한다. 그러한 몽환상태는 해리반응과 간질에서 대부분 일어난다. 해리반응은 불쾌한 현실로부터의 도피나 좌절된 소망을 충족시키려는 목적이 있다. 간질성 몽환상태도 있는데,

간질성 몽환상태에서의 행동도 심층의 무의식적 요소 때문에 발생된다. 즉 무의식적 소망을 성취하려는 목적에 따라 일어난다.

표면적으로 나타나는 양상은 정신분열증과 유사하지만, 사고장애와 정서장애, 지각장애를 나타내는 동시에 특이하게 꿈을 꾸고 있는 것 같은 의식장애를 드러낸다는 점에서 몽환상태라고 이름 붙였다.

섬망(譫妄) *Delirium*

섬망의 임상 양상은 쉐익스피어의 극 〈헨리 5세〉에 나오는 등장인물 Falstaff 의 죽음에서 잘 묘사되어 있다.

> "그는 종이를 만지작거리고, 꽃을 갖고 놀면서 자신의 손 끝을 바라보고 웃음 짓고 있었는데, 이런 모습을 보면서 나는 알아 차렸다. 그가 그렇게 하는 이유는 그의 코가 동물과 새의 코처럼 예리하기 때문이라는 것을." (Henry 5세 2막 3장에 나오는 장면) (Kolb & Brodie, 1982, p.141).

섬망이란 의식장애 외의 여러 증상이 복합되어 있는 상태로서 급성 뇌증후군(急性腦症候群 acute brain syndrome)으로 불리워지기도 한다.

이 증후군은 보통 갑자기 발병하여 급성 경과를 밟으며, 의식의 혼탁과 당혹, 안절부절, 착란, 지남력장애, 지리멸렬하거나 꿈같은 생각, 착각과 환각, 근심이나 공포 등의 증상을 보인다. 이 상태는 보통 대뇌기능의 손상으로 인해 대뇌부전증이 일어나는 열성 전염병, 독성상태, 대사장애(요독증, 펠라그라, 악성빈혈 등), 심부전증, 두부외상 등에서 일어난다.

개인에 따라 다른 사람보다 섬망이 잘 일어나는 경우가 있다. 이러한 경우에는 선천적으로 독성 물질에 대한 뇌의 감수성이 높거나 혈액 - 뇌척수액

장벽의 저항이 약하기 때문이다. 한편으로는 인격의 통합상태와 안정 상태에 의해 영향 받기도 한다.

섬망 상태에서는 대부분 뇌파에서의 변화를 볼 수 있다. 일반적으로 의식장애 정도가 심할수록 서파[8]가 많이 나타난다. 뇌파의 변화는 임상적으로 섬망의 회복에 따라 복구된다.

섬망은 대체로 일상적인 감각유입이 감소되는 밤에 더 심해지며, 때로는 밤에만 섬망이 나타나고 낮에는 거의 정상적인 경우도 있다. 가장 흔한 전구증상으로는 졸음과 불안정한 수면, 이해 곤란 및 주의력 저하 등이 있다. 아주 가벼운 경우에는 환자는 단지 멍해 보이고 동작이 느리며 무슨 일이 일어나는지 정확히 알지 못한다. 환자는 약간 헤매는 것 같지만 질문을 받으면 또렷해진다. 주의력은 손상되고 추상적인 사고능력도 저하된다. 환자는 대체로 집중력이나 계속적인 주의력을 필요로 하는 100에서부터 계속 7을 빼가는 검사를 해내기가 힘들다. 섬망이 더 심해짐에 따라 환자는 멍청해지고 당황해지며 가족도 알아보기 힘들어진다.

주요 증상으로는 현실 파악이나 현실지각 및 지남력과 의식 장애가 있다. 의식 상태와 지남력의 동요가 심하다는 것은 섬망의 가능성을 시사해 준다. 이성을 되찾는 순간 곧 이성을 잃게 된다. 의식의 혼탁이 심했던 경우 환자는 회복 후 섬망 기간 동안 발생된 의식의 동요에 따라 기억이 단편적으로 회상된다.

임상적으로 다른 양상이 나타날 수도 있다. 예를 들어 비교적 조용하다가

---

8) 서파 : 뇌파검사는 대뇌피질의 가장 바깥층에 있는 신경세포에서 나오는 전기적 활동으로 두피에 붙인 전극을 통해 그 부위의 피질 신경세포에서 나오는 전기적 활동을 측정한다. 뇌파기록 상에서 보이는 파형의 주파수는 델타파(delta파)는 4Hz, 서파(theta파)는 4-8Hz, 알파파(alpha파)는 8-13Hz, 베타파(beta파)는 13Hz 이상으로 나타난다. 서파(theta파)는 뇌파에 있어서 4Hz 이상 8Hz 미만의 주파수를 가진 파(波)이다. 각성상태에 있는 정상 성인에 있어서 서파는 거의 볼 수 없으나 연소자나 노령자에서는 나타나는 경우가 있다. 또 정상성인에서도 수면시에는 서파가 출현한다.

갑자기 안절부절하거나 충동적으로 행동하는 경우도 있다. 환자의 기분은 갑자기 변해 버리고, 의심, 당황, 신경질, 걱정, 공포 등을 보이고 공황상태에 이르기도 한다. 무서운 꿈과 공상을 경험하거나 착각과 환각도 발생되는데, 착각이 더 많이 나타난다. 환시가 환청보다 더 빈번하게 일어나며 처음에는 윤곽이 불분명한 그림자 같은 방식으로 발생된다. 사고 내용과 환각의 내용은 섬망의 원인이 되는 신체 질환의 성격보다는 환자의 인격문제라든가 인격성향 또는 환자의 이전 경험에 의해 좌우된다. 운동장해도 나타나며 경미한 경우에는 글을 쓸 때 손이 떨리는 정도이지만 더 심한 경우에는 무엇을 쥐어뜯거나 붙잡거나 더듬거린다. 행동은 가벼운 불안정 상태에서부터 심하게 걷잡을 수 없는 행동과다 증상을 보이기까지 다양하다.

섬망이 한 달 이상 계속되는 경우는 거의 없으며 전염성 질환일 경우에는 원래의 1차적 질환이 치유되고 나면 섬망은 자연적으로 사라진다. 증상이 사라진 후 곧 다시 섬망이 나타나는 경우는 이전 섬망과 그 내용이나 경과가 비슷하다. 회복된 환자는 자신의 환각과 다른 섬망 경험을 마치 꿈을 꾼 듯이 설명한다.

섬망증후군이 전염성질환의 발열기간에 많이 일어나긴 하지만 반드시 전염성 질환에서만 나타나는 것은 아니다. 독성 섬망상태는 노인의 경우 여러 신체질환에서 나타날 수 있다. 수술 후의 정신증은 연소자보다는 노인층에서 많으며 독성 소모성상태나 전염성 질환상태와 비슷한 섬망양상을 보인다. 산후 정신증은 그 증상이 근본적으로는 정서장애나 정신분열성 장애의 양상을 보이지만, 초기에는 섬망의 특징을 보인다. 브로마이드(bromide)제제나 기타 다른 약물을 과잉 사용한 경우에도 섬망 반응이 나타난다.

혼미(昏迷) *Stupor*

혼미란 환자가 아무런 움직임이 없이 말도 안하는 상태이지만, 의식은 비교적 유지하고 있다. 안구운동과 호흡은 유지된다. 안구운동은 비교적 목적의식에 따라 움직인다. 혼미상태 후에 완전 기억상실이 되는 경우도 있지만 대개는 기억해낸다. 혼미는 수면이나 혼수상태에서의 의식상실, 기질적 운동마비와는 구별된다.

혼미는 독성상태, 기질적 뇌질환, 심한 무감동 상태, 심한 우울증, 연상의 단절(blocking), 간질 및 해리 반응으로부터 심한 두려움에 이르기까지 신체질환 및 정신질환 모두에서 나타날 수 있다. 독성에 의한 기질적 혼미상태이든 심인성 혼미상태이든 환자는 움직이지 않는다. 독성에 의한 기질적 혼미상태에서는 의식적인 사고과정이 정지되고, 긴장성 혼미상태에서는 실제로 의식의 정지는 없지만 자폐적인 생각에 지나치게 사로잡혀 현실감을 상실한다. 혼미상태에서 갑작스런 충동적이고 과격한 행동으로의 변화는 심인성 혼미에서만 볼 수 있다.

[정신의학사전]에 의하면 혼미는 다음과 같이 정의되고 있다(이병윤, 1997). 거의 반응이 없고 또 움직임이 없는 정신상태를 말한다. 중독상태, 뇌질환 그리고 간질 등과 같은 기질적 혼미상태서는 의식적 사고과정과 주위환경에 대한 인식이 전적으로 정지된다. 긴장성 혼미와 우울성 혼미와 같은 기능성 혼미는 말이 없고 움직임이 없지만 의식 또는 감각의 상실은 나타나지 않는다.

혼수 (昏睡) *Coma*

의식장애 가운데 가장 심각한 상태가 혼수상태이다. 의식장애의 정도가 매우 심해서 자극에 대한 반응이 거의 없거나 전혀 없고 모든 반응이 소실되고 자발적인 수의운동이 소실된다. 이런 상태는 우선적으로 뇌손상, 뇌종양, 뇌염, 뇌출혈, 뇌경색, 당뇨, 약물중독 등에서 나타난다. 혼수 다음으로 깊은 의식장애는 죽음이다.

의식장애와 연관이 있는 정신장애

의식장애는 기본적으로 기질성 질환에서 볼 수 있다. 기질성 질환 가운데 특히 뇌질환이나 대사성 장애 등에서 볼 수 있고 드물기는 하지만 기능성 장애 즉 심인성 정신장애에서도 볼 수 있다.

사례연구 1

본드를 흡입하다

(출처 : 정신장애 증례집)

22세 남자 환자가 혼자 앉아서 실실 웃고, 마치 사람에게 말하듯이 벽에게 대화를 건네고 이따금씩 넋이 빠진 사람같이 멍해져서 말을 건네도 알아듣지 못하며 어두운 방에서 혼자 누워있는 시간이 길어져서 정신과에 내원했다.

환자는 1남 3녀 중 막내로 초등학교 2학년 때 부모님을 교통사고로 한꺼번에 여의고 유흥업소를 경영하는 외삼촌댁에서 셋째 누나와 같이 자랐는데 얌전하고, 내성적이어서 하고 싶은 말도 못하고 참는 편이었으며, 친구는 몇 있었지만 대인관계에서는 소극적인 편이었다. 학교 공부에도 재미를 붙이지 못해 성적은 하위권이었지만 얌전하게 별 문제없이 지냈으며, 착하다고 주위 어른들에게 칭찬을 들을 정도였다.

학교에서 수업이 끝나면 일찍 집에 와서 혼자 지내거나 업소 누나들과 어울리며 지냈는데 14세 때 특히 친하게 지내던 누나로부터 본드를 배웠고, 흡입을 하고 나면 답답하던 마음이 가라앉고 긴장이 풀리는 것 같아 습관적으로 흡입해왔다.

이런 행동을 외숙모에게 들키게 되고 외삼촌에게서도 꾸중을 많이 들었지만 이후에도 본드를 몰래 계속 흡입해왔으며, 본드를 끊게 하기 위해 정신병원에 3차례, 치료보호 감호소에 6차례 입원했었지만 퇴원하면 1주일도 버티지 못하고 다시 시작하곤 했다.

주위에서는 본드를 끊게 하기 위해 술과 담배를 권했지만 술은 몸이 받지 않는다며 잘 마시지 않았고, 담배는 마음이 가라앉는 정도가 약하다며 본드를 끊지 못했다.

입원해서 시행한 뇌 자기 공명 촬영 소견에서 미만성 뇌위축을 보였으며 뇌파에서도 가벼운 수준의 이상이 나타났다. 간 기능검사, 일반 혈액검사, 요검사, 심전도, 가슴사진 등에서는 정상이었다. 환자는 환청과 환시에 대해 부인하고 가끔 멍해질 때가 있다고 보고했으며, 불면과 불안, 다른 사람에게 추적 당하는 기분이 들 때가 있다는 피해망상을 보였다.

할로페리돌(haloperidol)을 투여하고 1주가 지나면서 조금씩 호전되었으며 4주가 지나서 정신증적인 증상은 완전히 회복되었지만 깜박깜박 잘 잊어버린다며 기억에 장애를 호소했으며 전반적으로 경도의 인지장애를 보였다.

[학습목표]

1. 의식장애란 무엇인가를 학습한다.
2. 의식장애의 종류에 대해 학습한다.
3. 의식장애가 어떤 질병에서 볼 수 있는가에 대해 학습한다.
4. 고전적인 사례를 통해 의식장애를 이해하는 학습을 한다.

[학습내용]

1. 의식장애의 정의
2. 의식장애의 종류
3. 의식장애와 연관이 있는 정신장애
4. 사례연구
5. 학습정리
6. 퀴즈

7. 생각해보기
8. 참고문헌

[학습정리]

1. 의식이란 외계로부터 오는 자극을 말초감각기관이 감지하여 중추신경으로 전달하는 과정에서 모든 기관들이 잘 기능함으로써 외부자극을 해석하고 판단하는 과정에서 아무 지장이 없음을 말한다. 여기에 이상이 있으면 의식장애라고 한다.
2. 의식장애의 종류는 그 정도에 따라서 의식혼돈, 의식혼탁, 몽환상태, 섬망, 혼미, 그리고 혼수상태로 분류된다.
3. 의식장애는 주로 뇌증후군과 연관이 있지만 일부 의식장애는 심리적 요인에 의해 발생되기도 한다.
4. 사례는 토론실에서 토론에 참여한다.

[퀴즈]

1. 의식장애는 뇌와 연관된 경우가 많으며, 뇌증후군에서만 일어난다.
   [정답] ×
   [해설] 주로 뇌증후군에서 일어나지만 해리반응 등 신경증의 일부에서도 일어난다.
2. 의식장애 중 가장 심각한 상태는 혼수상태이다.
   [정답] ○

[생각해 보기]

- 인간의 의식이란 여러 가지의 망상, 욕망, 의도가 혼연히 잡거하고 있는

상태이며, 몽상의 단지이며 부끄러워해야할 사고의 소굴이다. (빅토르 위고).

- 우리가 약화된 자아를 강화하는 방법은 환자의 자기의식을 확대하도록 한다는 것이다. (지그문트 프로이드).

[참고문헌]

대한신경정신의학회 (1997). 신경정신과학. 서울 : 하나의학사

박두병 (1997). DSM - Ⅳ 기준 정신장애 증례집. 서울: 하나의학사.

이근후 (1975). 정신의학적 인간생물학. 정신의학강의용 교재. 비출간물.

이병윤 (1997). 정신의학사전. 서울: 일조각.

American Psychiatric Association (1995). 정신장애의 진단 및 통계편람 제4판. (이근후 외 역). 서울: 하나의학사. (원전은 1994에 출판).

Kolb, L. C., Brodie, H. K. H. (1982). *Moderm Clinical Psychiatry* (10th ed.). Philadelphia: W. B. SAUNDERS COMPANY.

제 10 장
기억장애
DISORDERS OF MEMORY

기억장애란 무엇인가 (記憶障碍) *Memory disorder*

획득된 정보를 주의 깊은 관찰을 통하여 의식 속에 저장하였다가 이후에 의식수준으로 다시 불러내는 일련의 과정을 기억(記憶 memory)이라고 한다.

기억이란 서술적으로 설명해보면, 정신적 인상(mental impression)을 감지하여 등록하는 단계(登錄 registration), 등록된 인상을 보존(保存 retention)하고 보관하는 단계, 그러한 인상을 재생 또는 상기(再生 recall)해내는 세 가지 과정으로 구별된다.

또한 기억 시기에 따라 최초의 기억 또는 과거의 기억으로 나눌 수 있다. 기억의 저장 유형에 따라 3가지 유형의 기억으로 구별된다(Hill, 1998).

첫째는 감각 기억(sensory memory)으로 감각기관에 정보가 등록된다. 감각기관은 외부 세계에 대한 정보를 1초 미만으로 저장할 수 있는 제한된 능력을 갖고 있다. 구체적으로 설명한다면, 시각적 조직(visual system)은 자극의 모양이나 크기, 색채, 위치 등을 중심으로 기억하는 상(像) 기억 (iconic memory)을 담당하고 - 자극의 의미를 다루지는 않는다 -, 청각적 조직(hearing system)은 청각적 자극을 중심으로 소리 기억 (echoic memory)을 담당한다.

둘째 단기기억(short term memory : STM)이 있는데, 앞서 설명된 1초 미만의 짧은 시간 동안 감각기억에 주의(attention)를 기울이는 상태에서 선택된 정보가 단기기억으로 넘어가게 된다. 단기 기억은 정보를 반복적으로 암송하지 않으면 대략 15초부터 30초 동안 보존되는 기억으로 알려져 있다(Perterson, & Peterson, 1959). 일반적으로는 단기기억은 1분 이내의 짧은 시간동안 정보가 저장되는 기억으로 알려져 있다. 단기 기억은 정보를 사용할 수 있을 만큼 보유된다. 예컨대 전화번호를 보고 난 다음 전화를 거는 동안 저장되는 기억이다. 한편 단기기억으로 다루어질 수 있는 정보의 량은 7±2 만큼의 정보 자극을 다룰 수 있는 것으로 알려지고 있다. 대부분의 단기기억은 음성적으로 부호화되어서 저장된다(acoustically encode)한다.

셋째 장기기억(long term memory)은 정보(information)나 기술(skill)이 몇분으로부터 평생 동안에 이르기까지 저장 될 수 있는 기억이다. 장기기억은 경우에 따라서는 거의 무제한적으로 정보 용량을 보유할 수 있는 능력을 갖고 있는 것으로 보여진다. 장기기억에 보전되는 정보는 의미를 중심으로 보존되는 의미 기억(semantic memory)과 더불어 과정적 기술이나 이미지(像)를 중심으로 저장되기도 한다.

이미 설명한 대로 장기기억 과정에 필요한 영구적인 등록에는 뇌 안의 복잡한 전기화학적 과정이 관여된다고 알려지고 있다. 기억은 각자의 경험에 따라 최소의 노력으로 최대의 이득을 얻을 수 있도록 추진되는 경향이 있다. 이상심리에 대한 조사 결과를 보면 기억력은 정서에 의해 영향 받으며 각자의 감정적 욕구에 따라 기억에 변화가 올 수 있다.

망각 역시 기억 형성 과정의 결과로 생각될 수 있으므로 어떤 의도적인 면이 있다고 할 수 있다. 여러 감각 인상 중 일부는 일반화되고 일부는 부수적인 것으로 되고 일부는 개념화되어 보다 큰 정보창고 내지는 기억창고를 보유하게 되고 때로는 효율적인 기억을 위하여 농축, 융합되기도 한다. 등록된 모든 것은 뇌구조나 뇌기능의 손상이 없는 한 기억으로 남는다고 믿어진다. 그러나 감각 인상 중 상당 부분은 뇌에 기록되지 않는다. 즉 영구기억으로 보존되지 않는다. 심리적으로 볼 때 억압된 기억은 망각되는 것이 아니라 억압적 정서상태가 풀리게 되면 억압되었던 기억은 다시 되살아난다. 대체로 망각은 기억의 재조직화 기능이라고 생각된다. 새로 기록된 경험이 이미 저장되어 있는 기억을 재조직화 하는 것이다.

기억장애는 기억과다(記憶過多 hypermnesia), 기억상실(記憶喪失 amnesia), 기억왜곡(記憶歪曲 paramnesia) 등 세 가지가 있다. 기억과다는 지나치게 기억이 저장되어 과도하게 회상되는 경우이다.

기억과다와 기억왜곡이 함께 있는 경우는 기억상실 작화 증후군(作話症症候群 amnestic - confabulatory syndrome)이라고 한다.

기억장애의 종류

기억과다 (記憶過多) *Hypermnesia*

기억과다는 가벼운 조증상태나 편집증 및 긴장증에서 볼 수 있다. 지나치게, 자세하게, 과다하게 기억할 수 있는 부분은 매우 강한 정서와 결부되어 있는 특정 사건과 경험, 혹은 특정 기간과 관련된 것이다. 감정적 색채를 담고 있는 사건에 대한 인상은 보통의 사건보다는 더 많이 등록되며 그 결과 환자는 그 사건에 대해 생생하고 자세하게 기억하게 된다.

기억상실 (記憶喪失) *Amnesia*

기억상실은 기질적 요소나 심인성 요소에 의하여 일어날 수 있다.

- 기질적 기억상실(器質的 記憶喪失) *organic amnesia*은 생화학적 변성(altermation), 외상, 퇴행성 변화에 의한 신경계의 생물학적 손상이 신경조직의 연결을 손상시킴으로써 발생된다. 외상이나 퇴행성 변화로 인한 기질성 기억상실은 기억의 등록과 보유기능의 손상, 특히 보유기능의 손상 때문에 온다.

• 심인성 기억상실(心因性 記憶喪失) *psychogenic amnesia*은 심리적 원인으로 인해 기억의 재생기능이 억제된다. 엄격한 의미에서 심인성 기억상실에서의 망각은 피동적인 기억상실이 아니다. 기억이 상실된다는 것은 견딜 수 없이 괴롭고 불안한 경험에 대한 능동적인 방어이다. 심인성 기억상실은 견디기 힘든 경험에 대한 기억이나 기억하고 난 후의 결과에 대한 도피이다. 불안이 심한 경우 해리반응이 일어나 둔주상태나 자동증 상태가 일어남으로써 환자는 자신의 과거 경험과 정체감에 대한 기억을 망각하게 된다. 이러한 도피에 의해 증상은 문제를 해결해 주는 해결책이라고 여겨지는 결과를 가져다 주는데, 환자는 이에 대해 자각하지 못한다.

심인성 기억상실에서 흔히 볼 수 있는 것은 계획했던 일을 "잊어버리는(妄覺 froget)" 것이다. 이러한 망각현상은 개인의 소망에 갈등이 뒤따르기 때문이다. 미리 계획한 일이나 약속을 잊어버리는 경우는 무의식적 소망이나 관심에 갈등이 있기 때문이다.

기질성 기억장애와 심인성 기억장애의 감별 진단은 중요하다.

이 두 가지를 감별하려면 정신과의사는 기억장애가 발생되는 원인을 밝혀야 한다. 때로는 그 원인이 명백하지만 원인 파악이 힘들 경우에는 심인성 기억상실이라고 진단하기에 앞서 정확한 병력조사를 하여야 하며, 철저한 신경계학적 검사(neuropsychological test)를 하여야 한다. 심인성이라고 진단을 내릴 경우 기억상실을 일으킬만한 심리적 요인이 선행되고 있었는지가 밝혀져야만 한다.

의식장애와 지적 기능의 손상이 없는 경우 기억상실은 심인성 원인일 가능성이 있다.

• 선택적 기억상실(選擇的 記憶喪失) *selective amnesia* 이란 불쾌한 사건이

나 주제에 대해서만 선택적으로 망각하는 경우로서 심인성으로 인해 발생된다.

심인성 기억상실에서는 갑작스럽게, 완전하게 기억이 회복되는 경우가 흔하며, 기질성 기억상실의 경우는 기억이 회복되지 않는다. 기질성 원인인 경우에는 기억의 회복이 서서히 일어나며 불완전하게 기억이 회복된다. 단편적인 기억상실이나 개인에게 별로 중요하지 않은 경험에 대한 산발적인 기억상실은 진행성 마비나 노인성 치매에서 볼 수 있는 기질적 기억상실에서 나타난다.

한정된 기간에 대한 기억상실은 심인성일 수도 있고, 기질성일 수도 있다. 최근 사건과 과거 사건 모두에 대한 전반적인 기억상실은 뇌의 기질성 질환 때문에 온다. 의식의 착란(confusion)기간 동안에 일어난 독립적인 사건에 대한 단편적인 기억상실은 섬망 상태에서 자주 볼 수 있다. 특히 뇌손상에 의한 기질성 기억상실 후에 심인성 기억상실이 뒤따라 올 수도 있고 함께 일어날 수도 있다.

근래에는 기억상실을 일시적 기억상실과 영구적 기억상실로 나누기도 한다. 의식의 섬망상태(delirium)에서 약물이나 독성상태로 인한 급성 뇌부전증에 수반되는 기억 상실은 대체로 일과성적인 기억상실이다.

뇌기능의 진행성 손상의 결과로 나타나는 기억상실은 영구적인 것으로서 치매(癡呆 dementias)라고 한다.

• 전진성 기억상실(前進性 記憶喪失) *anterograde amnesia*은 의식을 회복하고 주위 환경과의 접촉을 되찾은 이후부터 경험한 사건에 대하여 기억상실이 나타나는 경우이다. 전진성 기억상실은 머리를 심하게 맞은 권투선수에게서 볼 수 있다. 이런 경우 머리에 충격을 받고도 겉으로 보기에는 정상적

으로 계속 시합을 한다. 그러나 나중에 돌이켜 생각해 보면 본인은 충격을 받은 이후부터 어떻게 싸웠는지 또는 자신이 무엇을 했는지 기억 결손을 보인다.

• 역행성 기억상실(逆行性 記憶喪失) *retrograde amnesia* 에서는 기억상실이 일어나기 이전의 사건에 대해 기억상실이 일어난다. 머리에 외상을 입은 경우 의식 상실이 일어난 시점 이전에 경험했던 사건들을 기억하지 못하는 역행성 기억상실이 나타난다. 자살하려고 목을 매거나 가스를 마심으로써 뇌기능에 기질적 장애가 초래되는 경우나 간질발작 같은 경우에서도 올 수 있다. 전기 충격치료 후에도 올 수 있다.

역행성 기억상실의 회복은 손상을 받은 시기와 가장 가까운 시점의 기억이 가장 나중에 돌아온다. 알콜중독과 관련 있는 코르사코프증후군(Korsakoff' s Syndrome) 정신증에서는 역행성 기억상실과 전진성 기억상실이 모두 나타난다. 역행성 기억상실은 심인성 원인으로도 올 수 있으며 장시간에 걸쳐 기억상실이 나타나는 것으로 알려져 있다. 심인성으로 발생되는 역행성 기억상실의 경우 경험은 등록되지만 사고의 연상과정에서 저장된 내용이 상기되지 못함으로써 기억상실이 일어난다. 이런 경우 망각된 내용과 연관되는 감정 반응과 함께 기억이 재생될 수 있다.

외과적 수술로 인해 측두엽의 내측면에 좌우 양측성 손상이 있는 경우 특히 해마에 손상을 받을 때 기억의 보유능력에 손상이 일어나는 기억장애가 온다. 그러한 외과적 수술 후에는 전진성 기억상실 및 역행성 기억상실 모두를 볼 수 있으며 초기의 기억은 영향 받지 않고 보존된다.

• 기억왜곡(記憶歪曲) *Paramnesia* 기억왜곡 또는 기억의 곡해는 견딜 수 없

는 불안을 막아준다. 작화증 (作話症 confabulation)의 경우 환자가 자신의 기억결손을 근거 없는 이야기로 메우려 하며 허구적인 내용을 실제로 있었던 사실인냥 믿는다. 이러한 허구적인 내용은 수시로 바뀌며 환자와 관계있는 사람에 의해 방향이 달라지기도 하고 타인의 암시를 받아 기억왜곡이 나타나기도 한다. 기억왜곡은 노인성 정신증에서 볼 수 있으며 Korsakoff 증후군에서 특히 두드러지게 나타난다.(Korsakoff 정신병은 주로 알코올 중독자에서 발생하지만 때로는 뇌외상, 중독, 감염, 뇌종양 등에서도 나타난다. 주요 증상은 작화증, 전향성 건망증, 착란, 지남력장애, 다발성 신경염 등이 나타난다)

• 회고성 곡해 (回顧性 曲解) *retrospective falsification*는 기억착각이라고도 하며 정서적 욕구에 의해 발생되며, 작화증과는 또 다른 심리적 의미를 지니고 있다. 보통 우리는 자신의 정서적 욕구에 적합하도록 사실을 각색하거나 무의식적으로 자신의 관심에 맞은 기억만을 골라 기억하려는 경향이 있다. 어떤 사건이나 경험을 같이 겪은 두 사람이 서로 다른 감정적 태도를 가졌을 경우 두 사람이 경험한 동일한 상황에 대한 설명은 매우 다를 수 있다. 두 사람 모두 정직하게 얘기하는데도 차이가 나는 것은 서로 자신의 감정적 욕구에 맞추어 기억하고 자신의 정서와 맞지 않는 부분을 잊어버리기 때문이다. 편집성 정신병에서 이러한 경향성이 과장되는 것을 볼 수 있다. 환자는 사건을 잘못 해석하고 망상에 맞도록 상상적인 내용을 덧붙이거나 전혀 근거 없는 경험까지 연관지우기도 한다. 이러한 기억왜곡은 개인의 정서적 욕구로 인해 나타나는 망상을 뒷받침할 수 있는 근거가 된다.

방어적인 재생(회상)왜곡은 위험을 피하도록 해주며 자존심을 높여준다. 환자들이 말하는 어린 시절에 대한 기억 속에 이러한 왜곡을 볼 수 있다. 그러한 어린 시절의 기억이 왜곡되었든지 왜곡되지 않았든지 간에 최초의 꿈이나 반복되는 꿈만큼이나 어릴 때의 기억은 그 자체로 주목받을 가치가 있다. 정신증 환자의 어린 시절의 기억은 길을 잃었다거나 죽음의 위협을 받았다거나 등등, 개인이 상황을 조절할 수 없었다는 내용이 많다. 신경증환자의 경우는 자아상에 대한 기억 내용이 많다. 정신증 환자에서의 병과 죽음에 대한 기억은 무시 받았던 경험에 대한 기억이며 신경증환자에서의 기억은 지나친 의존에 대한 기억이라고 할 수 있다.

• 기시감 (旣視感) *Deja vu* 는 기억착각의 일종으로, 처음 겪은 상황에 대해 낯익은 느낌을 느끼는 현상으로 경험된다. 예를 들면 이전에 한 번도 본 적이 없는 경치가 이전에 본 적이 있는 것 같고, 한 번도 살아 본 적이 없는데도 마치 살아 봤던 것 같고, 한 번도 경험한 적이 없는데도 그 전에 경험했던 것 같은 느낌이 든다. 기시감은 특정 경험이나 사건과 현재의 상황이 어떤 관련성이 있을 때 생긴다.

이 현상에 대하여는 여러 가지 해석을 할 수 있지만, 망각된 경험이 심리적 갈등의 주제와 관련되거나 억압의 결과로서 발생된다고 설명될 수 있다. 여러 가지 정신역동적인 설명이 가능하다. 예를 들어 반복하고픈 욕구가 있어서 갈등을 해결할 기회를 다시 한번 갖게 된다면 그 결과로서 소망과 일치되는 결과를 얻게 될 수 있다는 희망을 갖는다는 것이다. 부연 설명하자면, 지금까지는 억압을 통해 마치 존재하지 않는 냥 다루어 왔던, 불안을 자극하는 소망이나 공상을 상징하는 상황에 직면하게 되면, 데쟈뷰가 일어나게 되는데, 이런 상황은 지금까지는 억압해왔던 소망이나 공상이 다시 의식수준에 떠오르도록 자극하게 된다. 한편으로는 개인이 억압해왔던 소망이나 공상을 현재 상황에 투사하는 경우도 있는데, 그 결과 억압이 유지되게 된다. 그럼으로써 억압상태가 계속된다. 이 현상은 정상인 특히 백일몽에 사로잡히는 젊은 사람들에서도 일어날 수 있다.

• 미시감(未視感) *jamais vu* 현상에서는 실제로 경험했던 상황이 생소하게 느껴진다. 이 현상은 정신분열증, 정신신경증, 간질 등의 측두엽 손상 및 피로 또는 중독 상태에서 볼 수 있다.

• 증상적 행동(症狀的 行動) *symptomatic acts* 대뇌피질에서의 구조적 변화나 독성적 변화가 없는 상태에서 일어나는 기억장애는 우연적인 현상이 아니며, 선택적이고 목적적인 현상이다. 이러한 경우 기억손상은 개인의 자존심을 높여주고 안정감을 회복시켜주는 기능을 한다.

Freud나 Brill등의 관찰에 의하면 단어를 잘못 사용한다거나 자신의 뜻과는 반대되는 말이나 행동을 하는 실언이나 실수, 의식수준에서는 가치가 있다고 생각한 물건을 잃어버리거나 부숴버리거나, 가벼운 건망증이나 우연이라고 여겨지는 일상생활에서의 실수 등은 무의식적인 동기 때문에 발생된다는 것이다. 이렇게 뚜렷한 동기가 없는 실수 행위도 억압과 관계있는 다른 증상과 같은 것이며 이러한 점에서 증상적 행동(symptomatic acts)이라고 한다.

치매(癡呆) *dementia*

장기간의 중독이나 영양실조로 인해 대뇌피질 신경체계에 구조적인 손상이나 변성이 생김으로써 그 결과 발생되는 지적 기능이 영구적으로, 비가역적으로 상실되는 경우, 치매라고 한다. 치매 정도가 가벼운 경우는 자기 비판적으로 되고, 분별력이 약화되고 미묘한 도덕적인 문제를 판단하는데 손상이 오며, 추상적 사고가 요구되는 작업은 할 수 없게 된다.

치매가 진행되면서 점차 자발성이 없어지고 흥미가 감소되고 관심이 둔화됨으로써 새로운 자극을 받아들이고 동화하는 과정이 느려지고 어려워지며 부정확해진다. 이런 상황에서는 경험을 반복해 봐야 별로 얻는 것이 없게 된다. 재능이나 학습능력이 약화된다. 점차 환자는 다른 사람과의 대화 내용을 이해하기 힘들어지고 다른 사람과 함께 의사소통하기도 힘들어진다. 질문에 제대로 대답할 수도 없고 몇 번씩 반복하여 대답한다. 따라서 치매상태에서는 기억력 장애가 일어나고 지남력 장애도 일어난다. 또한 착란상태도 나타날 수 있다. 생산적인 사고에 요구되는 상상력이 빈곤해진다. 사고 내용도 그 범위나 연상의 정도가 감소되므로 새로운 사고 형성은 불완전하거나 전혀 불가능해 진다. 과거 경험으로 현재를 통정할 수 있는 능력도 저하되며, 판단력에도 결함이 생기게 된다. 감정은 불안정해지고 빈곤해진다.

심리적인 집착에서 오는 일시적인 관심의 저하나 내외 독성물질로 인한 의식의 둔화와 치매는 구분되어야 한다. 또는 선천적 요인에 의한 정신지체와 기질적 요인에 대한 후천적 치매와도 구분되어야 한다.

치매의 원인은 다음과 같이 구분할 수 있다.

1. 노인성 치매에서 볼 수 있는 뇌의 위축성 변화
2. 뇌동맥 경화성 치매나 고혈압성 뇌 병변에서 볼 수 있는 뇌혈관장애
3. 매독이나 유행성 뇌염과 같은 뇌 염증성 장애
4. Alzheimer씨 병, Pick씨 병, Huntington씨 무도병에서 볼 수 있는 뇌의 퇴행성 질환
5. Korsakoff, Wernick씨 뇌병변, pellagra, 악성빈혈, 또는 비타민 B12 부

족과 같은 결핍성 질환

6. 종양
7. 외상

기억장애와 연관이 있는 정신장애

주로 기질성 뇌증후군, 간질, Alzheimer씨병, 노인성 치매, 외상성 뇌손상, 중독성 뇌질환 등에서 볼 수 있고, 심인성 정신장애에서는 해리반응이나 히스테리성 신경증 등에서 볼 수 있다.

[학습목표]

1. 기억장애란 무엇인가를 학습한다.
2. 기억장애의 종류에 대해 학습한다.
3. 어떤 질병에서 볼 수 있는가에 대해 학습한다.
4. 사례를 통해 기억장애를 이해한다.

[학습내용]

1. 기억장애의 정의
2. 기억장애의 종류
3. 기억장애와 연관이 있는 정신장애
4. 학습정리
5. 퀴즈
6. 참고문헌

[학습정리]

1. 기억은 등록, 보존, 재생 단계로 이루어지며 어느 한 기능이라도 손상이 있으면 기억장애로 이어진다. 획득된 정보를 주의 깊은 관찰을 통하여 의식 속에 저장하였다가 후에 의식으로 다시 불러내는 일련의 과정을 기억(記憶 memory)이라고 한다.
2. 기억장애의 종류로는 기억과다, 기억상실, 기억왜곡 등이 있다. 기억상실에는 기질성 기억상실과 심인성 기억상실이 있다.
3. 지능지체와 치매는 구별된다.
4. 기억장애는 주로 뇌증후군과 연관이 크지만 심인성 정신장애에서도 나타난다.
5. 사례는 토론실에서 토론한다.

[퀴즈]

1) 치매는 지적 기능의 발달이 지연되어 생기는 병이다.

[정답] ×

[해설] 지적기능의 발달이 지연되는 것은 지능지체 mental retardation 이다.

2) 기억은 등록, 보존, 재생단계를 거치는데 이 가운데 어느 하나라도 손상이 있으면 기억장애가 발생된다.

[정답] ○

[참고문헌]

이근후 (1975). 정신의학적 인간생물학. 정신의학 강의용교재. 비출간물.

American Psychiatric Association (1995). 정신장애의 진단 및 통계편람 제4판. (이근

후 외 역). 서울: 하나의학사. (원전은 1994에 출판).

Hill, G. (1998). *Advanced Psychology*. New York: Oxford University Press.

Kolb, L. C., Brodie, H. K. H. (1988). 최신 임상정신의학. (이근후 외 역). 서울: 하나의학사.(원전은 1982에 출판).

Peterson, L. R. & Peterson, M. J. (1959). Short-term retention of individual items. *Journal of Experimental Psychology, 58*:193-198.

제 11 장
지남력 장애
DISORDERS OF ORIENTATION

지남력장애란 무엇인가

개인이 그의 주위 환경을 이해하며 환경과의 관계속에서 자신의 위치를 인식하는 과정을 지남력(指南力 orientation)이라고 한다(Graham,1998). 시간과 관련하여 개인이 자신이 위치해 있는 시간(시간, 날자, 요일 등)을 정확히 알고, 공간과 관련하여 개인이 자신의 공간적 위치를 이해하고, 사회적 상황과 관련 지위 개인이 그와 다른 사람과의 관계를 이해한다면, 그 개인은 지남력이 있다고 평가된다. 이와 관련하여 개인이 자신의 위치를 인식하지 못하는 요소가 있을 경우, 정확히 파악하고 있지 못한 특정 분야에 지남력 장애가 있는 것이다. 개인의 정체감은 일찍이 자기 신체에 대한 탐색과 어머니에 대한 탐색은 물론 공간을 탐색하고, 시간개념이 생기면서 시작되며, 특정 욕구나 욕구 충족을 경험함으로써 이루어진다. 이러한 과정을 통해 각 분야에 대한 지남력이 형성된다(Kolb & Brodie, 1982/1988).

지남력장애는 광범위한 기억력 손상이 있거나 지각의 범위와 정확도에 심한 손상이 있거나 주의력에 심한 손상이 있는 경우에 일어난다. 지남력장애는 기억력, 지각력, 주의력에 요구되는 생물학적 기능이 손상되는 기질적 뇌증후군(섬망상태)으로 불리우는 급성 뇌부전증의 주요 증상이다. 이보다 드물긴 하지만, 갑작스런 갈등이나 강한 정서적 요소, 주의산만, 또는 관심과 주의력 결핍에 의해서도 지남력장애가 발생된다.

정신의학사전에 의하면 다음과 같이 정의되고 있다(이병윤, 1997). 시간, 장소 또는 사람을 알아차리는 능력의 손상을 말한다. 가장 흔히는 중독성 정신병, 섬망상태, 심한 노인성 뇌질환, 뇌동맥 경화증과 같은 급성 및 만성 뇌장애에서 나타나지만, 심한 정신분열증, 일시적으로는 화재 또는 지진에 의한 급성적인 정신적 충격을 받는 경우에도 일어난다.

지남력장애의 종류

지남력장애가 나타나는 영역 및 지남력장애를 평가하는 방법이 소개되고 있다.

- 사람 : 곁에 계시는 분이 누구시죠? 혹은 무엇을 하는 분이예요?
  이 분이 누구인지 아시겠어요? 아드님이 오셨는데 알아보시겠어요?
  우리나라 대통령이 누구죠?
- 시간 : 지금이 몇 시 쯤 되었을까요? 오늘이 며칠이예요? 지금이 봄이에요 가을이에요? 금년이 몇 년도이지요? 지금이 아침인가요, 저녁인가요?
- 공간 : 여기가 어딘지 아시겠습니까? 어디에 사세요? 집에 가시자면 어떻게 가시면 되나요? 여기가 무엇을 하는 곳입니까?

지남력장애가 있을 경우 대답을 하려고 노력은 하지만, 질문에 대해 정확한 답변을 못하고, 동문서답한다.

지남력장애는 시간 · 장소 · 사람에 대한 장애가 있는데 대개는 시간, 장소, 사람에 대한 지남력 장애의 순으로 진행된다. 즉 시간에 대한 지남력 장애가 가장 먼저 나타나고, 그 다음은 장소에 대한 지남력 장애, 그리고 맨 나중에 사람에 대한 지남력 장애가 나타난다.

지남력장애와 연관이 있는 정신장애

1) 광범위한 뇌질환 : 중독성 뇌질환, 감염성 뇌질환, 심한 지적 장애, 유전

성 뇌질환, 외상성 뇌질환, 노인성 뇌질환, 동맥경화증, 당뇨병성 쇼크,

2) 기타 정신장애 : 급 · 만성 정신분열증, 천재지변 같은 외상 후 스트레스 장애, 일부 신경증

앞서 설명된 바와 같이 지남력장애는 광범위한 기억력 손상 및 지각의 범위와 정확도에 심한 손상이 있을 경우 또는 주의력 장애가 심한 경우에 일어난다. 또한 기질적 뇌증후군(섬망상태)에 속하는 급성 뇌부전증의 주요 증상에서 나타난다. 뿐만 아니라 강한 정서적 충격 및 강한 정서적 요소, 외상 후 스트레스 장애와 같은 심인성 장애에서도 나타난다. 지금부터는 사례를 중심으로 지남력 장애가 나타나는 현상에 대해 살펴볼 것이다. 소개되는 사례들은 정신장애 진단은 다양하지만 지남력장애가 발생되고 있다는 공통점을 지니고 있다.

사례 1. 기억이 오락가락

(출처 : 정신장애 증례집)

36세 여자가 갑자기 최근의 일을 기억하지 못하고 *시간에 대한 지남력 장애*와 의식의 혼돈상태를 나타내어 가족들에 의해 병원으로 옮겨졌다. 환자는 전 날 남편이 교통사고로 사망한 사실을 아침에 전해 듣고 울다가 갑자기 남편이 보고 싶다고 말하며 남편이 어디 있느냐고 주위 사람들에게 물어보고, 위로해주러 왔던 친청 식구들에게 무슨 일로 왔느냐며 묻고, 머리가 아프고 어지럽다고 하였다. 환자는 남편의 사망소식을 전혀 모르는 사람같이 행동했으며, 다른 사람들에게 농담을 건네기도 하며 어제밤 꿈에 남편을 보았는데 예감이 안좋다고 하면서 남편을 보고 싶다고 하였다. 환자는 결혼한지 8년째 되는 중학교 국어 교사인데 남편이 직장문제로 지방에 내려가 있어서 주말에만 만나는 주말 부부생활을 3년 째 해오고 있다.

병원에 와서 의사와 첫 면담을 했을 때 환자는 *지금 시간이 새벽 5시인줄 착각하고 있었고**, 지금이 오후 3시라고 말하자 하루가 어떻게 지났는지 모르겠다며 놀라워하였다. 머리가 아프고 피곤하다면서 자신의 상태를 말하고 식구들이 왜 병원으로 데리고 왔을 것 같냐는 질문에 다른 사람 병문안하러 왔다가 병원에 온 김에 진찰 한 번 받아보려고 왔다고 말했다. 환자는 오전에 있었던 일 외에도 어제 딸과 같이 보았던 연속극이며 아침에 먹었던 반찬들도 기억을 하지 못했고, 3일 전 시누이와 미장원 갔던 일을 한달 전이라고 기억했다.

환자에게 몸이 피곤하고 머리가 아프니 병원에서 몇 일 쉬어가라며 입원

---

* 시간 지남력 장애

을 권유하자 집에 가겠다고 했으나 식구들도 권해서 입원했다. 다음날 오전에 의사가 병실에 갔을 때 그녀는 병문안 온 친구들과 잡담을 하고 웃고 수다를 늘어놓는 등 잘 지내다가 의사한테는 머리가 여전히 멍하고 아프다고 호소하였다. 오후에는 갑자기 울음을 터뜨리고 계속 구슬프게 울었다. 환자가 안정된 후에 다시 면담을 하자 환자는 눈 앞에서 환상이 펼쳐지는데 남편이 빗 길에 과속으로 차를 몰다가 차가 미끄러지면서 전복되어 죽어가는 것을 보았다고 말했다. 환자는 *의사를 어디서 본 듯한 사람으로 기억했으며*** 어제 의사와 만나서 대화했던 면담 내용도 기억하지 못했고, 남편의 사망소식을 듣고 울다가 어떻게 됐는지 모르겠다고 이야기했다.

[토론]

위 사례에서 지남력장애가 나타나는 *부분에 밑줄이 그어져 있는데* 시간에 대한 *지남력장애, 사람에 대한 지남력장애가 나타나 있다*. 이 사례는 심인성 기억상실증으로 불리던 장애로서 ICD-X과 DSM-IV에서 해리성 기억장애(APA, 1994/1995)로 바뀌었다. 이는 기억에 저장되어 있는 개인에게 중요한 정보를 갑자기 회상하지 못하는 장애이다. 단순한 건망증으로 설명할 수 없는 상태이며 뇌기능 장애 때문이 아니다. 어떤 특정한 사건과 관련되어 심리적 자극을 제공해 준 부분을 선택적으로 혹은 사건 전체를 기억하지 못하는 경우도 있고, 때로는 지속적인 과거생활을 포함한 전생애 또는 일정 기간에 대한 기억상실을 보이기도 한다.

발병은 사춘기와 청년기에 많고 여자에게 많으며 노인에서는 드물다. 전시나 천재지변이 있을 때 발병율이 높다.

** 사람에 대한 지남력 장애 : 환자는 의사를 보고서 의사라고 기억하지 못하고 의사를 어디서 본 듯한 사람이라고 막연하게 대답하였다.

여러 가지 기억장애가 특징적인 증상이다. 지남력장애, 혼돈, 방황 등이 동반된다. 갑작스럽게 엄습한 증상은 대개 일시적으로 지속되었다가 갑작스럽게 회복된다. 환자는 기억상실을 알아차리지만 그 현상에 대해 놀라기도 하나 별로 개의치 않기도 한다. 유형별로 보면, 단시간내의 사건에 대한 국소적인 기억상실, 전생애를 전부 기억하지 못하는 전반적 기억상실, 단기간 동안 일어났던 사건 가운데 일부만 기억 못하는 선택적 기억상실에서부터, 일어났던 상황에 대해 알고는 있으나 일어난 순차적 사건에 대해서는 잊어버리는 지속적 기억상실에 이르기까지 다양한 기억상실이 있다.

사례 2. 밤만 되면 이상해져요

32세된 남자 환자가 괴이한 행동을 주소로 정형외과에 의뢰되었다. 환자는 병원에 오기 이틀 전에 교통사고로 상완골이 부러져 응급실을 경유하여 정형외과로 입원하여 수술을 받았다. 환자는 수술한 날 다음 날 밤 잠을 이루지 못하고, 눈빛이 멍한 채 여기저기 돌아다니고, 지남력 장애를 보여 자기가 있는 곳이 병원인지를 알지 못하고, 옆에서 간호하는 어머니도 알아보지 못하였다. 증상은 밤이 되면 더 심해지고 낮에는 덜 한 편으로 하루 중에도 변화가 심했으며 가족들은 증상이 있을 때면 '눈빛이 달라진다' 고 하였다.

환자의 수술은 비교적 잘 된 상태여서 열은 없고 상처도 깨끗했으며 이학적 검사에서 혈액검사, 전해질, 간기능, 신장 기능 등에 이상이 없었다.

환자는 회사원으로 사고 전까지 비교적 건강하게 지내왔으며 술은 1주일에 1~2회 가량 마시고 소주 1병이 주량이며 내원일 전후하여서는 술은 마시지 않았다고 한다. 담배는 하루 1갑을 핀다고 하였다. 그 외에 질병이나 상복하는 약은 없다고 하였다.

[토론]

섬망은 광범위한 뇌 조직 기능의 저하에 의해 일어나는 인지 기능의 손상으로 급성적으로 다양한 증상 변동을 나타낸다. 흔한 원인으로 수술 후 상태, 전신 감염, 대사장애, 저산소증, 저혈당증, 전해질 불균형, 긴장 및 신장 질환, 약물중독 및 금단 등을 들 수 있으며 노인, 심장수술, 화상, 뇌손상 등이 위험요소가 된다.

주요 증상은 의식의 장애이며 가벼운 상태에서는 외부 환경을 명료하게 파악하는 능력이 저하되고, 심한 상태에서는 주의를 집중하고 주의를 전환하는 능력에 현저한 장애가 있다. 의식장애는 하루에도 의식이 맑은 상태에서 혼란상태까지 변화가 크다. 이로 인해 집중력과 지각장애가 일어나고, 착각, 환각이 있고, 사고의 흐름이 지리멸멸하고, 말이 연결되지 못하고 중간중간 끊어지며, 보속증을 보이고, 불면 혹은 과수면, 악몽, 가위눌림 등을 보이며, 안절부절하거나 과잉행동 혹은 행동 저하 등 극단적인 변화가 일어난다. 섬망환자는 외부 자극을 분별하여 과거 경험과 통합하는데 장애가 있어서 착각이나 환각을 나타내며 특히 시간에 대한 지남력장애가 가장 심하게 나타난다. 섬망환자는 부적절하게 횡설수설하는 언어장애를 나타낸다. 신경학적 증상이 동반되기도 하는데 여러 형태의 진전을 흔히 볼 수 있으며 자율신경계 증상들도 나타난다.

사례 3. 프랑스 만세

헨리는 21세의 교사로서 프랑스 혁명 기념일 전날인 7월 13일에 경찰에 의해 응급실에 오게 되었다. 직원과 경찰들을 괴롭히고 다른 사람들의 집을 열어 보고, 가구와 화분들을 옮겨 놓고, 사람들에게 정부, 대통령각하, 베를린 장벽 등에 대해 어떻게 생각하는지를 물어 보는 등 행동하면서 "프랑스 만세"를 외치며 호텔에서 난동을 부렸다.

입원 당시 헨리는 거의 무언증에 가까웠다. 그는 놀란 것처럼 보였고, 의심스러운 태도로 방을 둘러 보았다. 갑자기 그는 사람들이 모두 스파이 같다고 하는 등 두서 없는 말을 하기 시작했다. 그는 자신이 스파이라고 말을 했으며 자신의 아버지가 진짜 아버지가 아니며, 모든 곳에 방사능 물질이 있으며, 완수해야 할 사명이 있고, 무엇인가 끔찍한 일이 일어날 것이라고 말했다. 돈을 많이 갖게 될 것이며 부자가 될 것이라고 말하면서 기분이 유쾌해졌다. 갑자기 자기 여자 친구가 어디 있는지에 대해 이야기하면서 울기 시작했고, 그녀에게 불치병을 옮긴 점에 대해 자책하였다.

헨리는 정신과적 병력이 있었다. 그의 부모에 의하면 그는 입원하기 전날까지는 완벽한 '정상' 이었다고 하였다. 술을 먹지 않았으며 약물을 복용한 적도 없었다. 친구들은 그를 좋아했으며 동료들은 그를 존경하였다. 지난 6개월 동안 올해 말 결혼하기로 한 여자 친구가 있었다. 7월 12일 밤 잠을 잘 수가 없었고, 집 주위를 배회하고, 아침에는 부모님에게 이 세상이 모두 제정신이 아니라고 말했다. 많은 괴이한 질문을 하고, 방으로 돌아와 음식이 '비자연적인' 재료로 꽉 차있다는 생각 때문에 아무 것도 먹지 않았다. 부모님이 의사를 부르려 할 때 그는 집을 떠나 사라져 버렸다.

헨리는 응급실에서 병실로 옮겨졌다. 입원 첫 주 동안 그의 행동은 계속

변하였다. 시간에 대한 지남력은 있었지만 *병원이 실제 병원인지 의심스러워 했으며 의사에 대해 의사라고 지각하지 못하였다**. 직업에 대해 물었을 때 자신이 일하는 학교와 주소를 알면서도 자신이 교사라는 사실에 당황하고 있었다. 대부분의 그의 말은 한 문장이 완전히 끝나지 않거나, 또는 예상치 못하게 이 주제에서 다른 주제로 넘어가면서 말을 하기 때문에 이해하기 어려웠다.

어떤 때에는 웃기도 하고 주위 모든 사람들에게 말을 걸려고도 했다. 다른 때에는 위축이 되어 침대에서만 지냈다. 어떤 경우에는 초조하고 불안해했다.

몇 일동안 그는 소리를 듣지 않기 위해 화장실 휴지를 귀에다 넣었으며 사물을 보지 않기 위해 선그라스를 썼으며, 손이 자신을 배신하지 않도록 하기 위해 장갑을 꼈다. 그는 난방기에서의 열이 그의 마음을 차단시키고 그의 생각을 혼란시키고 그리고 그의 몸을 투과하여 AIDS와 같은 병이 생길지도 모르기 때문에 난방기구를 멀리한다고 했다. 방에서 자는 것을 두려워했고 복도 중간에서 담요를 뒤집어쓰고 잠을 자려고 하였다. 매일 밤 그는 수차례씩 깨어 났으며 낮에는 2, 3시간 정도 잠을 잤다.

이학적 검사 결과에서는 뚜렷한 신체병리적 징후는 드러나지 않았다. 헨리는 2가지 항정신병 약물로 치료 받았다. 병이 생긴지 6주째 그의 모든 증상은 사라졌고 투약을 받으면서 그는 퇴원하였다. 그 후 1달 동안 1주일에 1회씩 외래를 방문했으며 점차 약물 용량을 감량하다가 완전히 약물을 끊었다. 발병한지 2개월이 지난 지금 그의 가족이나 동료들은 그가 '병전 상태로 되돌아 왔다' 고 하였다. 그는 다음 해 3개월마다 정신과를 방문했으며 그때

* 환자는 의사를 보고 의사라고 기억하지 못하고, 어디서 본 것 같은 사람이라고 막연하게 대답하였다. 사람에 대한 지남력장애.

마다 건강하다는 진단을 받았다.

[토론]

이 남성의 질병의 주요 특징은 정신병적인 기분의 고양에서 우울로, 그리고 공포와 초조에서 사회적 위축으로, 그리고 언어의 압박에서 무언증으로, 순간적으로 급변하는 정신병적 혼란 증상을 동반하면서 빠르게 변화되는 급성 다발성 망상이다. 게다가 지리멸렬, 환각, 지남력 장애에 의한 혼동도 있었다. 이 장애는 24시간 내에 정점에 도달했으며 몇 주일에 걸쳐 해결이 되었고 2개월 이내에 완전히 회복되었다. 정신과적 과거력은 없었으며 장애의 발병 전에 의미 있는 정신사회적 스트레스는 선행되지 않았다.

DSM - IV에 의하면 감별진단에는 단기 정신병적 장애, 정신분열형장애, 1형 양극성 장애, 그리고 분열정동장애 등이 고려될 수 있다. 반복적인 유쾌한 기분이 지속되는 기간, 과활동성, 과대 망상증적 사고 등은 조증삽화를 시사하는 특징이다. 이러한 상태가 계속되지 않았지만 이 조증 증상들이 우울 증상들과 교대로 나타났다고 주장할 수도 있으며, 따라서 조증과 우울증 모두를 포함하는 삽화적 특징을 지니고 있다고 주장할 수도 있을 것이다. DSM - IV에 의하면 1형 양극성 장애, 혼재형에서는 이전에 환자가 적어도 1회 주요 우울삽화, 또는 경조증삽화 또는 조증삽화를 경험했어야 하는데 헨리의 경우에는 그러하지 않았다. 뚜렷한 기분장애의 증상이 없는 상태에서 정신병적 증상이 2주 이상 지속되지 않았으므로 분열정동장애는 배제된다 (APA, 1994/1995).

정신분열증의 특징적인 증상(괴이한 망상과 환각)이 1개월 이상, 6개월 미만으로 존재할 경우 DSM - IV에서는 정신분열형 장애로 진단된다. 부가적으로 양호한 예후를 보이는 4가지 특징이 있다: 갑작스런 발병, 혼돈과 더불어 병전 기능이 양호하고 정서적 둔마상태가 나타나지 않는다는 점이다.

[학습목표]

1. 지남력장애란 무엇인가를 학습한다.
2. 지남력장애의 종류에 대해 학습한다.
3. 어떤 질병에서 나타나는지에 대해 학습한다.
4. 고전적인 사례를 통해 지남력 장애를 이해한다.

[학습내용]

1. 지남력장애의 정의
2. 지남력장애의 종류
3. 지남력장애와 연관이 있는 정신장애
4. 사례연구
5. 학습정리
6. 퀴즈
7. 참고문헌

[학습정리]

1. 지남력장애는 자신과 주변과의 관계를 인식하지 못하는 현상을 말한다.
2. 지남력장애에는 사람, 공간, 시간에 대한 장애가 있다.
3. 지남력장애는 뇌증후군을 비롯하여 드물게는 정신장애에서도 일어난다.
4. 사례는 토론실에서 토론한다.

[퀴즈]

1. 지남력 장애란 사리분별을 못하는 상태로서 특히 사람, 시간, 장소에 관한 현실감이 없다.
   [정답] ○
2. 지남력 장애는 주로 뇌질환과 연관되어 일어나며 정신장애에서는 일어나지 않는다.
   [정답] ×
   [해설] 뇌질환 뿐만 아니라 정신분열증, 외상 후 스트레스장애, 해리장애 등 일부 신경증에서 나타난다.

[참고문헌]

박두병 (1997). DSM - Ⅳ 기준 정신장애 증례집. 서울: 하나의학사.

이근후 (1975). 정신의학적 인간생물학. 정신의학 강의용교재. 비출간물.

이병윤 (1997). 정신의학사전. 서울: 일조각.

American Psychiatric Association (1995). 정신장애의 진단 및 통계편람 제4판. (이근후 외 역). 서울: 하나의학사. (원전은 1994에 출판).

Grahame, H. (1998). *Advanced psychology through diagrams*. New York: Oxford University Press.

Kolb, L. C., Brodie, H. K. H. (1988). 최신 임상정신의학. (이근후 외 역). 서울: 하나의학사. (원전은 1982에 출판).

제 12 장
인간 행동의 생물학적 이해

생물심리사회적 모델

1장부터 11장까지 정신병리에 대한 정의 및 정신병리를 나타내는 증상들에 대해 살펴보았다. 지금부터는 12장 인간행동에 영향 미치는 생물학적 요인, 13장 인간행동에 영향 미치는 심리적 요인, 14장 인간행동에 영향 미치는 사회적 요인에 대해 살펴보고자 한다.

이와 같이 생물학적, 심리적, 사회적 요인에 대해 살펴보고자 하는 이유는 인간의 행동이나 정신병리는 생물학적, 심리적, 사회적 요인의 영향을 받으며, 이러한 세 요인들의 상호작용 결과로서 나타난다는 생물심리사회적 모델(bio-psycho-social model)에 근거해서이다.

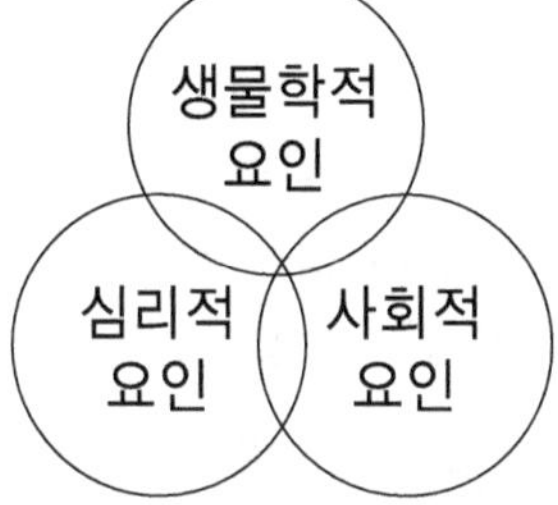

〈그림 12-1〉 생물심리사회적 모델

이러한 통합적 모델은 Engel(1977: 권석만, 2003에서 재인용, p.102)에 의해 처음 주장되었는데, 이 이론에 의하면 정신장애뿐만 아니라 인간의 행동 및 신체 질환은 생물학적, 심리적, 사회적 요인의 영향을 받고, 이러한 세 요인의 상호작용의 결과라는 것이다.

이 이론은 특히 신체적 질환이 생물학적 원인뿐만 아니라 심리 · 사회적 원인에 의해 유발될 수 있다는 주장을 제기하면서 신체질환에 영향을 미치는 다양한 심리 · 사회적 요인을 연구하는 촉진제가 되어 왔다. 이러한 모델은 신체적 질환뿐만 아니라 이상심리와 더불어 정상적인 인간행동을 설명하는 통합적 모델로서 부각되고 있다.

취약성-스트레스 이론

생물 · 심리 · 사회적 입장을 따르는 정신장애 발생 원인론으로는 취약성-스트레스이론이 있다. 취약성-스트레스이론(vulnerability-stress model)은 이상행동을 유발하는 다양한 원인적 요인을 통합적으로 설명하려는 이론이다. 즉 정신장애에 걸리기 쉬운, 개인이 지니고 있는 생물학적, 심리적 취약성과 환경으로부터 주어지는 스트레스-생물학적, 심리적, 사회적 스트레스-가 상호작용함으로써 정신장애가 유발된다는 것이다. 개인의 취약성이란 특정한 장애에 걸리기 쉬운 개인의 특성을 의미하는데, 유전적 소인을 비롯하여 환경과의 상호과정을 통해 형성된 신체적, 심리적 취약성 모두를 포함한다. 예컨대 개인의 취약성이란 생리적 과민성이나 성격적 특성과 같이 개인이 지속적으로 지니고 있는 취약한 특성을 뜻한다. 이러한 취약성에는 타고난 기질 뿐만 아니라 성장과정에서 부모와의 관계를 통해 형성된 아동기 감정양식이 포함되기도 한다. 즉 어머니로부터 충분한 사랑을 받지 못할 경우 강한 정서적 불안정성, 불신감, 분노감, 사랑에 대한 지나친 갈망과 회피 등 양가적 감정 등을 갖게 된다.

한편 심리사회적 스트레스란 환경으로부터 주어지는 부정적 생활사건으로서 개인이 그러한 사건에 대처하기 위해 감당해야 하는 심리적 부담, 즉 스트레스를 느끼는 환경적 변화를 의미한다. 이러한 스트레스는 가족 사망, 실직, IMF와 같은 사회경제적 어려움, 질병 등 크고 작은 사건들로 구성된다. 이러한 취약성-스트레스 모델에 따르면, 정신장애는 개인의 유전적, 심리적 취약성과 사회환경적, 개인적 스트레스 요인이 상호작용함으로써 발생하게 된다(권석만, 2003). 자세하게 설명하자면, 취약성-스트레스이론에서 취약성(vulnerability)이란 유전적 소인, 부적절했던 아동기 양육방식에 의해 형성된 아동기 핵심 감정양식, 신체적 질병, 기타 심리적 취약성 등으로서, 정신장애 발생 이전에 이미 개인적 취약성이 존재해 있다가 스트레스를 받으면 이러한 취약성과 스트레스의 상호작용의 결과로서 발병된다는 것이다〈그림 12-2〉.

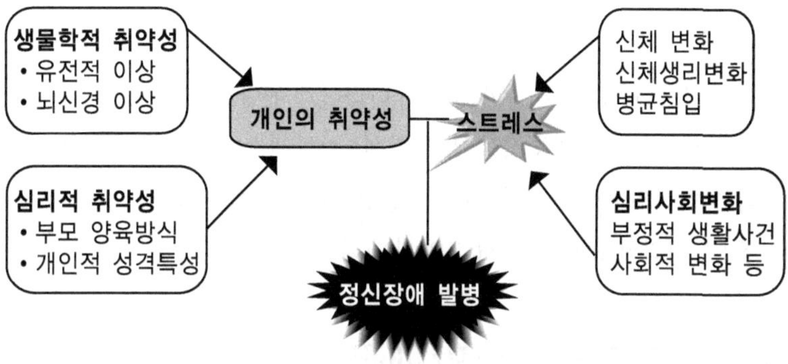

〈그림 12-2〉 취약성-스트레스 이론
그림출처 : 권석만(2003). 「현대 이상심리학」에서 인용하였음.

예를 들어보자. 어떤 아이가 태어날 때부터 기질적으로 새롭고 낯선 외부자극에 대한 관심(감각추구)이 낮고 처벌에 대한 민감성이 매우 높아 불안이나 강한 공포를 쉽게 느끼는 특징을 갖고 있다고 가정해보자. 만약 이런 기질을 가진 아이를 양육하는 어머니가 공격적이고 타인의 정서에 대한 민감성이 부족하고 급한 성질을 지니고 있어서 정서적 표현을 참지 않고 곧바로 터뜨리는 경향성이 강하다고 하자. 이런 경우 어머니가 아이의 기질을 이해하지 못한다면 아이의 반응에 대해 답답해하거나 화를 내거나 급하게 아이를 다루게 될 것이다. 이런 어머니의 반응을 통해 아이는 어머니에 대한 강한 불안과 두려움을 느끼게 되고 그 결과 위축되고 외부 자극을 회피하게 될 것이다. 이런 성격을 갖게 된 아이가 외부로부터 스트레스를 받게 되고 이로 인해 압박감을 느끼게 된다면 스트레스 상황에 적응하지 못하게 됨으로써 정신장애가 발생하게 될 확률이 높아지게 될 것이다. 이와 같이 아동의 기질 및 아동기 동안 어머니와의 관계에서 형성된 성격적 특성이 취약성으로 존재하다가 외부로부터 스트레스를 받게 될 경우, 이상행동이 나타나게 될 수 있다. 이런 상황에서 개인의 취약성으로 인해 스트레스에 적절하게 대처하지 못하게 된다면, 개인이 지니고 있는 취약성과 외부로부터의 스트레스가 상호작용한 결과로서 이상행동이 나타나게 된다.

이러한 생물심리사회적 모델 및 취약성-스트레스이론을 근거로 하여 지금부터는 인간의 정상적 행동이나 정신병리적 행동에 영향을 미치는 생물학적 요인, 심리적 요인, 사회적 요인에 대해 살펴보고자 한다.

생물학적 이론에 대한 개관

이상심리학에는 이상행동과 정신장애의 원인을 생물학적 측면에서 규명하려는 입장이 있다. 생물학적 입장은 신체적 원인론의 전통에 뿌리를 두고 있다. 즉 이상행동이나 정신장애는 신체적 질병과 마찬가지로 신체적 원인에 의해 발병되며 따라서 치료도 생물학적 방법에 의해 치료되어야 한다는 입장이다(권석만, 2003).

인간행동이나 이상행동에 대한 생물학적 이해는 유전적 요인, 뇌의 구조적 손상, 뇌의 생화학적 이상(異常)을 중심으로 살펴보게 될 것이다.

유전적 요인

각 개인의 체질(constitution)을 결정하는 유전적 요인들은 삶 속에서 개인들에게 부딪쳐오는 환경적 요인과 상호작용한다. 발달이 진행되면서 이루어지는 개인의 성격 특성에 있어서 어떤 측면이 유전에 의해 형성된 소인(素因 predisposition)인지를 결정하는 것은 매우 어렵다. 왜냐하면 개인의 성격은 유전 요인과 더불어 환경 요인에 의해서도 영향을 받을 뿐만 아니라, 유전 요인과 환경 요인의 상호작용에 의해서도 결정되기 때문이다. 이러한 유전 연구의 어려움에도 불구하고 지난 몇 세기 동안 상당한 기술적 발달에 힘입어 정신병리와 유전적 요인과의 관련성에 대한 연구들이 진행되어 왔다.

그 결과 염색체 이상으로 정신지체의 한 유형인 다운증후군(Down' s syndrome)이 발생된다는 점이 밝혀졌다. 이 증후군은 21번 염색체 이상에 의해 유발된다. 염색체는 많은 유전자로 구성되어 있으며, 이러한 유전자는 부모로부터 전달된 신체적, 심리적 특질에 관한 유전 정보를 담고 있다.

이처럼 다운증후군과 같이 단일 염색체의 이상으로 유발되는 정신장애도 있지만, 대부분의 정신장애는 여러 유전자가 상호작용하여 발생된다. 뿐만 아니라 환경적 요인과의 상호작용의 결과에 의해 발병되는 경우가 대부분이다. 또한 유전적 요인은 정신장애에 걸리기 쉬운 취약성 또는 병적 소질에도 영향을 미치는 것으로 알려지고 있다. 이와 같이 정신장애는 단일 유전자가 아닌, 여러 유전자의 상호작용 뿐만 아니라 환경과의 상호작용에 의해 나타나므로 유전적 요인에 대한 연구는 매우 어렵다.

이러한 정신장애 유발요인의 복합성을 나타내주는 경우가 가계연구이다. 가계 연구를 통해 정신장애 환자의 가족 가운데 유사한 정신장애를 지닌 가족원들이 많다는 결과들이 누적되면서 유전적 요인이 정신장애 발병에 관여한다는 주장이 제기되어 왔다. 그러나 가계연구를 통해 특정한 정신장애를 앓는 환자의 가족 중에 동일한 정신장애를 지닌 가족원이 다수 발견된다고 해서 반드시 유전적 요인이 개입된다고 단정할 수는 없다. 왜냐하면, 가족 내에서 발병하는 정신장애는 가족의 환경적 유사성으로 인한 것일 수도 있기 때문이다. 그 이유는 가족은 동일한 환경 속에서 생활하며, 또한 유전적으로 가까운 관계일수록 환경적인 유사성도 커지지 때문이다(권석만, 2003).

유전연구에서는 가족력의 유, 무에 따라 환자에게 발병한 정신장애가 환자의 1차 친족(부모, 자식, 형제)에서 발병되는 위험도에 관한 연구들이 진행되어 왔다. 정신장애의 가족력 유무에 따른 1차 친족의 발병 위험도에 관한 연구 결과가 〈표 12 - 1〉에서 제시하고 있다.

〈표 12-1〉에서 보여주는 바와 같이 유전적 성향이 높은 정신장애로는 양극성 기분장애, 정신분열증이 꼽히고 있다. 이러한 정신장애 발병에 유전적 요인이 원인으로 작용하는지에 관한 연구들을 살펴보면 아래와 같다(대한신경정신의학, 1997).

현재까지의 조사 자료에 의하면 양극성 장애의 발생에 있어서 유전인자가 중요한 원인적 역할을 한다는 점이 강하게 시사되고 있다. 양극성장애에는 기분이 비정상적으로 고양되는 조증상태가 특징적으로 나타나는 양극성장애 I 형, 조증 상태가 비교적 가벼운 경조증 상태로 나타나는 양극성 장애 II형이 있는데, 가계연구 (family study) 에 의하면 I 형 양극성장애를 앓는 환자(발단자)의 1차 친족들은 일반인의 1차 친족에 비해 양극성장애 I 형 장애의 발병 가능성이 8~18배 높은 것으로 보고되었다. 또한 I 형 양극성장애를 앓는 환자(발단자)의 1차 친족들에게 주요 우울장애가 발생할 가능

〈표 12-1〉 1차 친족에게 정신장애가 발생할 위험도

정신장애 유형	상대적 위험도
양극성 장애	24.5
정신분열증	18.5
신경성 폭식증	9.6
공황장애	9.6
알코올중독	7.4
범불안장애	5.6
신경성 식욕부진증	4.6
단순공포증	3.3
사회공포증	3.2
신체화장애	3.1
주요 우울장애	3.0
광장공포증	2.8

표 출처 : 대한신경정신의학(1997). 신경정신의학. 서울: 하나의학사, p.90

성은 일반인의 1차 친족에 비해 1~10배가 높은 것으로 밝혀지고 있다. 뿐만 아니라 주요 우울장애를 앓는 환자(발단자)의 1차 친족에게 주요 우울장애가 발생하는 비율은 정상대조군의 1차 친족에 비해 2~3배 높은 것으로 보고되었다. 이와 더불어 양극성장애 Ⅰ형의 유전성을 밝혀주는 다른 연구로는 양극성장애 Ⅰ형 환자들은 약 50%에서 그들의 부모 중 적어도 한 사람이 기분장애 환자이고, 부모 모두가 Ⅰ형 양극성 장애일 경우 자식들에게 기분장애가 발생할 가능성은 50~75% 가 된다는 가계연구가 있다. 이와 같이 양극성장애, 특히 양극성장애 Ⅰ형과 주요 우울장애의 경우 가족력이 있고 유전성이 원인으로 작용할 가능성이 높다는 점이 여러 연구들을 통해 밝혀

져 왔다.

〈표 12-1〉에서 두 번째로 유전 가능성이 높게 나온 정신분열증에 대해 살펴보면 다음과 같다. 정신분열증은 다양한 유전연구방법에 의해 유전적 요인이 환경적 요인보다 더 중요하게 작용한다는 점이 주장되고 있다. 1983년까지 이루어진 정신분열증의 쌍생아 연구들을 종합한 결과는 53%의 일란성 쌍생아에서 둘 다 모두 정신분열증이 발병하였고, 이란성 쌍생아에서는 15%가 두 쌍둥이에서 정신분열증이 발병하였다. 이러한 결과는 통계기법을 적용해서 추정해볼 때 정신분열증의 발병 원인 중 유전적 요인이 약 70%를 설명한다. 그럼에도 불구하고 정신분열증 환자의 가족이 정상집단에 비해 정신분열증의 위험도가 증가되어 있다는 결과만을 근거로 해서 정신분열증의 유전성을 주장하기에는 한계가 있다. 그 이유는 정신분열증 환자가족들의 열악한 환경을 고려할 때 정신분열증 환자집단의 가정환경이 발병에 영향을 미쳤을 것이라는 환경적 요인설을 완전히 부정하기는 어렵기 때문이다.

유전과 환경요인의 상호작용 효과에 관한 연구의 어려움을 풀 수 있는 방법으로는 입양아연구 (adoption study)가 있다. 덴마크에서 행해진 연구에 의하면(Kety 등, 1983: 대한신경정신의학, 1997에서 재인용, p.310), 입양 후 정신분열증이 발병한 양자의 생물학적 친족 가운데 21%에서 정신분열증 또는 정신분열증과 관련된 정신장애가 발생되었다. 이에 비해 양자로 입양된 후 정신분열증이 발병되지 않은 비교군의 경우 생물학적 친족에게서 11%만이 정신분열증 또는 정신분열증 관련 정신장애가 발생되었다. 한편 정신분열증을 앓는 부모에게서 태어나서 정상 부모에게 입양된 경우, 입양 후 정상부모에게서 성장하면서 32%에서 정신분열증이나 유사 정신분열증을 앓았다. 이에 비해 정상부모에게서 태어나 정신분열증 양부모 밑에서 성장한 경우는 정신분열증의 위험이 증가되지 않음이 발견되었다. 따라서 현재로서는 정신분열증 가족에게서 정신분열증에 대한 위험도가 높다는 사실이 수용되고 있다. 즉 정신분열증의 경우 유전적 요인이 중요하게 작용한다는 것이다. 그러나 아직 어떤 방식에 의해 유전되는지에 대해서는 밝혀지고 있지 않다.

유전적 요인과 환경적 요인의 상호작용에 관한 현재까지의 연구에 의하면 대다수 정신장애는 어느 한 쪽의 영향에 의해서만 발생되기 보다는 유전적 요인과 환경적 요인 간의 상호작용에 의한 결과로서 발생되는 것으로 받아들여지고 있다. 즉, 스트레스 등 심리적 요인과 감염 등 생물학적 요인 및 환경적 요인이 유전자의 발현에 영향을 줄 수 있다. 다시 말하자면 유전적 요인은 정신장애가 발생될 수 있는 소인(素因 predisposition)으로서, 유전적 소인을 지닌 개인이 심리적, 환경적 스트레스 요인을 경험하게 되면 유전적 소인과 환경적 스트레스의 상호작용 결과로서 정신장애가 발생된다는 것이다. 예를 들면 도파민계 이상, 자율신경계의 불균형 등 유전적 소인을 지니고 태어난 개인들이 정신사회적 스트레스, 외상, 감염 등 환경적 요인에 노출될 경우 정신분열증이 발생된다는 모델이 제시되고 이러한 경로가 정신분열증의 주요 병리 기전으로 간주되고 있다. 앞서 서론에서 설명되었던 취약성 - 스트레스 발병이론이 바로 이러한 모델에 해당된다.

뇌의 구조적 손상

신경계

생물의 모든 현상을 조절하고 통제하는 기구에는 내분비계와 신경계의 2 체계가 있다. 내분비계는 동물계, 식물계에 모두 있으나, 신경계는 동물에게

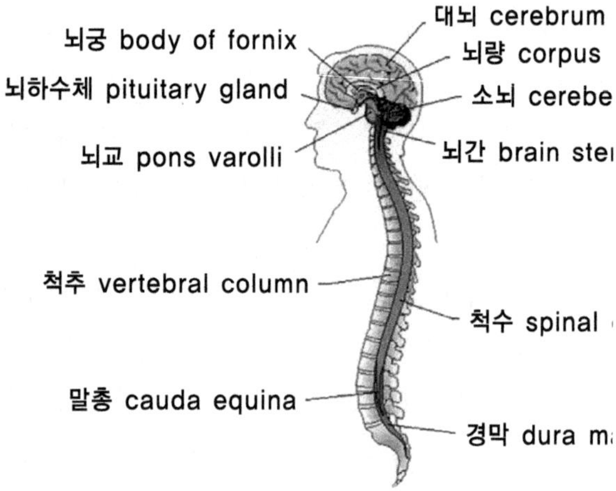

〈그림 12-3〉 중추신경계

그림출처: http://www.faqs.org/health/images/uchr_02_img0126.jpg

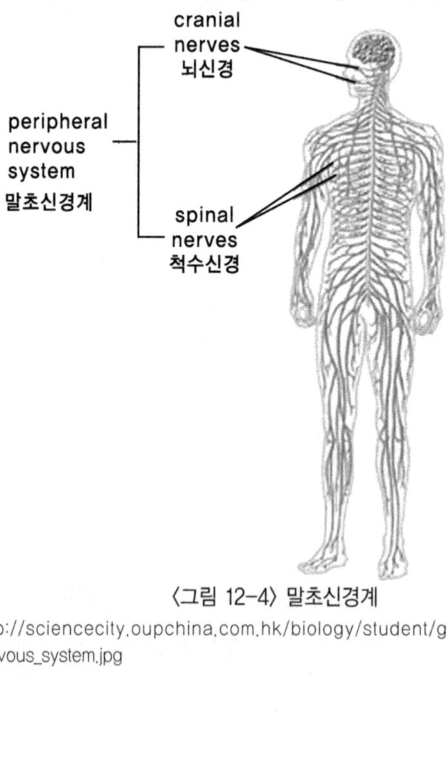

〈그림 12-4〉 말초신경계

그림출처 : http://sciencecity.oupchina.com.hk/biology/student/glossary/img/peripheral_nervous_system.jpg

만 있다. 신경계는 일정한 경로에 따라 전신에 분포되어 있는데, 생물의 생명 유지에 관여한다. 그리고 환경 변화에 따라 적절하고 신속한 반응을 한다.

신경계는 위치하는 부위에 따라 중추신경계(中樞神經系, central nerve system, CNS)와 말초신경계(末梢神經系, peripheral nerve system, PNS)로 나뉘어진다. 중추신경계는 뇌(腦), brain)와 척수(脊髓, spinal cord)로 나뉘어진다. 말초신경계는 중추신경계에 출입하는 신경들으로서, 말초와 중추를 연결한다〈그림 12-3, 그림 12-4〉.

뇌 구조와 기능

생물학적 입장에서는 다양한 정신장애와 뇌의 구조적 손상 및 뇌의 기능적 이상과의 관계를 밝히고자 한다. 또한 뇌의 구조적 손상의 원인을 밝히는 것이 중요한 연구과제이다. 지금부터는 중추신경계 가운데 인간의 행동에 직접적인 영향을 미치는 뇌(brain) 구조와 뇌 기능이 이상행동에 어떠한 영향을 미치는지에 대해 살펴보고자 한다.

〈표 12-2〉 뇌의 해부학적 분할

뇌 구획	세부적인 뇌 구획	주요 뇌 구조물
전뇌	종뇌	대뇌피질
		기저핵
		변연계
	간뇌	시상
		시상하부
중뇌	중뇌	중뇌개 피개
후뇌	후뇌	소뇌
		교
	수뇌	연수

뇌 구조와 뇌 기능 손상에 의해 나타나는 이상행동에 살펴보기 전에 뇌의 해부학에 대해 살펴보면 〈표 12 - 2〉와 같다(Carlson, 2007/ 2008).

대뇌반구는 뇌의 앞부분을 이루는 영역으로 대뇌반구의 표면을 이루는 부분의 대뇌피질(大腦皮質 cerebral cortex)이다. 대뇌피질은 4개 영역으로 구분된다. 즉 전두엽(前頭葉 frontal lobe), 두정엽(頭頂葉, parietal lobe), 측두엽(側頭葉, temporal lobe), 후두엽(後頭葉, occipital lobe), 4개 영역으로 구분된다〈그림 12-5〉.[9]

대뇌피질

피질은 '껍질' 을 의미하며, 대뇌피질은 나무의 껍질처럼 대뇌반구를 둘러 싸고 있다. 대뇌피질의 세부 영역들은 각각 다른 역할을 담당한다. 대뇌피질은 구조적으로는 전두엽, 두정엽, 측두엽, 후두엽으로 이루어지고 있다. 대

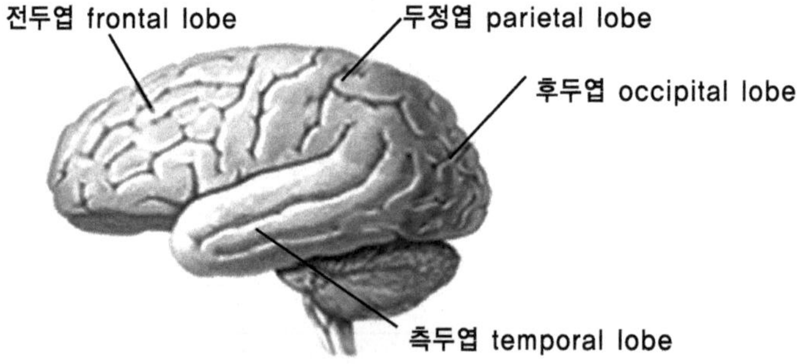

〈그림 12-5〉 대뇌피질의 4개 영역
그림 출처 http://health.allrefer.com/pictures-images/lobes-of-the-brain.html

9) 위치적으로는 전두엽(frontal lobe)은 머리의 앞쪽 부분에 위치하고, 두정엽(parietal lobe)은 정수리 뒤쪽인 전두엽 뒷 부분 영역에 위치한다. 측두엽(temporal lobe)은 머리 양측의 관자놀이가 위치하는 영역에 있고, 후두엽(occipital lobe)은 머리의 뒤 끝부분에 위치한다.

뇌피질은 기능적으로는 고차적인 정신활동을 주관하고, 감각과 운동을 담당하는 최고의 중추이다. 대뇌피질의 각 영역, 전두엽, 두정엽, 측두엽, 후두엽은 담당하는 기능에 있어서 차이가 있다. 〈그림 12 - 5〉에 대뇌피질 영역들이 제시되고 있다.

대뇌피질의 4개 영역 - 전두엽, 측두엽, 두정엽, 후두엽-은 각각 다른 기능을 담당하는데 각 영역별로 담당하는 기능을 살펴보면 다음과 같다.

• 전두엽 *frontal lobe*

전두엽에서는 추상적 사고 활동, 개념적 사고 등 고차적 정신활동을 담당하고, 계획을 세우고 실행하는 실행 기능을 담당한다. 또한 부적절한 행동의 억제, 작업기억(working memory)[10], 운동의 활성화, 구어(口語) 능력[11]을 담당한다. 특히 전두엽 중에서도 가장 앞부분에 위치하는 전전두피질(prefrontal lobe)은 계획과 문제해결 전략을 세우는 등 인간의 고차적인 사고 기능을 담당한다. 이 부분에 이상이 있으면 말을 표현함에 있어서 손상이 나타나거나 말의 뜻을 이해하지 못하는 실어증이 나타난다. 구어 능력 등 자세한 대뇌 영역별 기능을 살펴보기 위해 대뇌피질 영역에서 담당하는 다양한 고차적 기능들이 〈그림 12 - 6 〉에서 제시되고 있다.

---

10) 정보들을 일시적으로 보유하고, 각종 인지적 과정을 계획하고 순서 지으며 실제로 수행하는 작업과정에서의 기억활동. 중앙 집행부와 그 하위 시스템인 조음 루프, 시공간 스케치판, 일화 버퍼로 구성되며, 처리 용량이 제한되어 있기 때문에 한 번에 활성화될 수 있는 정보의 양이나 한 번에 처리될 수 있는 인지 과정의 수가 제한되어 있다.
정보출처 : http://en.wikipedia.org/wiki/working_memory

11) 구강 산출에 의한 언어의 생성이다. 언어를 표현하는 유일한 수단이 구어는 아니지만(예: 몸짓, 손짓 사인, 그림, 그리고 문어적 상징 등이 사용될 수 있음), 구어는 가장 신속하면서도 효율적인 의사소통 방식이다. 말소리(speech sound)는 분리된 일련의 네 가지 과정으로 이루어진다. 호흡(숨을 쉬는 것은 구어 생성의 원동력이 됨), 발성(성대가 수축될 때 공기가 진동하면서 소리가 만들어짐), 공명(공기가 목, 입, 그리고 비강을 통과하면서 소리의 성질을 만들게 됨), 그리고 조음(혀, 입술, 치아, 입에 의해 구어음이 특정음으로 만들어짐)이다. http://terms.naver.com/item.nhn?dirId=2401&docId=148

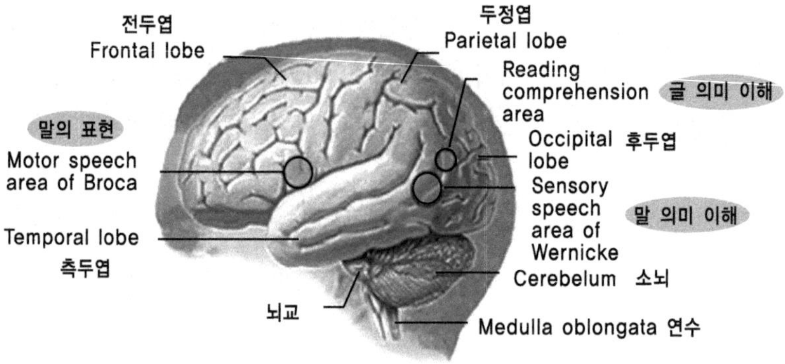

〈그림 12-6 〉 대뇌피질에서 담당하는 고차적인 정신기능들
그림출처 http://health.allrefer.com/pictures-images/brain.html

정신분열증 환자들이 보이는 추상적 사고 능력 저하, 계획 및 실행 능력 저하, 부적절한 행동 억제 손상 등은 전두엽 기능 손상과 관련되어 있는 것으로 알려지고 있다.

〈그림 12-6〉에서 보면 말의 표현을 담당하는 영역(motor speech area of Broca)이 나타나고 있는데, 이 영역에 손상이 생기는 경우, 말을 하는데 어려움을 겪는 실어증(失語症) , 즉 말의 표현성 장애가 나타난다. 실어증은 뇌의 좌반구 하측 전두엽 영역인 브로카 영역(Brodmann area, 44, 45)에 손상을 입었을 때 나타나며, 말의 내용은 잘 이해하지만 말을 하는 데(발어 發語) 어려움을 겪게 된다. 그 결과 말이 매우 느려지고, 말하는 것이 힘들고, 서투르게 말하는 점이 특징적이다.

이와는 대조적으로 말의 의미를 잘 이해하지 못하는 실어증 - 말의 수용성 장애 - 이 나타나기도 한다. 뇌의 베르니케 영역(Wernicke' s area)에 손상이 생길 경우 말은 유창하게 하지만, 다른 사람의 말을 잘 이해하지 못하고 무의미한 언어를 생성해내는 실어증이다. 베르니케 실어증 환자는 브로카 실어증(Broca' s aphasia)과 달리 힘들이지 않고 유창하게 말을 한다. 그러나 말이 이치에 맞지 않고 상대방의 말뜻을 이해하지 못한다. 말의 표현성 장애(브로카 실어증)와 말의 수용성 장애(베르니케 실어증)에 대한 실례이다.

〈 **브로카 실어증** 〉 말의 뜻을 이해할 수 있고 말하고자 하는 내용은 알고 있지만 말하는데 어려움이 있다.

질문 : 휴일에 무엇을 하였나요?

답변 : 저… 휴일… 있잖아요… (질문은 이해했지만 표현을 하지 못하고 있다)

질문 : 휴일에 무슨 일이 있었나요?

답변 : …바닷가…(바닷가에 나갔다는 이야기를 하고 싶지만 표현이 안 된다)

질문 : 좀 더 이야기 해보세요.

답변 : …날씨…

질문 : 일광욕 하셨나요?

답변 : …(대답을 하지 못하다가 갑자기 노래를 부른다)

〈 **베르니케 실어증** 〉 말은 유창하게 하고 있지만 질문의 뜻을 잘 이해하지 못하고 있다.

질문 : (망치를 보여주면서) 이것이 무엇인가요?

답변 : 아이구! 이게 물건이네요.

질문 : 맞습니다. 이 물건을 무엇이라고 하나요?

답변 : 이거요? 아시다시피 저는 이런 물건과는 거리가 있어서요.

다음은 측두엽, 두정엽, 후두엽 기능이 간략하게 소개된다.

- 측두엽 (temporal lobe)은 주로 청각, 언어, 기억, 정서와 관련된 기능을 담당한다.
- 두정엽 (parietal lobe)은 촉각 및 청각적 자극의 연합피질이다. 그리고 언어 과정에 중요한 역할을 하며(좌두정엽). 시각적 - 공간적 자극 처리과정에서 중요한 역할을 한다.
- 후두엽 (occipital lobe)은 시각적 자극을 처리하는 기능을 담당한다.

변연계 *limbic system*

신경학자 Papes(1937; Carlson, 2088에서 재인용)는 상호 연결된 일련의 뇌 구조들이 하나의 회로를 형성하고 있는 뇌구조를 변연계 (limbic system)라고 이름 붙였고, 변연계의 1차적 기능을 동기와 정서라고 하였다. 변연계의 중요 부분은 해마 (hippocampus, 생긴 모양이 '바다의 말 '을 닮았다고 붙여진 이름), 편도체(amygdala), 유두체(mammillary body)이다(대한신경정신의학, 1997). 〈그림 12 - 7〉 에는 변연계의 전체 모습, 〈12 - 8〉 에는 변연계의 주요 하위 구조들이 보여지고 있다.

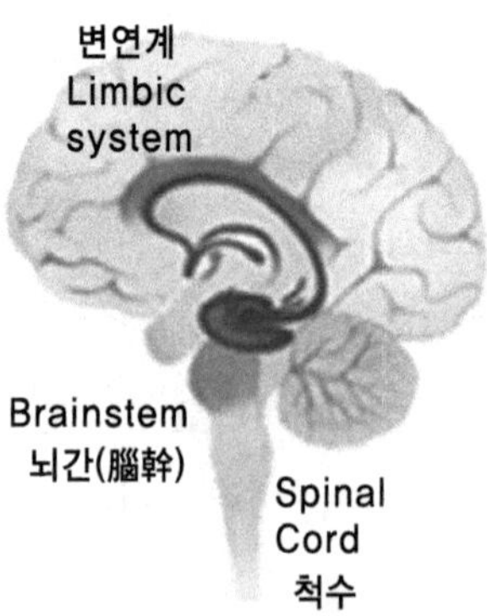

〈그림 12-7〉 변연계

그림출처 : http://en.wikipedia.org/wiki/file:Brain_limbicsystem.jpg

• 변연계의 기능 : 변연계는 정서 조절을 담당한다고 알려지고 있다. 변연계에 손상이 있을 경우 감정의 탈억제, 감정둔마[12], 성행위의 변화, 유순함 등이 나타난다. 감정의 탈억제로 인해 예기치 못한 분노나 공격성, 갑작스런 웃음이나 울음, 이유 없는 미소 등이 나타난다. 변연계는 두려움, 쾌락, 성적 반응 등 정서 중재에서도 중요한 역할을 한다. 또한 기억을 담당함으로써 학습에도 관여한다. 변연계의 각 하위 구조들, 해마, 편도체, 유두체 등이 담당하는 기능에 대해 살펴보기로 한다.

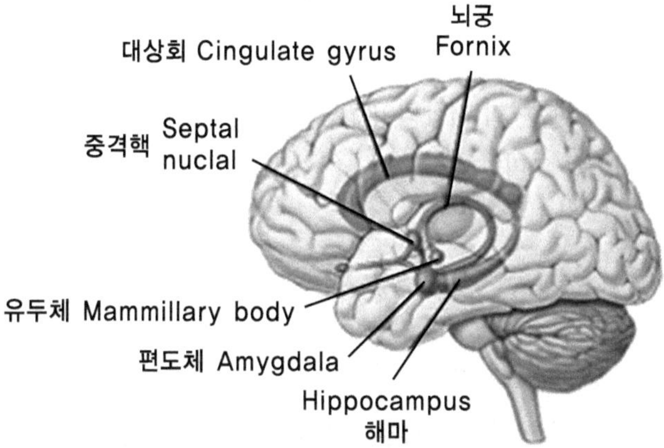

〈그림 12-8 〉 변연계의 주요 부분: 해마, 편도체, 유두체
그림출처: http://wps.prenhall.com/wps/media/ objects/1928/1974895/f04_11.jpg

• 해마 *Hippocampus* : 기억을 담당한다. 해마는 서술적으로 내용에 관한 기억을 처리하는 장소로서 단기기억이나 감정에 관한 기억은 담당하지 않는다. (해마 가운데 좌측 해마는 최근의 일을 기억하고 우측 해마는 태어난 이후의 모든 일을 기억하는 것으로 알려져 있다).

12) 감정둔마는 정서를 느끼기는 하지만 정서적 표현을 못하는 경우 또는 정서적 감정 자체를 느끼지 못하는 경우가 있다.

• 편도체 *Amygdala* : 편도체는 공포와 불안, 공격성 등의 정서를 조절하고 표현하며, 정서적으로 기억하고 다른 사람의 정서 신호를 인식하는 등 정서에 관여한다. 또한 분노나 공포를 조절하고, 분노와 공포에 대한 학습 및 기억에 중요한 역할을 한다(대한신경정신의학회, 1997, p.62 - 63). 편도체에 병소가 있는 동물의 유순함과 편도 자극 시 분노 반응을 보이는 실험을 통해 편도체가 분노 조절과 관련이 있음을 알 수 있다.

• 유두체 *Mammillary body* : 재인기억 과정에 관여한다. 재인기억이란 과거에 이미 경험했던 내용을 확인하는 기억으로, 현재 눈앞의 자극을 보았을 때 그 자극에 대해 이미 저장되어 있는 정보를 기억으로부터 끄집어내어 확인하는 작업을 의미한다.

시상, 시상하부, 뇌하수체

• 시상 *thalamus* : 시상은 말초감각계, 청각, 시각 등의 정보를 대뇌피질로 전하는 중계 역할을 담당한다(후각에 대한 정보 전달은 제외된다). 또한 시상은 대뇌피질로부터의 운동 정보를 척수에 전달함으로써 운동기능을 억제하거나 촉진하는 기능을 담당한다. 뿐만 아니라 대뇌피질과 시상하부와의 사이에서 정동(情動), 감정의 발현에 주요한 역할을 한다.

• 시상하부 *hypothalamus* : 시상하부는 뇌하수체와 밀접하게 연결되면서 뇌하수체와 더불어 주요한 기능을 담당한다. 즉 섭식행위, 성행위, 체온조절, 수면 - 각성주기의 조절을 담당한다. 또한 신체에서 주요 내분비 조절자로서 내분비선과 자율신경계를 조절하고, 면역계에도 의미 있는 영향

을 미친다(대한신경정신의학, 1997, pp.63 - 64).

- 뇌하수체 *Pituitary gland* : 시상하부 아래쪽에 매달려 있는 내분비 기관의 하나이다. 다른 종류의 호르몬 분비를 조절하는 호르몬들을 비롯하여, 직접 많은 호르몬들을 분비한다.

〈그림 12 - 9〉에 시상, 시상하부에 대한 그림이 제시되고 있고, 〈그림 12 - 10〉에는 뇌하수체에 관한 그림에 제시되고 있다.

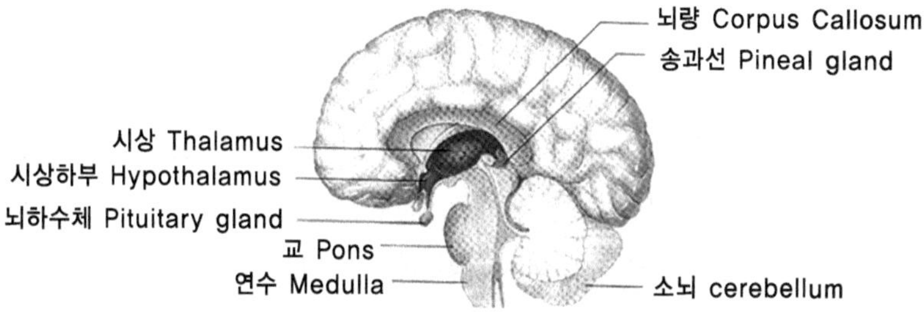

〈그림 12-9〉 시상과 시상하부

그림출처 : http://www.crystalinks.com/pinealgland2.jpg

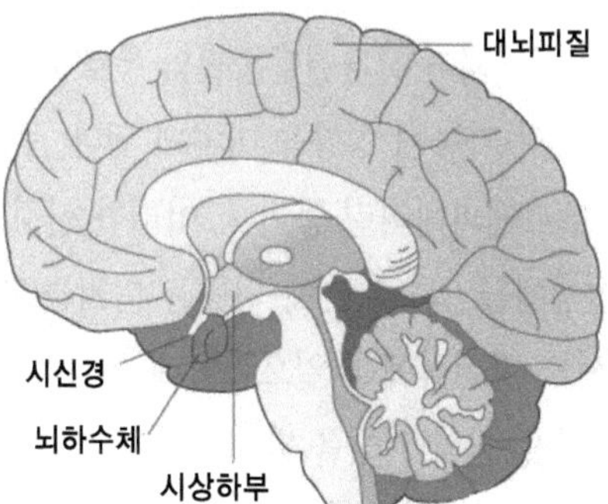

〈그림 12-10 〉 뇌하수체

그림출처: http://terms.naver.com/entry.nhn?cid=856&docId= 927114&imageNo= 1&categoryId=1745

뇌의 생화학적 이상

지금부터는 신경세포 수준에서 뇌의 기능을 이해하고자 한다. 신경세포 수준에서 뇌 기능을 이해하는 것은 신경생화학적 변화가 정상적, 비정상적 심리적 현상과 어떻게 관련되는지를 알아보는 것이다. 이러한 접근을 생화학적 접근방식이라고 한다. 생화학적 접근방식에서는 비정상적인 이상행동이 뇌의 생화학적 이상에 의해 발생될 수 있다고 본다.

인간의 뇌 (brain) 는 약 150억 개의 신경세포(neuron)로 구성되어 있으며, 신경세포 간 정보가 전달되면서 사고 활동이 일어나고 정서적 기분을 느끼며 판단을 거쳐 의사결정을 하게 된다. 신경세포 간 정보 전달을 통해 하나의 신경세포에서 다른 신경세포로 신호가 전달된다. 하나의 신경세포와 다른 신경세포 사이에는 미세한 틈새가 있는데 보통 약 20nm (1nm(나노미터)는 10억분의 1m이다)이다. 이 미세한 세포 간 간극에 신경전달물질이 방출됨으로써 세포간 간극 사이에서 신호가 전달될 수 있게 된다. 지금까지 약 50여 종의 신경전달물질이 알려져 있는데, 뇌의 부위에 따라 특정 신경전달물질에 민감한 신경세포들이 모여 있다. 이런 신경세포들은 뇌의 한 부분에서 다른 부분으로 계속 연결되어 신경전달물질의 통로를 이루고 있다. 신경전달물질은 다양한 심리적 기능에 영향을 미치게 된다. 주요 신경전달물질은 도파민, 세로토닌, 노르에피네피린 등이다. 이러한 신경전달물질의 과다 또는 결핍상태가 정신장애를 일으키는데 영향을 미치는 것으로 알려져 있다. 생물학적 입장에서는 정신장애를 일으키는데 영향을 미치는 신경전달물질을 발견하고 이러한 물질의 기능을 밝히고자 한다. 정신장애를 치료하는 대부분의 치료약물은 정신장애와 관련된 신경전달물질에 영향을 줌으로써 증상을 완화시키는 효과를 나타낸다(권석만, 2003, pp.92 - 93).

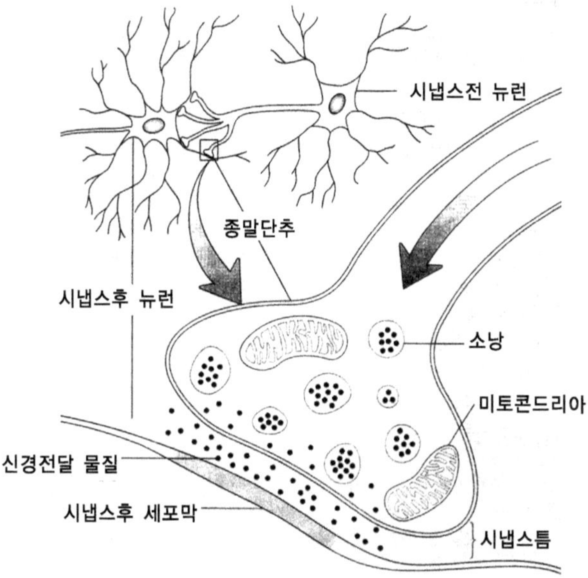

〈그림 12-11〉 신경세포 사이에서 신경정보가 전달되는 생화학적 과정

그림출처 : 한국심리학회(1997). 「현대심리학의 이해」. p.75에서 인용하였음.

그림 설명 : 그림 좌측 상단에 있는, 붉은 색 네모 쳐진 부분이 신경세포와 다른 신경세포가 연결되는 연접부이다. 즉 시냅스 후 뉴련과 종말단추가 만나는 곳이다. 이 부분에 매우 미세한 정도의 간극이 있다. 위 그림에서 보면 간극에 신경전달물질이 투입됨으로써 간극을 건너서 신경세포 간 정보전달이 이루어지는 것이다. 즉 전기적 성질을 띤 정보가 생화학적 성질을 띤 신경전달물질의 작용으로 간극을 넘어서서 다음 세포로 전달될 수 있게 된다.

〈그림 12-11 〉에 신경세포 간 정보전달이 이루어지는 생화학적 과정이 제시되고 있다.

정신장애 발병과 관련되는 주요 신경전달물질로는 도파민(dopamine), 세로토닌(serotonin), 노르에피네프린(norepinephrine)이 알려져 있다. 지금까지의 연구들은 도파민, 세로토닌, 노르에피네프린이 정신장애 발병에 영향을 미친다는 가설을 과학적으로 입증하려고 노력하고 있고 부분적으로는 입증이 되고 있다. 그럼에도 불구하고 도파민 신경전달물질의 경우 도파민 아형이 존재하고 도파민 통로가 다양하므로 아직까지는 부분적으로만 입증이 가능하다. 따라서 도파민, 세로토닌, 노르에피네프린이 정신장애 발병에 영향을 미친다는 사실은 알려져 있으나 보다 세부적이고 정확한 작용에 대해서는 연구가 진행 중이므로 현재로서는 도파민가설, 세로토닌가설, 노르에피네프린가설이라고 표현하는 것이 보다 정확한 표현이다. 지금부터 정신장애에 영향을 미치는 주요 신경전달물질인 도파민, 세로토닌, 노르에피네프린의 기능에 대해 살펴보자.

- 도파민*dopamine* : 정서적 각성, 주의집중, 쾌감각, 수의적 운동과 같은 심리적 기능에 영향을 미친다. 동물에서 도파민 과활성화(dopamine hyperactivity)가 유발되면 정신분열병 환자에게서 볼 수 있는 주의력 문제 등, 정신분열증과 유사한 이상행동이 나타난다. 또한 암페타민과 같은 도파민 효능제[13] (dopamine agonist)를 정상인에게 투여하면, 피해망상 등 정신병적 증상을 일으킬 수 있다. 파킨슨씨 병(Parkinson' s disease)은 도파민 결핍으로 인해 행동이 느려지고 손발을 떠는 증세를 나타낸다. 파킨슨씨 병을 치료하기 위해 도파민을 높여주는 약물을 투여할 경우 도파민을 과다하게 투여한 결과로서 환각이나 망상 등 정신분열증 증상들이 나타난다. 여러 연구에 의하면 정신분열증 환자들은 정상인보다 도파민 수준이 높은 것으로 발견되어 도파민의 분비가 과다하거나 또는 도파민 수용체의 증가 등으로 인해 정신분열증이 발생된다는 가설이 세워졌다. 정신분열증 치료약물은 대부분은 도파민 수용체를 차단함으로써 도파민

---

13) 효능제란 어떤 물질의 작용을 높여주는 역할을 하는 물질로, 도파민 효능제는 도파민의 활동을 높여주는 물질이다.

활동을 낮추는 기능을 한다.

- 세로토닌 *serotonin*: 세로토닌은 기분조절, 수면, 식욕, 성욕, 공격성, 주의집중, 통증과 관련되어 있는 것으로 알려져 있다. 세로토닌은 신경전달물질로서 신경계통의 여러 부위에서 억제적 기능을 한다. 예컨대, 세로토닌의 저하는 공격성을 증가시키는 결과를 초래하는데, 이는 세로토닌이 공격성과 관련된 신경회로를 억제하기 때문이다. 다시 말하자면, 공격성과 관련된 신경회로를 억제하던 세로토닌이 낮아지면 공격성이 높아지게 된다. 주목할 점은 우울증 환자들은 뇌의 세로토닌 수준이 낮은 상태에 있다고 보고됨으로써 세로토닌은 우울증과 밀접한 관련이 있는 것으로 연구되고 있다.

- 노르에피네프린 *norepinephrine* : 노르에피네프린은 정서적 각성, 공포, 불안과 관련된 신경전달물질로서 우울증에도 영향을 미치는 것으로 알려져 있고, 세로토닌과 상호작용하는 것으로 알려져 있다. 최근 연구에 의하면 우울증과 관련된 여러 종류의 신경전달물질과 수용체가 발견되었으며 이들 간의 상호작용도 매우 복잡하여 한두 가지의 신경전달물질에 의해 우울증을 설명하는 것은 지나치게 단순하다는 주장도 제기되고 있다.

이 외에도 GABA, 글루타메이트, 아세틸콜린과 같은 다양한 신경전달물질이 정신장애와 관련되어 있는 것으로 알려져 있다.

[학습목표]

1. 이상행동에 영향 미치는 생물학적 요인을 이해하기 위한 기초 작업으

로서 인간행동에 영향 미치는 요인들에 대한 통합적 모델, 즉 생물심리사회적 모델, 취약성 - 스트레스 이론을 이해한다.
2. 인간 행동에 영향 미치는 생물학적 요인에 대한 이해는 유전적 요인, 뇌의 구조적 손상과 이에 따른 뇌의 기능적 손상, 뇌의 생화학적 이상을 중심으로 학습한다.
3. 이상행동에 영향 미치는 유전적 요인의 기본 입장을 이해하고 현재까지 어떤 정신장애에 유전적 요인이 강하게 영향을 미치는 것으로 밝혀지고 있는지, 어떤 연구방법이 효과적인지를 살펴본다.
4. 이상행동에 영향 미치는 뇌의 구조적 손상과 뇌 기능의 손상은 대뇌피질 영역과 변연계를 중심으로 학습한다.
5. 이상행동에 영향 미치는 뇌의 생화학적 요인을 이해하기 위해 신경전달물질 가운데 주요한 역할을 하는 도파민, 세로토닌, 노르에피네프린을 중심으로 학습한다.

[학습내용]

1. 취약성 - 스트레스이론
2. 유전적 요인
3. 뇌의 구조적 손상
4. 뇌의 생화학적 이상
5. 학습정리
6. 참고문헌
7. 부록

[학습정리]

1. 정상적, 비정상적 행동은 생물학적 요인, 심리적 요인, 사회적 요인의 상호작용의 결과로서 나타난다. 인간 행동에 영향 미치는 다양한 요인들이 상호작용함으로써 정신장애가 발생된다는 통합적 이론으로 취약성 - 스트레스이론이 있다. 이 이론에 의하면 개인의 취약성 즉 유전적, 뇌신경 이상 등 생물학적 취약성 및 심리적 취약성 (부모양육방식, 개인의 성격 특성 등)이 선행되며, 이러한 개인의 취약성에 스트레스가 가해질 때 정신병리적 현상이 발생된다고 설명되고 있다.
2. 생물학적 이론은 유전적 요인, 뇌의 구조적 손상에 따른 뇌 기능의 손상, 뇌의 생화학적 이상, 즉 신경전달물질의 작용이 중심 내용이다.
3. 이상행동에 미치는 유전적 요인의 영향력에 대해서는 연구 방법의 어려움이 있다. 즉 인간의 행동은 유전적 요인과 환경적 요인의 상호작용의 결과로서 나타나기 때문에 순수하게 유전적 요인이 미치는 영향을 알아낼 수 있는 연구 방법에는 제한이 있다. 현재까지 연구에 의하면 유전적 요인이 가장 강하게 영향을 미치는 정신장애는 양극성 장애이며 다음은 정신분열증이라고 알려져 있다. 유전적 요인과 환경적 요인의 상호작용 효과를 배제할 수 있는 연구방법으로는 입양아 연구가 있다.
4. 인간 행동에 영향을 미치는 뇌 구조 가운데 대뇌피질은 가장 고차적인 정신활동을 주관하고, 감각과 운동을 담당하는 최고의 중추이다. 대뇌피질은 전두엽, 두정엽, 측두엽, 후두엽으로 구성되어 있고, 각각 담당하는 기능에 있어서 차이가 있다.
5. 전두엽은 추상적 사고, 개념적 사고 등 고차적 정신활동을 담당하고, 계획을 세우고 계획을 실행하는 실행 기능을 담당한다. 또한 부적절한 행동의 억제, 작업기억(working memory), 운동의 활성화, 구어(口語) 능

력을 담당한다. 정신분열증 환자들이 나타내는 추상적 사고 능력 저하, 계획 세우고 실행하는 능력 저하, 부적절한 행동을 억제하는 기능의 손상 등이 전두엽 기능 손상과 관련이 있다.

6. 변연계는 상호 연결된 일련의 뇌구조로서 해마, 편도체, 유두체가 주요한 역할을 한다. 변연계의 주요기능은 정서 조절이다. 변연계의 손상이 있을 경우 감정의 억제를 하지 못하고 감정둔마, 성행위 변화, 지나친 유순함 등이 나타난다. 또한 두려움, 쾌락, 성적 반응 등의 정서를 중재하는데 중요한 역할을 한다. 또한 기억을 담당함으로써 학습에도 관여한다.
7. 시상은 말초감각계, 청각, 시각 등의 정보를 대뇌피질로 전하는 중개 역할을 담당하고(후각 제외), 대뇌피질로부터의 운동 정보를 척수에 전달함으로써 운동기능을 억제하거나 촉진하는 기능을 담당한다. 또한 대뇌피질과 시상하부와의 사이에서 정동(情動) 및 감정의 발현에 주요한 역할을 한다. 시상하부는 뇌하수체와 밀접하게 연결되면서 뇌하수체와 더불어 섭식행위, 성행위, 체온조절, 수면-각성주기의 조절을 담당한다. 또한 신체에서 주요 내분비 조절자로서 내분비선과 자율신경계를 조절하고 면역계에도 의미 있는 영향을 미친다. 뇌하수체는 여러 종류의 호르몬들의 분비를 조절하는 호르몬을 비롯하여 많은 호르몬을 분비하는 기관이다.
8. 뇌에 분포되어 있는 약 150억개의 신경세포 간 정보가 전달됨으로써 인간은 사고하고 감정을 느끼고 행동을 할 수 있게 된다. 신경세포간 정보전달은 신경전달물질이 작용함으로써 가능해진다. 주요 신경전달물질로는 도파민, 세로토닌, 노르에피네프린이 있다.

도파민은 정서적 각성, 주의집중, 쾌감각, 수의적 운동 등은 심리적 기능에 영향을 미친다. 동물에게 도파민 과활성화를 유발하면 정신분열병 환자에게서 볼 수 있는 주의력 문제 등 정신분열증과 유사한 이상행동이 나타난다. 세로토닌은 기분조절, 수면, 식욕, 성욕, 공격성, 주의집중, 통증과 관련되어 있는 것으로 알려져 있다. 우울증 환자들은 뇌의 세로토닌 수준이 낮은 것으로 보고됨으로써 세로토닌은 우울증과 밀접한 관련이 있는 것으로 연구되고 있다. 노르에피네프린은 정서적 각성, 공포, 불안과 관련된 신경전달물질로서 작용한다.

[퀴즈]

1. 신경전달 물질에는 도파민, 세로토닌, 암페타민 등이 있다.
   [정답] ×
   [해설] 암페타민이 아니고 노르에피네프린이다.
2. 뇌의 대뇌피질의 해부학적 구조는 전두엽, 측두엽, 두정엽, 후두엽으로 되어 있다.
   [정답] ○

[참고문헌]

권석만 (2003). 현대 이상심리학. 서울:학지사. pp.89, 99 - 100. 102.

이근후 (1975). 정신의학적 인간생물학. 정신의학 강의용 교재. 비출간물.

대한신경정신의학 (1997). 신경정신의학. 서울: 하나의학사, p.90, p.310, pp.366 - 367.

한국심리학회 (1997). 현대심리학의 이해. 서울: 학문사.

http://en.wikipedia.org/wiki/file:Brain_limbicsystem.jpg

http://health.allrefer. com/pctures-images/brain.html

http://health.allrefer.com/pictures-images/lobes-of-the-brain.html

http://sciencecity.oupchina.com.hk/biology/student/ glossary/img/peripheral_nervous_system.jpg

http://terms.naver.com/entry.nhn?cid=856&docId=927114&imageNo=1&categoryId=1745

http://wps.prenhall.com/wps/media/ objects/1928/1974895/f04_11.jpg

http://www.colorado.edu/intphys/Class/IPHY3730/image/figure5

http://www.crystalinks.com/pinealgland2.jpg

http://www.faqs.org/health/images/uchr_02_img0126 .jpg

〈부록〉

인간의 복잡한 고차적인 정신기능을 담당하는 대뇌기능이 조직화되어 있는 양상을 〈그림 12 - 12 〉에서 볼 수 있다.

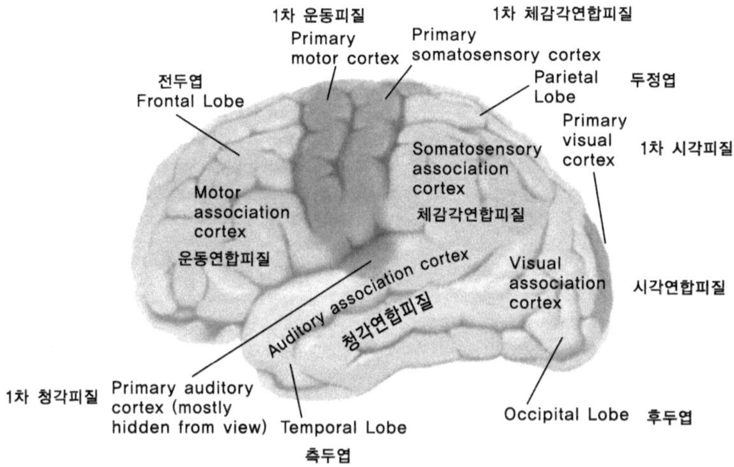

〈그림 12-12〉 대뇌 기능의 조직화(Carlson, 2008, p.77)

그림 출처: http://www.colorado.edu/intphys/Class/IPHY3730/image/figure5

제 13 장
인간행동에 대한 심리학적 이해

13장에서는 정상적 행동이나 이상적 행동에 영향을 미치는 심리적 요인에 관해 학습하기 위해 정신구조론의 각 요소들 - 원본능, 자아, 초자아 - 의 기능 및 활동, 그 결과로 나타나는 심리적 과정에 대해 살펴본다. 또한 세 요소 간 역동적 관계가 미치는 영향에 대해서도 살펴볼 것이다. 이어서 에릭슨의 심리사회적 전생애 8단계 발달이론을 중심으로 출생부터 노년기까지 전생애 과정에서 주요하게 발달하는 발달과업은 무엇인지, 그리고 각 발달단계별 심리적 과업의 성취 또는 실패의 결과로서 획득되는 긍정적, 부정적 심리적 특성은 무엇인지에 대해 살펴볼 것이다. 마지막으로 유아기의 애착행동이 어떤 기능을 담당하는지, 애착유형에 따라 어떤 심리적 특성을 갖게 되는지, 성인기 애착행동과는 어떤 관련이 있는지에 대해서도 알아볼 것이다.

정신분석적 입장 : 정신구조론

인성(personality)[14]을 구성하는 3가지 심리적 요인을 설명하는 Freud의 정신구조론은 이상행동뿐만 아니라 정상 행동을 이해함에 있어서도 주요한 이론이다. 인성을 구성하는 세 가지 심리적 요인 각각에 대한 설명은 인성의 다양한 측면을 이해하는데 도움을 줄 뿐만 아니라, 세 요인들 사이에서 일어나는 힘의 관계, 즉 정신역동에 대한 설명은 정상적 행동과 비정상적 행동이 어떻게 발생되는지를 이해할 수 있게 해준다.

지금부터 정신분석이론에 따라 정신(mind)을 구성하는 3가지 요소 - 원본능, 자아, 초자아 - 의 기능, 속성 및 원리에 대해 살펴볼 것이다(Kaplan, Sadock, & Grebb, 1994). 여기서 원본능, 자아, 초자아는 일련의 심리적 기

14) personality는 출생시 타고난 선천적인 기질(temperament) 및 후천적으로 형성되는 성격(character)를 모두 포함하는, 인성으로 불리운다. 일반적으로는 성격이라는 용어가 사용되기도 한다.

능을 담당하는 요소들로서, 심리적 기능을 담당하는 정신요소와 정신구조를 개념화하기 위해 사용되는 비유적인 용어라는 점이 이해되어야 한다.

- 원본능 *Id*: 원본능은 인간에게 충동적인 행동을 일으키게 하는 원초적인 생물학적 욕구(drives)로서 공기, 음식, 물, 영양소에 대한 선천적인 욕구와 신체 온도의 유지, 신체적 통합성과 평형성 유지 및 생식에 대한 욕구 등이 포함된다. 원본능에는 의존적 갈망, 공격적 욕구, 성적 욕구 등도 포함된다. Freud는 성적인 욕구를 인간의 가장 주요한 원초적인 욕구라고 보았고, 리비도(libido)는 "성적 본능이 마음 속에서 표상됨으로써 나타나는 힘(the forces by which the sexual instinct is represented in the mind)"이라고 정의 내렸다. 동일한 의미로 리비도는 성적 본능이 지니고 있는 정신적 에너지라고 설명되기도 한다(대한신경정신의학회, 1997).

  원본능과 관련해서 주목되는 점은 원본능적 욕구가 일어나면 이를 충족시키기 위한 일련의 심리적 과정이 이어진다는 점이다. 이러한 심리적 과정에 대해 살펴보면, 원본능적 충동이 일어나면, 긴장(tension)이 높아지고, 긴장이 높아짐에 따라 원본능적 욕구를 충족시키고 긴장을 방출하고자 하는 목표(object)가 생기며, 이런 목표를 달성시키기 위한 활동(action)이 일어난다. 그리고 욕구를 충족시킬 수 있는 대상(object)을 선택하게 된다. 예를 들면 성적 욕구가 높아지면 성적 긴장감이 높아지게 되고, 성적 욕구를 충족시키고자 하는 목표가 설정되고 이에 따른 행동이 일어나며, 성적 욕구를 충족시킬 수 있는 대상이 선택된다. 이와 같이 성적 욕구를 충족시키기 위한 일련의 과정이 심리적 과정으로 진행된다. 원본능은 현실적인 여건을 고려하지 않으며, 즉각적으로 욕구를 충족시키려고 하는 쾌락원리(pleasure principle)에 따른다.

• 자아 *ego* : 자아가 담당하는 첫째 기능은 원본능에 의한 충동과 초자아에 의한 요구가 조화롭게 유지되도록 하는 것이다. 원본능에 의한 쾌락추구적 충동 및 이에 따라 일어나는 원본능적 활동과 초자아 사이에는 갈등이 발생되기 마련이다. 왜냐하면 도덕적, 윤리적, 이상적 목표(ideal goa)를 지니고 있는 초자아와 충동적인 욕구를 충족시키고자 하는 목표를 지닌 원본능은 서로 다른 목표를 지니고 있으므로, 그 결과 대립적인 활동을 발생시키기 때문이다. 이러한 상황에서 정상적인 인격발달이 이루어지기 위해서는 본능적인 원본능적 충족과 윤리적이고 이상적인 초자아 요구를 지나치게 희생시키지 않으면서 상호 모순된 두 가지 요소 - 원본능과 초자아 - 를 합리적으로 조정할 수 있어야 한다. 이를 위해 자아는 원본능의 욕구와 초자아의 요구를 수정할 수 있어야 하고, 원본능의 맹목적인 욕구와 초자아에 의한 금지(통제)사이에서 중재역할을 함으로써 타협이 이루어지도록 할 수 있어야 한다. 예를 들면, 도착적인 성적 욕구를 갖고 있을 경우, 서로 모순되고 양립되기 어려운 원본능에 의한 쾌락추구적 욕구와 초자아에 의한 금지(또는 처벌)사이에서 타협이 이루어지도록 자아가 기능해야 한다. 이러한 조정과 타협을 이루는 방법으로 선택되는 경우를 예를 들어 보면, 성도착증에 대해 연구하는 직업을 선택함으로써 원본능과 초자아간 갈등을 조절할 수 있게 되고, 결과적으로 원본능적 욕구 충족과 도덕적 초자아 요구가 모두 충족될 수 있게 된다. 또 다른 예로 권투시합에 의해 공격적 본능을 승화시키는 경우를 예로 들 수 있다.

또한 자아가 담당하는 두번째 역할은 개인과 외부 세계 사이에서 발생되는 갈등을 적절하게 조절해주고, 원본능적 욕구가 환경으로부터 좌절되는 상황에 직면될 때 환경에 적응할 수 있도록 조정하는 것이다. 예를 들면 아이는 밖에 나가 놀다가 나이가 많은 다른 아이에게 장난감을 빼앗

졌을 경우 장난감을 되찾고 싶어한다. 그러나 나이 많은 아이가 자신보다 힘이 세다는 판단을 하게 되면, 힘센 아이에게 장난감을 가져도 좋다고 스스로 허락하는 행동을 함으로써 환경으로부터의 위협, 개인과 환경과의 갈등을 처리하고자 하는데, 이러한 타협 행동이 바로 자아 기능에 의해 이루어진다.

자아는 생후 6~8개월부터 발달하기 시작하여 2~3세가 되어야 자아 기능을 제대로 수행하게 된다. 즉 자아는 현실적인 환경적 여건을 인식하고 판단하고 통제하는 기능을 담당하고, 이와 더불어 현실적 여건에 따라 욕구충족을 지연하는 역할을 담당한다. 이러한 역할수행에서 자아는 현실원리(reality principle)에 따라 활동한다. 자아는 감각과 운동, 지각, 추론, 판단, 기억, 언어 등의 인지적 기능을 비롯하여 감정조절, 만족지연, 좌절인내와 같은 다양한 적응적 기능을 담당한다. 요약해서 말하면, 자아는 현실적이고 합리적이며 이성적인 사고과정을 나타낸다(권석만, 2003, p.59). 또한 환경에 대한 적응과 방어기능을 담당하는 자아기능은 원본능과 초자아 사이의 갈등해소를 통하여 확립되고, 경험을 통해 환경에 대한 적응방식을 학습함으로써 발달된다.

자아 기능은 다음과 같이 요약된다(대한신경정신의학회, 1997).

① 원본능(id)의 욕구들을 현실에 맞게 조정한다. 원본능의 성적이거나 공격적인 욕구를 현실원칙에 맞추어 지연시킨다

② 행위의 결과를 예측하여 판단한다.

③ 현실검증(reality testing)을 한다. 자극이 내부에서 오는 것인지, 외부에서 오는 것인지를 판별한다. 또한 현실을 파악하고 평가하면서 문제를 해결한다.

④ 감각, 지각, 사고, 학습, 지능, 직관, 언어사용, 운동 등이 자아 기능에

의해 이루어진다.

⑤ 방어기제를 사용하여 내부적 갈등 상황이나 외부 환경과의 갈등 상황으로부터 개체를 보호한다.

⑥ 초자아의 요구와 희망을 현실에 맞추어 억제하거나 조절한다.

• 초자아 *superego* : 초자아는 사회의 도덕적 가치와 윤리적 규범을 내면화한 결과로서 형성된다. 초자아는 무의식적인 감독자로서 인격에서 억압을 담당하는 부분이다. 초자아의 부분에 속하는 자아이상(ego ideal)은 자신이 그렇게 되기를 원하고 자아가 그러한 방향으로 나아가고자 하는 내면화된 형상이거나 이상적 자아상으로서, 개인이 성취하고자 기대하는 목표를 제시하여 준다.

초자아는 도덕원리(moral principle)에 따라 기능한다. 초아자의 형성을 통해 개인은 행동을 스스로 통제하게 되고 부모의 처벌을 예방하게 되고 처벌에 대한 불안을 피할 수 있게 된다. 프로이드는 초자아가 5~6세에 형성되기 시작하여 10~12세가 되어야 제대로 기능한다고 보았다(권석만, 2003).

초자아의 형성과정을 보면, 부모는 어린아이를 양육하면서 사회의 도덕적 가치와 윤리적 규범에 따라 아이의 행동에 대해 칭찬하기도 하고 처벌하기도 한다. 이때 아이는 부모의 우월한 힘에 복종하면서 부모의 지시를 무조건 복종하여야 하는 것으로 받아들인다. 이런 경험이 반복되면 아이는 부모의 칭찬과 처벌에 일정한 규칙이 있음을 알게 되고 이를 자신의 마음 속에 내면화하기 시작한다. 이처럼 부모의 칭찬과 처벌을 통해 아동에게 내면화되는 도덕적 가치나 윤리의식을 초자아(superego)라고 한다. 특히 초자아는 상별을 내리는 권위상인 부모(또는 부모의 대리인)를 아이가 동일시함으로써 형성된다. 이러한 동일시를 통해 금지와 의무감이 내면화됨으로써 초자아가 발달된다. 어린 시기에 아이는 부모의 엄격한 도덕적 기준에 따라서만 행동한다. 그러나 점차 부모보다는 또래아이들이나 다른 어른들과 함께 어울리면서 새로운 도덕상을 발견하고, 어릴 때 형성되었던 엄격한 도덕률 보다는 보편적인 사회적 가치에 의해 형성된 현실적인 도덕률을 갖게 된다. 이와 같이 성장하면서 경험하게 되는 다른 권위자로부터의 명령이나 금지, 또래관계를 통한 도덕적 경험이 초자아에 흡수된다.

만약 어렸을 때의 훈련이 지나치게 처벌적이었거나 아이로 하여금 강한 수치감을 갖도록 하고, 그 이후 타인과의 관계를 통해 이런 경험에서 벗어나지 못했다면, 초자아는 지나치게 엄격하고 처벌적인, 비합리적 성질을 지니게 된다. 이런 경우 자아가 원본능의 욕구를 수용하려고 한다면 초자아는 위협적이고 처벌적으로 작용함으로써 초자아적 권위를 유지하려고 한다. 그 결과 원본능과 초자아 사이의 조화로운 타협은 자아에 의한 조정에 의해 이루어지지 못하게 된다.

정신역동적 입장에서의 정신장애의 발생

정신분석적 입장에서 볼 때 정신장애 증상이 발생하는 첫 번째 경우는 다양한 정도로, 다양한 방식으로 정신구조의 3 요소 - 원본능, 자아, 초자아 - 각각에서 기능 손상이 있을 때 발생된다(Kaplan & Sadock, 1989). 예를 들면 유아가 생후 최초 1년 동안 어머니로부터 받는 정상적인 신체적 돌봄이나 적절한 자극이 결핍되면, 자아 기능은 적절하게 발달되는데 실패하게 된다. 이에 따라 외부 환경과 관계를 맺고 조정하는 능력이 손상되고, 원본능과 초자아 사이에서 일어나는 갈등을 조정하는데 실패하게 된다. 또한 부모가 아이를 지나치게 방임하거나 지나치게 자극할 경우에도 자아 기능 발달이 이루어지지 못하고, 그 결과 원본능적 충동 통제와 같은 정신내적 조정에 실패하게 된다. 이와 같은 자아 기능 발달의 실패뿐만 아니라 원본능이 지나치게 강하거나 지나치게 억제되어 있다면 바람직하지 못한 결과를 초래한다. 즉 원본능적인 쾌락추구에 지나치게 몰입하거나 쾌락적인 원본능적 추구를 전혀 하지 못하는 결과가 초래된다. 이와 마찬가지로 초아자 기능이 지나치게 강하다면 적절하게 도덕적이면서 이를 즐기는 능력이 심각하게 손상된다. 이와 반대로 초자아 발달이 결핍되면 도덕적 판단 자체가 결여되고 부도덕한 행동을 하고도 전혀 죄책감을 느끼지 못하게 된다. 이와 같이 자아, 원본능, 초자아 각각의 기능이 적절하게 발달되거나 적절하게 조절되는데 실패할 경우 정신장애가 발생하게 된다.

정신장애가 발생되는 두 번째 경우를 살펴보자. 이는 정신을 구성하는 정신요소들 간 갈등이 일어나는 경우로서, 원본능과 초자아 간 갈등이 일어나게 되면, 자아가 타협을 시도하게 되고 그 결과로서 정신장애가 발생된다. 앞서 각 정신요소들에 대해 설명되었던 내용을 살펴보면, 쾌락중심적이고 즉각적이며 직접적인 충족을 추구하는 원본능적 욕구가 강해지면, 긴장이 발생되고, 자아는 불안을 느끼게 되는데 이는 즉각적이고 쾌락적이고 자기본능적인 충족을 무조건적으로 추진하려고 하는 원본능적 에너지의 위험성을 알리는 신호인 것이다. 이러한 상황에서 초자아에 의한 요구도 작용을 하게 되는데, 원본능에 의한 쾌락중심적 욕구가 강렬해지면, 초자아는 도덕적 원리에 따라 처벌적이거나 도덕적인 요구를 하게 된다. 이런 결과로 원본능적 욕구와 초자아적 요구 사이에서 갈등이 발생되고 자아는 원본능적 욕구를 충족시키는 동시에 초자아적 요구도 충족시키는 방법을 모색하게 된다.

이러한 결과로서 증상이 발생하게 된다.

불안은 위험 상황에 대한 적절한 조치가 필요하다는 신호로서, 이런 위험 신호를 받은 자아는 방어기제를 동원하여 불안을 완화하고자 한다. 구체적으로 살펴보면, 원본능은 어느 특정 발달단계에 고착된 원본능적 충동 - 예를 들면 구강기적 의존적 욕구, 항문기적 공격적 욕구 등 - 을 쾌락중심적으로 즉각적으로 충족시키려 하고, 도덕적 원리에 따르는 초자아는 쾌락추구적이고 즉각적 충족을 갈망하는 원본능적 욕구 충족을 반대하고 이를 막아내고자 한다. 따라서 원본능과 초자아간 갈등이 발생된다. 이와 같은 갈등상황에서 자아는 원본능적 충동을 충족시키면서도 한편으로는 초자아적 요구도 충족시킬 수 있는 방법을 찾아내고자하고 그 결과로서 방어기제가 사용된다. 이와 같이 원본능적 욕구와 초아자적 요구를 동시에 충족시키기 위한 타협방식으로 선택되는 것이 자아방어기제이고 그 결과 증상이 발생된다.

예를 들어, 자식을 증오하는 어머니가 질식감을 느낄 정도로 강박적인 모성애적 행동을 하는 사례에 대해 살펴보자. 이 어머니는 학교가 끝나는 시간에 맞추어 학교로 가서 아이를 데리고 집에 돌아오는 동안 아이가 다칠까봐 아이의 손을 꽉 붙들고 온다. 집에 돌아오면 아이가 싫어하더라도 건강에 좋은 음식을 정성껏 만들어 숟가락으로 떠서 아이의 입에 넣어주면서 먹여준다. 이런 식으로 아이에게 지극한 모성애적 행동을 강박적으로 지속함으로써 주위 사람들로부터 '헌신적인 엄마' 라는 칭찬을 듣게 되고, 이런 칭찬은 그녀의 초자아적인 도덕적 요구 - 그녀가 헌신적이고 모범적인 어머니라는 - 를 충족시켜 준다 (초자아적 충족). 이와 동시에 지나친 과잉보호를 통해 아이에게 질식감의 고통을 줌으로써 무의식적으로 품고 있는 아이에 대한 그녀의 증오심 또한 충족된다(원본능적 충족). 이와 같은 강박적인 모성애적 행동은 병리적인 증상으로서 그녀의 초자아적 요구(자애로운 어머니)를 충족시켜주는 동시에 원본능적 요구(아이에 대한 분노감)도 함께 충족시켜주고 있는 것이다. 다시 말하자면, 원본능적 요구(아이에 대한 분노)와 초자아적 요구(자애로운 어머니)사이에 갈등이 일어나고 있는 상황에서 강박적인 모성적 행동(증상)은 이 두 가지 요구를 동시에 충족시켜주는, 타협의 결과로서 나타나게 된다.

정신장애 증상이 발생되는 세 번째 경우를 살펴보면, 정신을 구성하는 세 가지 요소 - 원본능, 자아, 초자아 - 사이에서 적절한 조화가 이루어지지 못한 상태이다. 만약 초자아가 지나치게 엄격하고 원본능적 요소는 지나치게 약화되어 있으면서 자아 기능이 제대로 발휘되지 못한다면, 개인은 지나치게 엄격하고 도덕적이고 이상적 목표를 달성하고자 원본능적 충족을 희생시키게 되고, 이런 불균형 상태에서 자아는 적절한 타협(조정) 기능을 수행하지 못한다. 예를 들어 지나치게 금욕적이고 도덕적이고 자기희생적인 경우 성적 욕망이나 충족이 지나치게 무시하게 되고 그 결과 성적 기능장애가 발생된다. 이런 경우 정신을 구성하는 3가지 요소 간 힘의 불균형 상태, 즉 정신역동적 불균형 상태로서, 성적 기능장애의 증상이 발생된다.

지금까지 설명했던 내용을 정리해보면, 첫째, 증상은 원본능, 자아, 초자아 기능이 각각 손상되어 있을 경우 발생된다. 둘째, 원본능적 충족이 위험하다는 위험신호가 불안을 통해 전달되면 자아는 원본능과 초자아간 갈등을 타협적으로 조정하기 위해 자아방어기제[15]를 사용하게 된다. 따라서 두 번째 증상은 갈등과 타협의 결과로서 나타난다. 세 번째, 정신역동적 불균형 상태, 즉 정신을 구성하는 3가지 요소 간 힘의 불균형 상태에서 증상이 발생된다.

---

15) 자아방어기제에 대한 자세한 설명은 본문의 부록으로 제시된다.

전생애 발달 -Erikson의 심리사회적 발달이론을 중심으로 -

Erikson은 자아 기능(ego functions)의 발달을 중점적으로 다루고 있다는 점에서 그의 이론은 자아심리학 이론으로 분류된다(Lofgren, 1994). 또한 각 발달단계마다 개인들의 행동방식에 대해 사회가 특정한 기대를 가지게 되며, 이러한 사회적 기대가 개인들의 심리적 발달을 촉진해주는 역할을 한다는 점을 강조하고 있다. 따라서 그의 이론은 심리사회적 이론으로 분류된다.

에릭슨의 심리사회적 이론이 지니고 있는 독특성 및 의의에 대해 살펴보자.

첫째, 그의 이론은 전생애 발달을 다루고 있다. 유아기부터 시작해서 아동기를 거쳐 노인기, 노쇠기(senescence)에 이르기까지 8단계에 걸쳐 전생애 동안 발달이 이루어진다고 하였다. 그는 개인의 성격은 아동기 경험 뿐만 아니라 성인기 경험에 의해서도 중요하게 영향 받는다는 점을 강조하였다.

둘째, 그의 발달이론은 각 발달단계가 유전에 의해 미리 정해진 시간표에 따라 발달된다는 입장에 따르고 있다. 이러한 점에서 그의 이론은 점성적 모델(epigenetic model)이라고 불리운다, 점성적 epigenetic 이란 epi (의존해서) 라는 단어와 genetic(유전)이라는 단어의 합성어이다. 즉 유전에 의존한다는 의미를 담고 있다. 이와 같이 에릭슨은 전 생애동안 일어나는 주요 발달단계는 유전적으로 결정된 시기에 따라 발생된다고 보았다.

셋째, 그의 이론은 자아 기능 발달과 자아발달에 미치는 사회적 기대를 다루고 있다. 즉 심리사회적 발달이론이다. 구체적으로 예를 들면, 출생 때부터 기본적 신뢰와 자율성 같은 긍정적 자아 특질이 존재하기는 하지만, 특정한 시기가 되어야만 두드러지게 나타난다. 예컨대 청년기가 되면 개인의 정체감 형성이 시작되는데, 사회적 요구 - 즉 청년들이 미래의 성인으로서 독립적인 자아정체감을 형성하도록 요구하는 - 가 청년들의 자아정체감 발달을 자극한다는 것이다. 이와 같이 자아 기능들은 개인 내적인 힘에 의해 성취될 뿐만 아니라 사회적, 문화적 영향력에 의해 자극된다.

넷째, 각 발달단계에서 발달이 이루어지는 중심 과제가 있다. 이를 잘 해결하면 긍정적인 결과로서 자아 특질이 형성되고, 중심 과제를 잘 해결하지 못하면 부정적인 결과로서 자아 특질이 형성된다. 예컨대 출생 후 1년 사이에 어머니(양육자)와의 관계에서 적절한 보살핌을 받게 되면 욕구가 충족되고, 안정감을 느끼면서 외부 대상에 대해 신뢰감을 갖게 된다. 이러한 기본적 신뢰감은 그 이후 타인에 대해, 그리고 사회에 대해 신뢰감을 갖게 되는 바탕이 된다. 이러한 신뢰감이 첫 번째 발달단계에서 성취되는 긍정적인 특성이다. 이와 반대로 어머니(양육자)와의 관계에서 보살핌을 받지 못하고 불쾌감을 경험하게 될 경우 아이는 불신감을 갖게 되고 의심을 갖게 된다. 그리고 이러한 부정적 심리적 특성은 그 이후의 대상관계와 사회적 환경에 대한 정서적 기초가 된다.

이와 관련하여 흥미로운 점은 각 발달단계에서 현실적으로는 '좋은' 특성만을 획득하는 것이 반드시 바람직하지는 않다는 것이다. 즉 '좋은' 특성과 더불어 어느 정도로는 '나쁜 특성' 을 통합시키는 것이 중요하다는 것이다. 예를 들어, '기본 신뢰' 만 있고 '기본 불신' 은 전혀 획득하지 못한 경우라면, 현실적으로 신뢰가 부족한 경우가 발생되는 상황을 효과적으로 다룰 수 없게 된다. 다시 말하자면 발달의 결과로서 불신감을 조금도 갖고 있지 않다면 현실적 적응이 어려워질 수 있게 된다. 정리해보면, 각 단계의 성공적인 결과는 부정적인 특성보다는 긍정적인 특성이 더 우세한 경우이지만, 현실적으로는 부정적 특성도 적응을 위해서는 요구되는 것이다.

다섯째, 각각의 발달단계는 개인의 잠재력이 긍정적인 특성으로 굳혀지거나 부정적인 특성으로 굳혀지는 상반된 결과가 나타날 수 있다는 점에서 위기로 작용된다. 예컨대 초등학교에 들어간 아이들은 새로운 기술을 익히거나 학습 능력을 갖추게 되는데 이런 경우 아이는 근면성이 성취되는 반면, 이러한 자아 기능을 성취하지 못했을 경우 아이는 열등감을 느끼게 된다. 이와 같이 각 발달단계는 그 단계의 중심 과제의 성취 여부에 따라 발달단계별 자아성취의 성패가 갈리게 된다는 의미에서 발달위기에 해당된다.

다음 〈표 13-1〉에서는 각 발달단계별 연령, 발달과업, 발달적 특징, 그리고 발달과업이 성공적이고 긍정적으로 해결되었을 때 나타나는 성격 특성과 발달과업이 실패하고 부정적으로 해결되었을 때 나타나는 성격 특성이 제시되고 있다. (Carver, Scheier, 2005; 김교헌, 심미영, 원두리, 2005에서 재인용).

〈표 13-1〉 에릭슨의 8단계별 발달적 특징 및 발달과업 성취 및 실패의 결과

연령	발달단계별 성취되는 자아기능	발달적 특징	긍정적 해결의 결과	부정적 해결의 결과
유아기 0~1세	신뢰 대 불신	아이가 요구할 때 어머니의 적절한 보살핌이 제공되면 신뢰가 형성된다. 어머니에 대한 신뢰는 그 이후 다른 사람과 사회에 대한 신뢰감이 형성되는 바탕이 될 뿐만 아니라 자기 자신에 대한 신뢰감이 형성되는 바탕이 된다.	희망	공포
초기 아동기 1~3세	자율 대 수치감, 회의	스스로 행동하려는 아동의 노력을 부모가 칭찬하고 격려해주면 자율성이 형성된다. 지나친 억압이나 조롱은 아동의 자율성을 손상시키고 그 결과 수치감과 회의감을 강하게 느끼게 된다.	의지력	자기 회의감

연령	발달단계별 성취되는 자아기능	발달적 특징	긍정적 해결의 결과	부정적 해결의 결과
중기 아동기 3~6세	주도성 대 죄책감	스스로 계획하여 주도적으로 행동하려는 아동들은 열심히 배우며 경쟁한다. 아동이 설정한 계획과 기대가 이루어지면 주도성이 형성되지만 잦은 실패와 주위 압력은 죄책감을 갖게 만든다.	목적의식	무가치감
학령기 6~12세	근면성 대 열등감	아동은 사회가 요구하는 기술들을 열심히 습득한다. 또래와의 접촉을 통해 함께 일하고 함께 노는 방법도 학습한다. 학습과 놀이를 통한 아동의 성공적 경험은 근면성을 발달시키고 실패 경험은 열등감을 갖게 만든다.	유능감	무능감
청년기 12~20세	정체감 대 정체감 혼란	"내가 누구인가?" "나는 무엇을 할 수 있는가?" 이런 물음에 대한 해답을 얻기 위해 심각하게 고민하고 갈등한다. 자신이 어떤 존재인지에 대한 정체감이 형성되고 자신이 추구해나갈 가치에 대한 확신이 서면 정체감이 형성되지만, 그렇지 못하면 정체감 혼란에 빠진다.	자아 정체감 형성[16)]	자아 불확실감
초기 성인기 20~30세	친근감 대 고립감	정체감을 획득한 개인은 자기 자신을 잃을지 모른다는 두려움 없이 타인(특히 이성)과 친밀한 관계를 맺고 친근감을 갖게 된다. 타인과의 친밀한 관계, 진정한 상호관계를 맺지 못하는 사람들은 고립감에 빠진다.	사랑	난잡함

16) '내가 누구인가' 에 대한 자아정체감이 형성되면 이에 맞추어 자신의 열정을 투자하고 이에 몰입할 수 있는 '헌신/충실 fidelity' 이 동반된다.

연령	발달단계별 성취되는 자아기능	발달적 특징	긍정적 해결의 결과	부정적 해결의 결과
성인기 30~65세	생산성 대 정체(停滯)	성인 초기동안 친근감을 획득한 사람들은 자녀를 낳아 양육하고 직업을 가짐으로써 그들의 이상을 실현한다. 두 사람 사이의 친밀감을 넘어서서 자녀를 양육하고 타인을 보살피는 과정에서 생산성을 획득한다. 그렇지 못한 사람들은 자신에게만 몰입하고 자기 침체에 빠진다.	보살핌	이기주의
후기 성인기 65세~사망	자아통합 대 절망감	자신의 인생을 되돌아보고 나름대로 의미 있었다고 평가할 수 있는 사람은 자아통합을 이룰 수 있다. 반면 지나온 생애를 후회하고 무가치했다고 생각하는 사람은 절망감을 경험한다.	지혜	의미상실, 절망감

유아기 (0~1세) : 신뢰 대 불신

유아는 생리적이고 기초적인 욕구를 충족시켜주는 타인들에게 전적으로 의존한다. 순조로운 수유와 편안한 수면, 규칙적인 배설 등을 통해 유아의 욕구가 충족되면, 유아에게는 안정감과 신뢰감이 발달된다. 신뢰감은 외부 대상과 세상이 예측 가능하고 믿을 수 있다는 정서의 바탕이 된다는 점에서 매우 중요하다. 신뢰는 친절하고 자애로우며 아이의 욕구에 즉각적인 반응을 보이는 양육자와의 상호작용에 의해 형성된다. 반면 불신감은 변덕스러운 양육방식, 정서적 배척에 의해 형성된다. 때로는 아이의 기질 때문에 형성되기도 한다. 신뢰가 불신보다 더 우세할 경우, 욕구가 충족될 수 있다는 지속적 신뢰, 삶에 대한 낙관주의, '희망'이 높아진다.

초기 아동기 (2～3세) : 자율 대 수치와 의심

이 시기 동안 아동의 관심은 자신의 행동에 대한 통제감을 획득하는 방향으로 변화된다. 이 단계의 경험은 아이가 독립적으로 행동할 수 있는 능력을 갖게 되는지, 즉 자율적 행동을 할 수 있게 되는지, 아니면 수치감과 의심을 갖게 되는지에 영향을 미친다. Erikson은 프로이드와 마찬가지로 배변훈련이 이 시기의 중요한 사건이라고 가정하기는 했지만, 배변에 대한 통제력을 획득하는 것은 자율성을 획득하는 한 가지 방법일 뿐이라고 인식했다는 점에서 프로이드와 차이를 보인다. 아동이 주변 대상과 효과적으로 상호작용할 경우, 자율성과 유능감이 강화된다. 이러한 노력이 실패되거나, 조롱이나 비판으로 이어지거나, 부모가 아동으로 하여금 스스로의 힘으로 행동하도록 허용하지 않는다면, 아이는 자신에 대한 수치감과 의심을 갖게 된다. 자율성을 획득하게 되는 경우 자유로운 선택을 결정하는 '의지' 라는 자아 특성이 발달된다.

중기 아동기 (3～6세) : 주도성 대 죄책감

자율성과 행동을 통제하는 능력이 높아짐에 따라 아동은 주변의 대상들을 조정하고 영향력을 행사하고 싶은 욕망, 즉 권력에의 욕망을 갖게 된다. 행동에 대한 주도권을 행사하고자 하는 아이는 자신의 의지(sense of will)에 따라 환경을 움직여 보고자 한다. 그들은 세계를 탐색하고 조작하며 주변에서 일어나는 일에 대해 질문함으로써 호기심을 표현하고 호기심에 따라 행동한다. 이 시기 아동들의 너무 강한 행동은 타인을 괴롭힐 수도 있고, 너무 많은 질문은 어른들을 귀찮게 할 수도 있다. 이때 아동의 주도권 행사를 너무 자주 비난한다면 그 결과 아동은 죄책감을 갖게 된다. 주도권 행사가 자주 비난을 받는다면, 결국 주도권 행사는 억제된다. 이러한 위기가 잘 다루어진다면, 아이는 처벌에 대한 두려움 없이 가치 있는 목표를 추구하는 용기를 갖도록 해주는, '목적 의식' 이라는 자아 특성을 발달시키게 된다.

학령기 (6~12세) : 근면성 대 열등감

아동은 단순히 주도권을 갖고 힘을 행사하는 것만으로는 만족하지 않으며, 주변 사람들이 좋다고 판단하는 행동을 하고자 하는 의욕이 생겨난다. 즉, 단순히 어떤 일을 행하는 것이 아니라, 타인이 '가치 있게 여기는 일' 을 '적절하고 칭찬 받을 만한 방식으로' 행동하고자 한다. 이러한 행동을 할 수 있을 때 아동에게 근면성이 성취된다.

근면성을 갖게 되느냐, 열등감을 갖게 되느냐는 아동이 초등학교에 입학할 즈음 시작된다. 학교 경험은 아동의 지적인 기술이 처음으로 검증되는 시기이며, 사회적 역할을 배우기 시작하는 시기이다. 따라서 아동의 근면성에 대한 지각은 그의 행동이 주변 사람들에 의해 수용되는가에 의해 영향받는다. 따라서 이 단계를 성공적으로 지낼 수 있기 위해서는 아동은 주위 사람들에게 수용될 수 있는 방식으로 자신에게 부여된 과제를 수행하는데 숙달되어야 한다. 이 단계의 위험은 열등감이며, 열등감은 아동의 수행을 부적절하거나 도덕적으로 잘못되었다고 반응하는 타인들(주로 부모, 교사, 친구)에 의해 발생된다. 근면성과 열등감 사이의 갈등을 잘 처리하면, 타인이 가치 있게 여기는 일을 자신이 해낼 수 있다는 느낌, 즉 '유능감 (competence)' 이라는 자아 특성이 생긴다.

청년기 (12~20세) : 정체감 대 역할 혼미

청년기는 신체적인 변화와 함께 사춘기가 시작되는 시기이다. 이 단계에서는 세상에서 스스로의 위치를 발견해야 하며, 이를 위해서는 자신의 정체감을 확립해야 하고 정체감의 일부로서 자신이 세상해서 담당해야 하는 역할을 정해야 한다. 정체감은 자기에 대한 통합된 느낌을 나타내며 '나는 누구인가?' 라는 질문에 대한 해답이다. 역할 혼미라는 용어는 양립될 수 없는 복잡하고 혼란된 자아정체감이 형성되거나 정체감 형성 자체가 이루어지지 못한 경우이다. 자아정체감 내의 모순이 크면 클수록 정체감을 이루는 요소들은 서로 조화되기 어려워지고 혼란스러워진다. 그리고 정체감 형성이 아예 이루어지지 않음으로써 어떤 역할도 자신과 상관이 없는 것으로 느껴짐으로써 개인은 무기력해지고 혼란감에 빠지게 된다. 에릭슨에 따르면 정체감은 이전 단계 동안 형성된 자아개념들을 통합하고, 통합된 자아개념과 타인이 자신을 보는 관점이 통합됨으로써 형성될 수 있다고 하였다. 즉, 정체감은 개인적인 자아개념과 사회적인 자아개념과의 결합에서 생겨난다. 에릭슨은 정체감이야말로 각 개인의 인생에 있어서 주요한 과제라고 보았다. 만일 정체감 형성에 실패한다면 그 결과 역할 혼미가 발생된다. 이에 따라 진로를 선택하지 못하는 무능력 상태에 빠지게 되고 자아 공허감을 채우기 위해 집단과의 동일시에 빠지기도 한다. 성공적인 정체감 형성은 개인의 가치관들 사이에서 발생될 수 있는 모순점에도 불구하고 '내가 누구인가' 에 대한 정체감에 따라 자신의 열정을 투자하고 이에 몰입할 수 있는 '헌신[17]/충실 (fidelity)' 이 뒤따르게 된다.

초기 성인기 (20~30세) : 친밀감 대 고립감

초기 성인기 발달과제는 친밀감 대 고립감과 관련된다. 친밀감이란 누군가에게 헌신하는 느낌을 가지고 그 사람과 가깝고 따뜻한 관계를 맺는 것이

17) 헌신이란 "내가 누구인가"에 대한 정체감이 형성됨으로써 개인이 열정을 투자하고 몰입하는 상태를 의미한다.

다. 진정한 친밀감은 개방적으로 마음을 열고 받아들이고, 희생을 필요로 하는 상황에서도 타인에게 헌신할 수 있는 도덕적인 강인함을 요구한다. 에릭슨은 청년기에 정체감을 형성할 수 있었던 개인들은 초기 성인기에 친밀한 관계를 맺는 능력을 갖게 된다고 보았다. 친밀감의 정반대 입장은 타인으로부터 혼자 소외되어 있다는 느낌과 그들에게 헌신할 수 없다는 느낌으로 고립감을 느끼게 된다. 친밀감을 형성할 수 있는 능력을 갖추고 있지 않다면, 그 결과 아무도 자신의 욕구를 채워줄 수 없게 되고 개인은 고립상태에 빠지게 된다. 친밀한 관계를 맺는 능력과 관련되는 자아 특성은 '사랑' 이다.

성인기 (30~65세) : 생산성 대 침체

성인기는 일반적으로 중년기로 알려져 있다. 이 단계의 위기는 출산이나 자녀 양육 능력을 중심으로 발생된다. 이 시기의 주된 갈등은 생산성 대 침체이다. 생산성의 요구는 다음 세상에 무언가를 창조하는 것이다. 예컨대 개인은 자신과 연결된 새로운 생명을 창조함으로써 미래에도 자신의 존재를 상징적으로 이어갈 수 있다. 이렇듯 생산성은 다음 세대의 성장을 촉진하고 리드하는 활동을 포함하지만, 그 본질적인 개념은 보다 더 넓은 의미를 포함한다. 생산성은 아이디어나 대상(생산품이나 창작물)을 창조하는 것, 후배를 양성하는 것, 즉 미래에 긍정적인 영향을 끼치는 활동을 모두 포함한다. 또한 생산성은 가까운 관계(친밀감)에서 전체 사회에 대한 폭넓은 관심으로 초점이 바뀌는 것을 의미하기도 한다. 생산성을 발달시키지 못하면 개인은 자신의 관심사에 매몰되거나 주위 세계에 깊이 관여하지 못하는 침체상태에 빠진다. 이 단계에서 긍정적인 균형이 이루어질 경우 자아 특성은 '배려'로 나타난다. 이는 개인이 인생에서 생산한 모든 것에 대한 폭넓은 관심을 의미한다.

성인 후기 (65～사망) : 자아통합 대 절망

생애 마지막 단계는 성인 후기로서 일반적으로는 노년기로 불리우며 생애 가운데 가장 성숙한 시기라고 볼 수 있다. 이는 생애의 마지막 단계로서, 스스로의 삶을 되돌아보고 반성하는 시기이다. 만약 자신이 선택하고 실행해왔던 일들을 수용함으로써 자신의 삶이 의미가 있었다는 만족감을 느낀다면 자아통합에 이를 수 있다. 자아통합의 다른 축은 절망으로서 삶이 낭비되었다는 느낌을 갖게 되며, 다른 방식으로 살아 왔더라면 현재와는 다를 것이라고 후회하지만, 이미 때가 너무 늦었다는 것을 알게 된다. 절망에 빠지면 자신의 생애를 소중한 선물로 받아들이기보다는 자신의 삶을 비통해한다. 통합의 느낌을 가지고 인생을 회고하면 '지혜' 라는 자아 특성이 생긴다. 지혜는 의미 부여와 자비를 포함하며, 죽음 앞에서도 인생에 대해 초연하고 적극적인 관심을 갖는 것을 의미한다.

애착 *attachment*

애착이란 영유아와 양육자 사이에 존재하는 정서적 경향성(emotional tone) (Kaplan, Sadock & Grebb, 1994)으로서 영유아가 특정 대상에게 가까이 있으려 하고 그 대상이 옆에 있을 때 안전감을 느끼는 경향성이다. 영유아들은 약 10개월 정도가 되면 어머니 가까이 있으려 하고, 어머니 가까이 있음으로써 안정감을 느낀다. 애착행동은 3세에 절정에 달하는 것으로 알려지고 있다(Hales, Yudofsky & Talbott, 1994).

Bowlby(1958; Hales, Yudofsky & Talbott, 1994에서 재인용)는 출생 후 영유아들이 대상을 탐색하는 행동에 의해 어머니와의 상호적 관계에서 안정감을 갖게 되고 보호를 받게 되는데, 이런 행동을 애착행동(attachment behavior)이라고 정의 내렸다. 이런 애착행동은 5가지 반응을 통해 나타난다: 입으로 빠는 행동(sucking), 밀착하는 행동(clinging), 뒤를 쫓아가는 행동(following), 우는 행동(crying), 미소짓기(smiling).

애착이론과 애착행동은 정신건강을 이해하고 정신병리적 발달 및 정신병리적인 다양한 행동양상을 이해하는데 매우 중요하다. 애착행동은 성장하면서 형성되는 다른 사람과 관계 맺을 수 있는 능력에 영향을 미치며, 타인과의 부적절한 관계는 영유아기의 모자접촉의 단절이나 실패에서 비롯된다고 알려져 있다. 또한 애착행동은 인지적 영역에도 영향을 미치며, 성격 형성에도 영향을 미친다.

영유아에 따라서는 애착대상이 어머니가 아닌 다른 대상일 수도 있다. 그러나 대부분의 영유아들은 어머니에 대해 애착 반응을 보인다. 영유아들은 한 살 전후에 예외적인 경우를 제외하고는 대부분 어머니에 대해 애착반응을 보인다. 왜 영유아들은 애착반응을 보이게 되는가?

Bowlby(1973; 홍강의, 2005에서 재인용)는 애착의 2가지 기능을 제시하고 있는데, 여기서 그 해답을 찾을 수 있다. 첫째, 애착은 영유아에게 안전감을 느끼게 해준다. 안전감을 갖게 됨으로써 유아는 낯선 대상이나 낯선 상황에서 느끼는 고통을 덜 느끼게 되고 그 결과 정서가 조절될 수 있게 된다. 안전감은 유아가 삶의 주요한 인물(어머니 또는 주요 양육자)이 믿을 만하다는 것, 즉 유아가 필요로 할 때 언제나 옆에 있어 준다는 것을 알게 될 때 느끼게 된다. 둘째, 애착은 아이에게 세상을 탐색할 수 있도록 해준다. 즉 애착은 외부 세상에 대한 탐색활동을 높여준다. 영유아의 외부 환경에 대한 탐색활동은 아이가 안전감을 느끼게 됨으로써 가능해진다.

애착은 대상과의 관계에서의 정서적인 결속을 나타내며, 인간 경험의 기본적인 요소로서 인간 행동에 직접적인 영향을 미친다.

애착은 여러 유형으로 나타나는데 애착의 유형은 다음과 같다.

① 안정적 애착유형 (secure attachment)

② 회피적 - 불안정 애착유형 (avoidant - insecure attachment)

③ 저항적 - 불안정 애착유형 (resistant - insecure attachment)

④ 비구조화 - 혼란성 애착유형 (disorganized - disoriented attachment)

• 안정적 애착유형 : 유아는 어머니와 떨어져 있게 되는 분리(seperation) 상황에서 어머니와 떨어지지 않으려고 저항한다. 그리고 어머니가 유아 곁으로 돌아오면 따뜻하게 맞이하고 어머니에게 가까이 가려하고 직접적인 신체 접촉을 요구하면서, 어머니와 떨어져 있는 동안 느꼈던 정서적 고통을 쉽게 가라앉히고 놀이와 탐색으로 빠르게 되돌아간다.

• 회피적 - 불안정 애착유형 : 어머니와 떨어져 있게 되는 분리 상황에서 어머니와 떨어지지 않으려는 반응을 보이지 않고, 어머니가 곁에 있든 없든 간에 상관없이 낯선 환경을 탐색한다. 어머니가 유아 곁으로 되돌아오더라도 아이는 어머니에 대해 별로 반응을 보이지 않는다. 즉 고개를 돌리거나 회피하는 반응을 보인다.

• 저항적 - 불안정 애착유형 : 유아는 어머니가 곁을 떠나게 되면 울기 시작하고 어머니가 돌아올 때까지 울음을 그치지 않는다. 그러나 막상 어머니가 유아 곁으로 되돌아오면 어머니에게 자신을 안아달라고 하면서도 어머니가 안아주려고 하면 저항하는 양가적인 태도를 보인다. 즉 어머니에게 안기려 하지 않고 몸부림치거나 어머니를 밀쳐내는 행동을 한다.

• 비구조화 - 혼란성 애착 유형 : 유아는 어머니와 떨어질 때도 불안한 반응이나 적절한 반응을 보이지 않고, 어머니가 되돌아오더라도 무감각한 반응을 보이거나 어머니에게 안겨 있을 때도 다른 곳을 쳐다보는 등 혼란된 행동을 보인다.

• 영유아기의 애착유형이 중요한 이유 : 아동기뿐만 아니라 청소년기, 성인기에 이르기까지 개인의 애착유형은 대인관계에 영향을 미친다는 점에서 영유아기의 애착유형은 중요하다. 즉 애착유형은 대인관계에서 개인이 어떤 관계를 맺는가에 영향을 미치는 내적 작동모델(internal working model)로서 기능하게 된다.

• 애착을 이루기 위한 요건 : 안정적 애착을 이루기 위한 요건들은 무엇인가? 에 대해 살펴보면, 유아들은 출생부터 선천적 기질이 차이가 있을 수

〈표 13-2〉 애착실험에서 1세 유아가 보여 준 애착행동 4가지 형태

애착유형	1세 때의 행동
안정적 애착	되돌아온 어머니와 상호작용함, 친밀감, 접촉을 구함, 부모에 의해 쉽게 달래지고 다시 놀이에 몰두한다.
회피적 애착	되돌아온 어머니를 피하고 무시하고 외면하면서 장난감을 가지고 노는 데에만 전념한다.
저항적 애착	어머니와의 접촉을 원하면서도 분노를 표현한다.
비구조화/혼란성 애착	혼란되고 방향감을 상실하고 굳어져 있음을 나타내는 행동을 보인다. 예를 들면 다시 돌아온 어머니에 대한 반응을 보이지 않거나 엉뚱한 곳을 바라보거나 부적절한 행동을 보인다.

(Main & Cassidy: Carver & Scheier, 2005/2005에서 재인용).

있는데, 불안정한 애착을 이룬 아이들은 일반적으로 다루기 어려운, 불규칙한 반응을 보이는 경향성이 높은 것으로 알려져 있다(홍강의, 2005). 그러나 영유아 자신의 기질적 특성보다 더욱 중요한 것은 어머니가 어떤 행동을 보여주는가이다. 영유아의 애착유형에 영향을 미치는 주요한 요인은 어머니가 영유아의 요구에 빠르고 적절하게 반응하고, 일관성 있게 반응하는가(예: 우는 아기를 달래려고 시도)이다. 어머니가 이런 반응을 보일 경우 영유아는 어머니의 도움과 지원이 필요할 때 어머니에게 의지할 수 있음을 배우게 된다. 어머니가 영유아의 요구를 일관성 있게 적절히 충족시켜 주지 못할 경우, 영유아는 더 이상의 실망이나 좌절감을 줄이고자 정서적 표현을 하지 않거나(회피적 유형), 혹은 비일관적인 어머니의 반응을 끌어내기 위해 부정적 정서를 강하게 표현한다(양가적 유형). 이러한 점에서 영유아의 애착유형에 영향을 미치는 1차적 요인은 어머니의 민감한 정서적 반응이라고 할 수 있다.

한편 비조직화된 애착유형을 보이는 경우 영유아는 어머니로 인해 무서운 경험에 노출되었거나 외상적 경험을 했던 어머니에게 노출되었던 경험이 있는 것으로 알려진다. 이런 상황에서 부모의 행동에 놀란 영유아는 어머니로부터 위안을 덜 찾게 되거나, 위안을 구하고자 하면서도 어머니에 대한 공포로 인해 어머니를 회피하는 반응을 보이게 된다(이경숙, 2010).

- 애착유형의 안정성 : Main Cassidy(1988)는 만 1세에 평가되었던 애착유형이 만 6세가 되어서도 동일한 애착유형으로 지속된다는 점을 발견하였다(홍숙기, 2000에서 재인용). 연구 결과에 의하면 겉으로 나타나는 행동은 달라져도 부모에 대한 반응의 전체적인 방향 - 안정적, 회피적, 저항적,

비구조적/혼란형 애착유형 - 은 변하지 않는다는 것이다.

애착유형이 안정성을 지니고 있다면, 만 한 살 전후에 형성된 영유아기의 애착유형이 성인기까지 지속되는가? 라는 질문이 제기된다. 이 질문에 답하기 위해서는 영유아기부터 성인기에 이르기까지 긴 기간 동안 동일한 피험자를 대상으로 반복적으로 연구가 지속되는 종단적 연구(longitudinal research)가 진행되어야 한다. 연구에 따라서는 영유아기의 애착유형은 성인기까지 유지되지 않는다고 보고되기도 하고(홍숙기, 2000에서 재인용), Bolby(1958, Kaplan, Sadock, & Grebb, 1994에서 재인용) 연구에서는 애착행동이 요람에서 무덤까지 지속된다고 보고되어 있다. 또한 많은 임상현장 연구들에 의하면 애착행동은 지속된다고 보고되고 있다. 예를 들면 대학생들이 처음으로 집을 떠나 생활할 때 영유아기 애착유형이 안정적이었던 경우 더 잘 적응할 수 있었다. 낮은 자존감, 사회적 관계가 좋지 못함, 스트레스에 대한 정서적 불안정성은 출생 후 1년 동안의 불안정한 애착과 관련이 있는 것으로 보고되었다.

이러한 상반된 연구결과를 종합할 때 영유아기의 애착행동이 이후의 대인관계에 얼마나 영향을 미치는지, 성인기까지 영유아기의 애착유형이 지속되는지에 대해서는 결론을 내리기는 어렵지만, 성인기에서도 영유기에서 나타나는 4가지 애착유형이 동일하게 나타나고 있다는 연구 결과는 애착의 지속성(어린 시기에 결정된 개인의 애착유형이 성인기에 지속된다는)을 간접적으로 지지해주고 있는 것으로 보여진다.

성인기 애착유형

성인기 애착을 평가하기 위해서는 성인 애착 면접지(Adult Attachment

Interview: AAI)를 사용하는데(George, Main, & Kaplan, 1984; Santrock, 2004에서 재인용/ 김현정 외 2004), 이 면접지는 애착관계에 대한 개인의 기억을 검사하는 것이다. AAI의 질문에 대한 반응을 통해 안정/자율성 애착(secure autonomous attachment), 무시/회피형 애착(dismissing/avoidant attachment), 몰입/양가형 애착(preoccupied/ambivalent attachment), 미해결/비조직형 애착(unresolved/disorganized attachment) 유형 가운데 특정 애착유형으로 분류된다.

- 안정/자율성 애착 *secure autonomous attachment* : 영유아기의 안정적 애착에 해당되는 성인기 애착유형이다. 다른 사람들과 정서적으로 쉽게 가까워지고 친밀한 대인관계에서 안정감, 편안함을 느낀다. 타인이 개인에게 의지하거나 개인이 타인에게 의지하는 상황에 대해 편안함을 느낀다. 혼자 지내거나 타인이 자신을 받아들이지 않는 경우에도 크게 걱정하거나 두려움을 느끼지 않는다.

- 무시/회피형 애착 *dismissing/avoidant attachment* : 영유아기에 애착욕구가 부모(또는 양육자)에 의해 일관되게 거부되는 경험을 겪음으로 인해 불안정한 애착, 즉 무시/회피형 애착이 형성된다. 다른 사람들과의 관계에서 거리를 두고 회피적이며, 이 애착유형에서는 다른 사람과의 관계나 애착에 대해 별로 의미를 두지 않는다. 청소년들의 경우 이러한 유형의 애착은 폭력적이고 공격적인 행동과 관련된다.

- 몰입/양가형 애착 *preoccupied/ambivalent attachment* : 애착 경험에 지나치게 집착하는 불안정한 애착유형이다. 부모가 영유아에게 일관되지 못하기

때문에 이러한 유형의 애착이 발생되는 것으로 알려져 있다. 이러한 결과로 지나치게 대상에게 집착하는 몰입적이고 양가적 - 사랑과 분노 - 애착 행동이 나타나게 된다.

• 미해결/비조직형 애착 *unresolved/disorganized attachment* : 대인 행동에 있어서 지나치게 높은 수준의 공포를 나타내거나 혼란스런 행동을 보인다. 이 유형의 애착은 불안정 애착에 속하며, 부모의 죽음이나 학대와 같은 외상적 경험(traumatic experiences)에서 비롯된다고 알려져 있다.

성인 애착유형 및 사랑스타일

성인기 애착유형과 사랑 스타일에 관한 흥미로운 연구가 보고되었는데 참고 자료로 제시하고자 한다(Hazan과 Shaver 1987; 홍숙기, 2000에서 재인용).

여기서는 3가지 성인애착유형이 제시되면서 각 성인애착유형에 따른 특성, 사랑스타일에 대해 기술되고 있다 (연구자에 따라서 성인애착유형이 4가지 유형으로 제시되기도 하고 3가지 유형이 제시되기도 한다).

〈 3가지 성인 애착유형 〉[18]

① 안정형 애착 : 다른 사람들과 정서적으로 가까워진다. 자신이 남들에게 의지하거나, 혹은 남들이 자신에게 의지하거나, 두 경우 모두

18) 연구자에 따라 성인애착유형이 차이 있게 나타나는데 성인의 세가지 애착유형은 Bartholomew와 Horowwitz(1991; 홍숙기 2000에서 재인용) 연구에서 밝혀진 애착유형이다.

편안하게 느낀다. 혼자서 지내거나 남들이 자신을 받아들이지 않는다고 걱정하지 않는다.

▶ 이 유형의 성인들은 자신감이 있고, 사회적 기술이 있으며, 비교적 안정되고 만족스러운 장기적이고 지속적인 대인관계를 맺을 확률이 높다.

▶ 이 유형의 성인들은 사랑, 우정, 신뢰 경험이 높다. 사랑의 감정은 안정적이기는 하지만, 변동이 있을 수 있다고 받아들인다. 영화에서 보여지는 맹목적 사랑은 비현실적이라고 생각한다. 이 유형의 사람들은 부모와의 관계 및 부모의 부부관계가 따뜻했다고 보고하였다.

② 공포-회피형 : 남들과 가까워지면 왠지 편안하지가 않다. 정서적으로 다른 사람과 가까운 관계를 원하기는 하지만, 남들을 완전히 신뢰하거나 남들에게 전적으로 의지하기가 어렵다. 남들과 가까워지면 상처받을까봐 걱정한다.

▶ 이 유형의 성인들은 친밀한 관계를 불편해하며, 장기적인 사랑에 빠지기를 꺼려하고 사회적 기술이 부족하다.

▶ 낭만적 사랑의 지속 가능성에 대해 의심하고 진정하게 사랑할 수 있는 사람을 만나는 게 드문 일이라고 느낀다. 친밀감에 대한 공포를 지니고 있다.

③ 양가형 : 남들과 정서적으로 친밀해지기를 원하지만, 남들은 자신이 원하는 만큼 자신과 가까워지기를 꺼려하는 것 같다고 느낀다. 누군가와 친밀한 관계를 맺어야만 안심이 된다. 때때로 자신이 남들을

소중하게 생각하는 만큼 남들은 자신을 소중하게 생각하지 않을까 염려한다.

▶ 이 유형의 성인들은 자신감이 부족하고, 타인으로부터 배척 받을까봐 걱정하며, 이에 따라 사랑에 쉽게 빠지고, 사랑의 파탄과 재결합을 자주 경험한다.

▶ 상대방에 대한 강박적인 집착, 상대방과의 결합에 대한 강한 욕구, 극단적인 성적 이끌림, 감정적인 극단성을 보이며, 질투심이 매우 높다.

다음은 애착실험 방식을 참고자료로 제시한다.

〈애착실험방식〉

◆ 애착을 실험하는 방법은 다음과 같이 진행된다. 유아 곁에 유아의 어머니와 낯선 사람이 함께 있다가 잠시 후에 어머니는 유아의 곁을 떠나가고 유아는 홀로 낯선 사람 곁에 남겨진다. 그리고 얼마 후 어머니가 돌아온다. 이 실험에서 관찰되는 핵심 내용은 낯선 사람과 남겨질 때 유아의 행동이 어떠한지, 어머니가 돌아왔을 때 유아는 어머니에게 어떤 반응을 보이는지이다(Carver & Scheier, 2005/2005).

[학습목표]

1. 정신분석이론을 중심으로 정신(mind)을 구성하는 세 가지 구성요소들이 각각 어떤 기능을 담당하는지, 어떤 원칙에 따르는지를 살펴보고, 세

정신요소들 간 기능 및 힘의 균형과 이상적 행동과의 관련성에 대해 학습한다.
2. Erikson의 전생애 8단계 심리사회 발달이론을 통해 각 발달단계에서 이루어지는 중심과제를 살펴보고, 중심과제의 성취 또는 실패로 인해 나타나는 긍정적, 부정적 심리 특성에 대해 학습한다.
3. 영유아기 애착행동의 유형, 기능에 대해 살펴보고, 애착행동의 중요성, 애착행동의 지속성, 성인기 애착행동유형에 대해 학습한다.

[학습내용]

1. 정신구조론과 이상행동
2. 심리사회적 전 생애 발달 이론
3. 애착(attachment) 이론
4. 학습정리
5. 퀴즈
6. 참고문헌

[학습정리]

1. 정신분석이론에서는 정신을 구성하는 3가지 요소, 원본능, 자아, 초자아의 속성 및 기능에 대해 소개하고 있다.
2. 이상행동은 정신을 구성하는 원본능, 자아, 초자아가 제대로 기능을 수행하지 못할 경우 발생된다. 또한 정신을 구성하는 요소 사이에서 적절한 조화가 이루어지지 못할 경우 발생된다. 즉 정신요소 간 갈등이 일어나게 되면 자아가 방어기제를 사용하여 정신요소간 타협을 이루려는 과정에서 발생된다.

3. 에릭슨은 전생애 8단계 발달이론을 심리사회적 입장에서 제시하였다.

   그의 이론에 의하면, 각 발달단계마다 중심과제가 있고, 이 과제가 잘 성취되면 긍정적 결과로서의 긍정적 심리적 특성이 이루어지며, 과제 성취가 실패되면 부정적 결과로서의 부정적 심리적 특성이 이루어진다.
4. 에릭슨은 각 발달단계에서 발달과제가 성취되는지, 실패되는지에 따라 개인의 잠재력이 긍정적 특성으로 발달되기도 하고 부정적 특성으로 발달되기도 한다는 점에서 각 발달단계는 심리적 위기라고 보았다.
5. 애착은 출생 후 영유아와 양육자 사이에 존재하는 정서적 경향성으로서 영유아가 특정 대상 가까이 있으려 하고 그 대상이 옆에 있을 때 안전감을 느끼는 경향성이다.
6. 영유아기의 4가지 애착유형은 안정적, 회피적 - 불안정, 저항적 - 불안정, 비구조화 애착유형이 있다.
7. 애착이 중요한 이유는 대인관계 양상에 영향을 미치기 때문이다.

   애착이 형성되기 위해서는 어머니가 영유아의 단서에 빠르게 적절하게 반응하고 일관성 있게 반응하는 조건이 충족되어야 한다. 또한 애착은 6세 이후뿐만 아니라 성인기까지 지속되는 경향이 있다.

[퀴즈]

1. 프로이드의 정신분석학 이론 중 마음의 구조를 원본능, 자아, 초자아로 구분하였다.

   [정답] ㅇ
2. 에릭슨의 생애 8단계에서 최고의 성숙도는 생산성에 있다고 했다.

   [정답] ×

   [해설] 자아통합

[참고문헌]

권석만 (2003). 현대 이상심리학. 서울: 학지사.

대한신경정신의학회 (1997). 신경정신의학. 서울: 하나의학사.

이경숙 (2010). 영유아 정신병리 핸드북. 서울: 학지사.

이근후 (1975). 정신의학적 인간생물학. 정신의학 강의용 교재. 비출간물.

홍강의 (2005). 소아정신의학. 서울: 중앙문화출판사.

홍숙기 (2000). 성격심리(상). 서울: 박영사.

American Psychiatric Association (1995). 정신장애의 진단 및 통계편람. 제 4판 (이근후 외 역). 서울: 하나의학사. (원전은 1994에 출판)

Carver, C. S., & Scheier, M. F. (2005). 성격심리학. (김교헌, 심미영, 원두리 역). 서울:학지사. (원전은 2005년에 출판).

George, C., Main, M., & Kaplan, N. (Santrock, J. W. (2004). 청년심리학. (김현정 외 공역). 서울: 박학사. (원전은 2004에 출판).

Hales, R. E., Yudofsky, W. C., & Talbott, J. A.(1994). *Textbook of Psychiatry* (2nd ed.). vol.1. Washington DC: American Psychiatric Press, Inc.

Kaplan, H. I. & Sadock, BJ. (1989). *Comprehensive Textbook of Psychiatry/V*. (4th ed.). Baltimore: Willians & Wilkins.

Kaplan, H. I. Sadock, B. J., & Grebb, J. A. (1994). *Kaplan & Sadock's Synopsis of Psychiatry*. Baltimore: William & Wilkins.

Lofgren, E. (1994). Erik H. Erikson. In H. L. Kaplan, B. J. Sadock. BJ. (Ed.). *Comprehensive Textbook of Psychiatry/V*. Baltimore; William & Wilkins.

Main, M. & Cassidy, J. (1988). *Categorieis of response to reunion with parent at age of 6*. In C. S., Carver & M. F. Scheier (2005). 성격심리학. (김교헌, 심미영, 원두리 역). 서울: 학지사. (원전은 2005년에 출판).

Mahler (1979). *Seperation - Individuation*. Northvale: Jason Aronson Inc.

Maher, M. S., Pine, F., & Bergman, A. (1975). *The psychological birth of the human infant*. New York: Basic Books, Inc., Publishers.

Phares, E. J. (1987). 성격심리학.(홍숙기 역). 서울: 박영사. (원전은 1984에 출판).

Santrock, J. W. (2004). 청년심리학. (김현정 외 공역). 서울: 박학사. (원전은 2004에 출판).

Wener, C. (1998). 발달정신병리학.(이춘재 외 공역). 서울: 중앙적성출판사. (원전은 1994에 출판).

제 14 장
인간행동에 대한 사회학적 이해

이상행동이나 부적응행동, 정신장애 증상을 단순히 세포구조나 생리적 과정만으로 설명할 수는 없다. 손상된 인격기능에 대하여 가능한 한 다양한 촉발(유발)요인(precipitationg factor)을 밝혀 그러한 요인들을 제거하거나 완화시킴으로써 이상행동의 발생을 방지하거나 이상행동을 감소시키거나 제거할 수 있을 것이다. 그동안 사회학자 등 연구자들은 이상행동과 정신건강에 영향을 미치는 사회적 요인들에 대해 연구해왔다. 14장에서는 이러한 요인들에 대해 살펴보기로 한다.

사회적 요인의 대부분은 정신장애 촉발요인(유발요인)으로 작용한다. 촉발요인이란 개인에게 잠재되어 있는 취약성이 정신장애로 표출될 수 있도록 방아쇠를 당기는 역할을 담당한다. 예컨대 한국 사회가 경제적으로 극도로 어려움에 처하게 되었던 IMF시기에 어떤 개인이 해고 당하게 되고 그 후 심각한 우울증에 빠져 자살을 시도하게 된다면, 실직이라는 스트레스 자극은 우울증이나 자살행동이 발생하는데 직접적인 원인을 제공했다기 보다는 그 개인이 이미 지니고 있었던 취약성을 자극함으로써 우울증이나 자살을 촉발시키는 요인으로 작용했다고 볼 수 있다. 다시 설명하자면, 개인에게 이전부터 취약성이 잠재되어 있었지만 경제적으로 큰 어려움이 없던 시기에는 그런 취약성이 부각되지 않다가 해고와 실직이라는 스트레스 상황에 부딪치게 되자 우울증과 자살행동이 발생되었다는 점에서 실직과 해고는 이상행동을 발생되도록 촉발시키는데 방아쇠 당기는 역할을 하였다고 설명할 수 있다. 이제부터 살펴보게 될 사회적 요인들 대부분은 이상행동 발생에 있어서 촉발요인으로 작용하게 된다고 설명할 수 있다.

이상행동을 촉발시키는 작용을 하는 사회적 요인 가운데 가족요인에 대해 살펴볼 것이다. 가족은 사회를 이루는 기본 단위이고, 구조와 기능을 갖고 있는 하나의 체계(system)로서 특정 가족이 지니고 있는 가족구조와 기능은 가족 구성원들의 정상적, 비정상적 행동에 지속적인 영향을 미치게 된다. 다음으로 고려해볼 사회적 요인들은 생활사건, 스트레스, 사회적 지지망, 사회적 지원, 사회적 소외, 작업과중과 은퇴, 도시화, 사회경제적 요인, 결혼상태 및 임신, 문화 등이다. 마지막으로는 정신장애에 대한 사회적 태도 및 개인의 도움 요청 행동에 대해서도 살펴볼 것이다.

가족

가족은 출산, 자녀 양육, 사회화 기능 및 경제적 기능, 정서적 기능, 성적 기능, 가사 담당 기능 등 다양한 기능을 수행한다. 이러한 기능 가운데 가족의 정서적 기능과 사회화 기능은 가족원들의 정신건강과 사회적 적응에 결정적으로 중요한 역할을 한다. 가족의 정서적 기능에 대해 살펴보면, 가족은 가족구성원들이 일상생활 속에서 겪는 스트레스나 긴장을 완화시켜줄 수 있는 능력을 갖고 있고, 이러한 정서적 기능을 통해 가족원들에게 정서적인 지지를 제공해준다. 다시 말하자면 가족은 정서적인 완충작용[19)]을 하게 된다.

뿐만 아니라 가족은 사회화 기능을 담당하게 되는데 부모는 자녀 양육과정에서 자녀에게 사회적 규범이나 가치를 전달해줌으로써 자녀들이 사회적으로 적응할 수 있도록 돕는다.

다양한 가족구조와 가족형태가 이상행동 발생에 직접적인 영향을 미치는지에 대한 연구가 이루어지고 있다. 예를 들면 핵가족형태, 확대가족형태, 한 부모 가족형태 등 가족형태가 이상행동과 어떤 연관성이 있는지에 대해

19) 완충작용의 사전적 의미 : 외부로부터 영향을 받게 될 때 그 영향을 줄이려는 작용 http: //hanja.naver.com/word?q=%E7%B7%A9%E8%A1%9D%E4%BD%9C%E7%94%A8

질문이 제기되어 왔다. 또한 가족구조가 역기능적인 경우, 즉 가족 내 위계구조가 역기능적인 경우에 대해서도 연구되어 왔다. 가족은 하나의 체계로서 효율적으로 기능하기 위해서는 부모가 자녀에 대해 권위와 의사결정권을 갖고 있는 것이 바람직하다. 역기능적 가족구조란 예를 들면 자녀가 부모보다 더 강력한 힘을 갖고 있다거나 의사결정권이 전적으로 자녀에게 부여되어 있다거나 부모 중 어느 한 사람이 자녀와 긴밀한 동맹관계를 맺고 나머지 다른 한 부모를 소외시키는 경우이다. 이러한 경우 가족의 하위체계인 부부체계, 부모-자녀체계가 기능적으로 역할하기 어렵게 되고, 가족 간 의사소통이 어렵게 된다. 물론 성인이 되어 사회생활 속에서 사회적응과정에 영향을 미치는 사회적 자아(social self)는 전적으로 아동기에 형성된 자아에 의해서만 결정된다거나 아동기 가족관계에서의 양육 경험과 사회화 경험을 통해서만 결정된다고 단정하기는 어렵다. 왜냐하면 성인기의 사회적 자아는 집단 경험을 통해 개인의 자아가 어느 정도 새롭게 형성될 수 있고 수정될 수 있기 때문이다.

그럼에도 불구하고 가족은 가족구성원들의 정신건강이나 이상심리에 중대한 영향을 미치는 것으로 인식되고 있다. 그 이유는 가족관계가 가족구성원들의 성격 형성에 중대한 영향을 미친다는 점이 인정되고 있기 때문이다. 정신분석 이론에 의하면, 어린 시절의 경험, 즉 부모와의 관계와 부모와의 상호작용을 통해 겪게 되는 아동기 정서적 경험이 자녀의 성격 바탕을 형성한다는 것이다. 정신분석이론에서는 이러한 입장에 따라 개인의 행동을 이해하기 위해서는 어린 시절의 경험과 기억을 자세하게 탐색해야 한다는 점을 강조하고 있다(권석만, 2003). 다시 말하자면 일생동안 지속되는 개인의 감정양식은 성격이 형성되는 아동기 동안 부모와의 관계를 바탕으로 형성된다는 것이다.

이러한 상황은 속담을 통해서나 철학자, 소설가, 시인들에 의해 지지되고 있다. 아래와 같은 문장들이 정신분석적 입장에서 강조하는 아동기 경험의 중요성, 아동기 감정양식의 중요성을 지지해주고 있다(Saul, 1977/1988).

- "일곱 살이 될 때까지 나에게 아이를 맡긴다면, 아이의 나머지 일생은 당신이 맡아도 된다"
- "요람을 흔드는 손이 세계를 움직인다"

위에 제시된 격언은 아동기 부모-자녀관계에서 형성된 아동기 감정양식이 개인의 성격형성에 절대적으로 중요함을 지적해주고 있다. 이와 같이 가족은 개인에게 중요한 영향을 미침으로써 이상행동의 결정적 요인으로 작용하는 동시에 촉발적 요인으로 작용하기도 한다. 한편 건강한 가족은 가족구성원들이 다른 사람과 상호작용하는 것을 돕고, 가족원들에게 즐거움과 기쁨을 제공해줄 뿐만 아니라 사회적으로 용납되지 않는 행동을 통제할 수 있는 통제력을 키워준다. 구체적으로 개인의 이상행동에 영향을 미치는 가족요인에 대해 살펴보면 다음과 같다.

• 가족 내 위기 : 임신, 심각한 신체적 질환이나 정신장애의 발생, 기형아, 정신지체아, 심각한 질병을 가진 아이의 출생, 가족구성원의 신체질환, 가족구성원의 사망 등으로 가족에게 위기가 발생된다. 또는 가족들은 이사를 가거나 다른 사회적 환경으로 이동하는(예: 경제적으로 중류층에서 하류층으로 이동)등 삶의 방식(life style)에서 중요한 변화를 겪게 된다. 가족위기에 따른 또 다른 영향으로 비행(非行 delinquency)이 흔히 나타나고 시간이 지나면서 반사회적 행동(antisocial behavior)[20]이 나타난다. 가족

해체에 대해 살펴보면 이전부터 존재해왔던 가족 내 불화(discord)나 불협화음(disharmony)이 가족에게 결정적인 영향을 미치는데 중요하게 작용한다. 감정이 결여된 냉혹한 사이코패스(psychopathy)는 어릴 때부터 정서적인 유대관계를 맺을 기회를 갖지 못했고 그 결과 정서적인 관계를 발전시킬 수 있는 능력을 지니게 못하게 된 점이 중요한 요인으로 지적되고 있다. 사이코패스는 정신병질자(精神病疾子)라는 용어가 사용되기도 하는데, 연쇄살인범이나 아동 성폭행범 등 상습적이고 죄질이 좋지 않은 고위험군 범죄자 모두를 사이코패스라고 단정 지을 수는 없지만, 사이코패스는 이타심이 심한 정도로 결여되어 있고, 죄책감과 양심의 가책이 심한 정도로 결여되어 있으며, 극단적인 자기중심적 심리상태에서 타인에게 잔혹한 행위를 서슴지 않는 것으로 알려져 있다(이수정, 김해진, 2009). 또한 연구에 의하면 이들은 높은 범죄 발생 가능성과 재범 위험성이 있다는 사실이 확인되었다(Hare, 1996; 이수정, 김해진, 2009에서 재인용). 이와 같이 부모와의 유대관계가 쉽게 일어날 수 있는 3세 이전의 부모와의 유대관계의 박탈은 강한 영향력을 지닌다.

- 모성박탈 maternal deprivation : 어머니를 잃거나 어머니가 부재(不在)하는 경우를 모성박탈이라고 한다. 자녀가 독립적인 개인으로 충분히 살아갈 수 있도록 성장하기 이전에 어머니와 이별하거나 어머니가 사망하거나 어머니가 자녀와 함께 생활하지 못하는 경우이다. 모성박탈로 인해 어머니는 유아나 아동에게 자극을 제공해주는 역할을 하지 못하게 되고 그 결과 유아나 아동의 발달지체(developmental retardation)가 초래된다고

20) 반사회적 행동이란 성인기에 나타나는 법을 위반하는 불법행동이나 부도덕한 행동, 사회의 법적 질서를 범하는 행동을 의미하는 반면, 비행이란 아동기나 청소년기에 나타나는 거짓말하기, 결석하기, 다른 학생의 물건 훔치기 등으로 차별화될 수 있다.

보고되고 있다. 또한 비행(非行, delinquency)은 가정파탄과 연관이 있고, 감정이 극단적으로 결핍된 사이코패스(psychopathy)는 어머니와의 반복적인 분리(seperation) 경험이 있었던 것으로 보고되고 있다.

모성박탈과 관련하여 고려되어야 할 점은 모성박탈을 경험하는 아동의 나이에 따라 반응방식이 크게 차이가 난다는 점이다. 특히 4세 이후의 아동일 경우 더욱 그러하다. 나이가 어릴 때 어머니와의 이별(모성박탈)로 인해 겪게 되는 정서장애는 함께 생활하는 다른 친숙한 사람이나 형제가 있을 경우에는 감소되는 경향이 있다. 어머니와 떨어져 있는 동안 다른 사람과의 관계에서 친밀한 가족적 유대감을 경험하게 된다면 아동이 안정감을 갖는데 중요한 역할을 한다. 사회적 자극이나 촉각(觸覺 tactile) 자극, 기타 다른 지각 자극이 지속적으로 제공될 경우, 모성박탈(어머니의 부재)로 인해 발생되는 발달지체(developmental retardation)가 완화될 수 있다.

자극적인 환경, 즉 아이에게 자극을 주는 환경은 아동의 지적 발달을 촉진시켜준다. 지적 발달지체(developmental retardation)는 모성박탈만이 유일한 원인은 아니며, 다른 사람과 거의 만나지 않고 집안에서만 홀로 양육되거나 (예: 운하용 보트 집(canal boat)에서 성장하는 아동), 격리된 지역에서 성장하거나 타인과 소통하는데 필요한 언어 능력이나 지적 능력이 부족한 경우에도 발생된다. 만약 부모가 자극을 제공할 수 있고 타인과의 접촉이 허용된다면, 언어적 지능은 발달하게 된다. 명백한 점은 언어적 능력이 발달되기 위해서는 언어로 대화하는 경험이 중요하다는 것이다. 더욱 중요한 점은 복잡한 언어적 환경 보다는 명료한 언어적 환경이 언어적 능력 발달에 필요하다는 것이다.

• 아버지의 부재 (부성박탈) : 부성박탈은 비행과 반사회적 행동과 더 명백히 연관되는 요인으로 분류되어왔다. 따라서 아버지에 의한 적절한 역할 수행이 성장하는 남자 아동에게 결정적으로 중요한 요인이라고 알려지고 있는데, 특히 초자아 발달에 따라 내면화된 통제 시스템(internalized control system)이 확립되는 4세부터 7세까지의 발달기에 아버지의 역할이 중요하다.

• 부모의 기대 : 가족의 상호작용을 통해 전달되는 자녀에 대한 부모의 기대, 소망, 포부는 다양한 방식으로 자녀들에게 영향을 미친다. 자녀의 이름 선택은 그러한 부모의 기대를 나타내는 경우에 속한다. 일란성 쌍생아를 대상으로 한 연구에 의하면 자녀가 태어나기 전 부모가 자녀의 성별에 대해 기대를 갖고 있을 경우 부모는 일란성 쌍생아 가운데 한 자녀에게 자신이 기대했던 성별의 이름 (예: 여성적 이름이나 남성적 이름)을 붙여주고 그 자녀에 대한 태도가 그러한 부모의 기대를 나타낸다. 그 결과 부모의 기대에 따라 이름이 붙여진 자녀는 성장하면서 자신의 생물학적 성별과는 관계없이 부모가 기대했던 성별에 적합한 성역할을 하게 된다. 이러한 연구결과는 부모의 기대가 자녀의 행동에게 얼마나 큰 영향을 미치는지를 보여주고 있다.

• 가족 내 긴장 대처 : 가족은 다양한 방법으로 가정 내 긴장을 대처해나간다. 가족들이 긴장을 서로 함께 나누기도 하고, 서로의 소망이나 욕구, 행동을 서로 보완해주기도 한다. 서로에게 적대적인 행동을 하기도 하고, 적대적인 부모의 행동이 다른 가족원에게 전염되어 영향을 미치기도 한다. 그리고 실제로는 문제가 다른 곳에 있음에도 불구하고 가족 중 한 가족원

을 속죄양(scapegoat)으로 삼거나 심지어는 그 가족원에게 "환자"라는 딱지를 붙이기도 한다 (즉 어떤 한 가족원이 문제의 근원이며, 그 가족원 때문에 문제가 일어났다고 탓한다). 부모들은 자녀들에 대항하여 서로 동맹관계를 맺기도 하고 자신들에게 고통을 주는 가족원으로부터 관심이나 감정을 보이지 않고 철수하기도 한다 (즉 어떤 한 그 가족원에게 전혀 관심을 주지도 않고 감정적 반응도 보이지 않는다). 이런 상황에서 흔히 가족 중 어느 한 사람이 가족을 이끌어 가는 치료자가 되기도 하고 가족들을 격려하는 지지자가 되기도 한다. 다른 경우 가족원들이 가족 문제를 회피하기 위해 집을 떠나기도 하고 가족이 아닌 다른 사람들과 살기도 한다.

일부 가족에서는 반복적인 싸움이 관찰되기도 한다. 부모들이 몇 년 동안 계속 서로 헐뜯고 싸우면서 함께 사는 것이 견딜 수 없음에도 불구하고 헤어지지 못하고 함께 사는 것을 본다는 것은 자녀들에게 치명적인 영향을 미치게 된다.

• 근친상간 : 역기능적 가족은 근친상간이라는 "행동화 (acting out)" 방식을 통해 가족 내 긴장을 줄이려는 시도를 하게 된다. 이 경우 가족구조의 겉모양(facade)은 유지되지만 근친상간으로 인해 피해자에게 심각한 정신장애가 발생된다. 그동안의 사례연구 결과에 의하면, 아버지와 딸 사이의 근친상간 관계는 이 사실을 알고 있던 어머니가 이런 사실을 오랫동안 보고하지 않은 채 지속되는 경향이 있었다. 일반적으로 이런 가정의 어머니는 과거에 자신이 딸로서 원가족으로부터 배척 받았던 경험을 갖고 있으며 이런 경험으로 인해 그녀는 약하고 무능한 남자를 배우자로 선택해서 결혼하게 된다. 그리고 부부관계에서 그녀는 남편을 경멸하고 배척한다. 가족 내에서 희생양이 되는 딸은 어머니의 대리자가 되어 어머니를 대

신하여 주부 역할을 하면서 어머니를 돕지만, 다른 한편으로는 어머니가 아버지를 배척하고 거부했다고 생각함으로써 아버지의 성적 요구에 굴복하게 된다. 자신의 성적 욕망에서 자유롭지 못한 남편은 자신에게 중요한 가족을 유지하기 위해 딸에게 성적으로 접근하게 된다 - 때로는 근친상간을 하도록 아내에 의해 유인 당하기도 한다. 가족 결속은 상당한 기간 동안 손상되지 않고 겉으로는 온전하게 유지되지만, 외부 사람이 가족 내에서 일어나는 아동에 대한 부당한 행동을 발견하거나 심각한 죄의식과 우울증을 앓게 되는 딸이 정신과의사를 만나면서 가족 내 근친상간의 사실이 알려지게 된다. 이런 입장에 있는 딸은 학교에서 흔히 학습장애를 겪게 되고 성적으로 난잡해지거나 신체화 증상을 앓게 된다. 근친상간 관계를 부정함으로써 죄의식에서 벗어나고자 하는 딸은 피학적인 욕구를 충족시켜주는 처벌을 자기 스스로에게 내리고, 무의식적으로 증오하는 어머니를 달래려고 지나치게 노력하기도 한다. 이러한 심리적 방어가 방해받게 되면, 딸은 정신병적 상태로 퇴행하게 된다.

지금까지 설명된 가족 내 정신역동이 모든 경우의 근친상간 사례에 해당되는 것은 아니다. 특히 최근 보도되었던 오랜 기간 지속돼 왔던 근친상간 사례들의 경우 지금까지 설명되었던 가족 정신역동만으로 설명될 수는 없다. 따라서 이러한 사례들을 중심으로 새로운 가족 정신역동에 대한 설명이 이루어져야 할 것이다.

이와는 반대되는 현상으로서 어린 자녀가 부모의 부부관계에 지나치게 노출되면 정신병적 위험이 높아지게 된다. 대부분은 이런 경험이 아이에게 상처를 남길 것이라고 생각하지 않는다. 미국 문화적 환경에서 자녀가 부모의 부부관계에 장기간 노출되는 것은 심리적으로 충격적이고 이후에 성적 장애를 일으키는 요인이 되거나 학습을 방해하는 요인이 되기도 하며 자아상의 분열을 가져온다는 의견이 있다.

• 정신장애를 앓고 있는 부모 : 정신장애를 앓고 있는 부모의 자녀들은 일관성 없는, 흔히 처벌을 받게 되는, 부적절한 경험에 노출되고, 이러한 경험은 사회적 능력 발달을 저해시킨다. 정신병을 앓고 있는 어머니나 아버지와 살고 있는 아이는 매일 매일 부모의 기괴한 행동과 사고에 적응해야 하는 스트레스 속에서 지내게 된다. 그 결과 아이들은 자신에 대한 지각이 불확실하게 되고, 자신에게 도움을 줄 수 있는 환경적 자원을 적절하게 받아들이지 못하게 됨으로써 환경적 자원에 접근하지 못하게 된다. 이러한 아이들은 살아가면서 어떤 유형이든지 간에 정신장애를 겪게 된다. 이들은 이상행동 및 사회적 무능력에 대한 심각한 위험 요인을 지니게 된다.

  1세 유아에 대한 연구에서 정신병을 앓고 있는 어머니 밑에서 성장하는 유아들은 다른 사람과 관계 맺는 능력이 낮고 강한 불안을 나타내는 것으로 밝혀졌다. 어머니의 정신장애로 인해 이런 유아들은 모성박탈을 경험하게 되고 대리자에 의해 양육되거나 낯선 환경에 노출된다.

생활사건과 스트레스

지금부터는 생활사건과 스트레스에 대해 살펴보고자 한다. 생활사건은 생활 속의 변화를 의미한다. 이러한 생활사건은 개인으로 하여금 새로운 변화에 적응해야 하는 심리적 부담감, 즉 스트레스를 주는 사건들이다. Holmes와 Rahe(1967)는 주요 생활사건에 대해 '개인으로 하여금 일상생활의 변화에 대처하고 재적응하도록 요구하는 사건' 이라고 정의하고, 각 생활사건에 대해 스트레스 점수를 부여하였다. (Homles & Rahe (1967); 권석만,

〈표 14-1〉 Homles 와 Rahe의 사회재적응평가척도 [21]

순위	주요	생활사건 스트레스 정도
1	배우자 사망	100
2	이혼	71
3	부부의 별거	65
4	교정시설에 수용	63
5	가족 사망	63
6	본인이 다치거나 질병에 걸림	53
7	결혼	50
8	실직	47
9	부부의 화해(재결합)	45
10	퇴직	45
11	가족구성원의 건강상 변화	44
12	자신 또는 배우자의 임신	40
13	성생활에서의 문제	39
14	새로운 식구가 생김	39
15	사업상 재적응 상황 (예: 이직 등)	39
16	재정상태의 변화	38
17	친한 친구의 사망	37
18	직장 부서의 변화	36
19	배우자와의 다투는 횟수의 변화	35
20	1만 달러 이상의 저당이나 융자	31
21	저당권의 상실	30
22	직장에서 책임의 변화	29
23	자녀의 분가나 출가 (예: 결혼이나 대학입학 등)	29

21) 부정적 주요 생활사건에 대한 심리적 충격의 강도(Homles와 Rahe, 1997: 권석만, 2003에서 재인용)

2003에서 재인용). 〈표 14-1〉에 Homes와 Rahe의 사회재적응평가척도가 제시되고 있다.

Homles와 Rahe는 다양한 생활사건이 주는 스트레스에 대한 연구를 통해 생활사건이나 삶의 위기가 신체적 질환이나 정신장애 발생과 상관관계가 있음을 밝혔다. 즉 생활사건이나 삶의 위기로 인해 겪게 되는 스트레스 정도가 높을수록 신체질환이나 정신장애의 발병 가능성이 높아진다는 것이다. 구체적으로는 과거 일년 동안 한 개인에게 발생한 생활사건 수가 많고, 그 사건들에 매겨지는 점수가 높을수록, 그 개인은 신체적 질환이나 정신장애를 앓을 위험성이 높아지게 되는데, 과거 일년 동안 생활사건의 총점수가 300점 이상일 경우 그 개인은 가까운 장래에 질병을 앓을 위험성이 80%에 이른다는 것이다. 예를 들면 정신분열증이 발병되기 직전에 특정한 생활사건이나 삶에 변화가 일어났다는 것이다. 이러한 결과는 생활사건이나 삶의 변화, 삶의 위기가 정신분열증을 발생시키는데 방아쇠 역할을 하는 촉발요인(precipitating factor)으로 작용하였음을 나타내주고 있다. 한 연구에 의하면 정신분열증이 발생된 환자집단의 60%에서 정신분열증 발병 3주일 전에 생활사건이나 변화가 발생되었다. 즉 환자 자신이나 환자와 가까운 가족에게 객관적으로 확인될 수 있는 생활사건이 발생되었고, 이에 비해 정상집단의 경우에서는 19%만이 생활사건이 발생했다는 것이다. 다른 연구에서도 생활변화가 정신장애 발병이나 신체적 발병과 연관이 있음을 밝힌 바 있다(Kaplan, Sadock, & Grebb, 1991). 이와 같은 생활사건으로는 경제적 박탈, 한부모가정, 신체적 질병, 사회적 소외, 직업과 관련된 걱정 등이 포함된다.

이러한 Homles와 Rahe의 연구 결과를 반박하는 후속 연구들은 생활사건 그 자체만으로는 정신장애를 일으키는 충분조건이 되지 못한다는 점을 밝혔다. 즉 정신장애가 발생될 경우 생활사건 이전에 유전적 취약성이나 유전적 소인(素因 predisposing factor) 또는 아동기 경험을 통해 형성된 성격적 취약성이 이미 선행적으로 존재한다는 것이다. 이러한 결과를 바탕으로 앞서 제시되었던 11강에서의 취약성 - 스트레스이론이 발전되었다. 앞서 설명된 바와 같이, 취약성-스트레스이론에 의하면 취약성(vulnerability)이란 유전적 소인, 부적절하거나 결핍되었던 아동기 양육방식에 의해 형성된 아동기 핵심 감정양식, 신체적 질병, 기타 심리적 취약성으로서의 이런 취약성이 정신장애 발생 이전에 개인에게 존재해 있다가 스트레스를 받으면 개인의 취약성과 스트레스와의 상호작용의 결과로서 정신장애가 발병된다는 것이다. 따라서 정신장애는 개인이 다양한 소인을 지니고 있는 상태에서 스트레스에 대한 반응의 결과로 발생된다고 설명할 수 있다.

현대 사회의 급변하는 환경 속에서 다양한 스트레스는 개인에게 신체적, 정서적, 행동적 반응을 일으킨다. 스트레스가 그 자체로 정신장애를 발생시키는 것은 아니라 할지라도, 정신장애를 촉발시킬 수 있는 요인으로 작용한다는 점에서 이에 대한 적절한 대처가 필요하다.

• 주요한 생활사건과 스트레스 : 주요 생활사건은 심각한 충격과 좌절, 스트레스를 주는 사건들을 의미한다. 예컨대, 천재지변, 전쟁, 배우자의 사망, 가족이나 친한 친구의 죽음, 심각한 질병, 심각한 경제적 파탄 등이 이에 해당된다. 이러한 생활사건은 개인의 인격기능을 붕괴시킬 수 있고 충격으로 인한 외상후 스트레스장애(posttraumatic stress disorder: PTSD)를 일으킬 수 있다. 2001년 미국에서 발생했던 9.11 테러사건을 예로 들 수 있다. 이 사건은 전 세계 사람들을 공포와 경악으로 몰아넣을 만큼 심각한 외상적 스트레스 사건으로서, 현장에서 죽음의 공포를 경험했던 사람들뿐만 아니라 뉴욕의 세계무역센터 인근에 살고 있던 주민들에게도 심각

한 스트레스를 안겨다 주었다. 뉴욕시 보건국이 발표한 보고서에 따르면 세계무역센터 인근 주민 400명을 대상으로 9.11 테러 후 조사한 결과 조사대상자 약 400명 가운데 40%가 외상후스트레스장애(posttraumatic stress disorder: PTSD) 증상을 호소했으며, 조사대상자의 1/3은 정신과 도움을 받았다고 한다(http://www.nyc.gov/ html/doh/pdf/chw/needs1.pdf).

외상후 스트레스장애(PTSD)는 극심한 외상적 스트레스 사건에 노출된 후 특징적 증상이 나타나는 장애이다. 외상적 사건들은 죽음이나 심각한 상해에 대한 실제적 경험이나 위협적인 경험, 개인의 신체적 안녕을 위협하는 사건에 대한 개인의 직접적 경험, 타인의 죽음이나 상해, 신체 건강을 위협하는 사건의 목격, 가족이나 친지의 예기치 못한 무자비한 죽음이나 심각한 상태 및 이들이 경험한 죽음이나 상해 위협에 대해 알게 되는 경우를 포함한다. 외상적 스트레스장애 증상으로는 극심한 공포, 무력감, 두려움이 일어난다. 또한 극심한 외상에 노출된 후 그 사건을 지속적으로 재경험하고, 그 사건과 관련되는 자극을 지속적으로 회피하려하며, 반응이 마비되고, 각성상태가 높아지는 증상이 나타난다. 이러한 증상들이 1개월 이상 나타나야 하고 사회적, 직업적, 기타 중요한 영역에서 임상적으로 심각한 고통과 기능 손상을 초래한다.

- 미세한 생활사건과 스트레스 : 미세한 생활사건(minor life events)과 이로 인한 스트레스도 정신건강과 이상행동에 영향을 미칠 수 있다. 예를 들어 친구나 가족과의 사소한 다툼이나 언쟁, 적은 액수의 돈을 잃어버림, 주변 사람들로부터의 사소한 비난, 낯선 사람으로부터 불쾌한 일을 당함 등이 있다. 이러한 사소한 생활사건이 오랜 기간 누적된다면 그 결과 우울증 등

이상행동이 발생할 수도 있다(권석만, 2003).

사회 조직망, 사회적 지지, 사회적 소외

- 사회조직망과 사회적 지지 : 사회 조직망(social network)이란 특정 개인이 관계를 맺고 있는 사람들과의 조직망을 의미한다. 또한 사회적 지지(social support)는 대인관계를 통해 스트레스의 해로운 영향으로부터 보호 받을 수 있음을 의미한다. 일반적으로 강한 사회적 지지를 받을 수 있는 상황에서는 정신장애에 대한 위험성이 낮고 회복 가능성은 높아진다. 예를 들면 어떤 개인이 실직이라는 스트레스 상황에서 주변 사람들로부터 정서적인 지지를 받고 취업 관련 정보를 제공 받을 수 있거나, 일시적으로 경제적인 지원까지도 받을 수 있다면, 그런 도움을 전혀 받지 못하는 개인에 비해 실직으로 인한 스트레스를 훨씬 가볍게 받게 될 것이다.

정신분열증환자집단과 정상인집단을 비교한 연구 결과에 의하면 일반인에 비해 정신분열증 환자집단은 사회조직망이 훨씬 취약하다는 점이 밝혀졌다(Kaplan, Sadock, & Grebb, 1991). 이러한 연구 결과는 사회적 조직망과 사회적 지지가 정신장애 발병에 대해 보호적 역할을 할 수 있고, 반대로 사회적 조직망과 사회적 지지를 적게 받을수록 보호망을 갖고 있지 못한 결과 정신장애 발병의 취약성이 훨씬 높아지게 될거라는 점을 예측할 수 있게 해준다. 신체 질환의 경우도 이와 동일하다. 예를 들면, 심근경색의 경우 사회적 지지 정도에 따라 사망률이 결정되기도 한다. 좋은 사회적 지지를 받는 경우에는 응급상황에 대한 대처능력이 적절하게 발휘되어 생존이 가능하지만 적절한 사회적 지지를 받지 못하는 경우에는 응급상황에 대한 대처능력이 떨어지기 때문에 사망률이 증가될 수 있다.

- 사회적 소외 : 어린 시절 사회적 경험이 박탈되면, 성인기 인격장애를 유발시키는 주요 요인으로 작용한다. 소아정신과의사와 동물심리학자들의 보고에 의하면 성장기 아동이 대인 접촉으로부터 소외(격리)된다면 탐구행위를 할 수 있는 능력, 공포와 불안을 조절할 수 있는 능력, 통증지각 능력 및 위협에 대한 인지능력, 스트레스에 대한 신체적 반응능력, 적절한 성행동, 자녀양육행동 및 애정관계를 맺을 수 있는 능력이 손상된다. 이러한 자아 기능이 적절하게 수행되기 위한 결정적 시기가 언제인지, 그러한 결정적 발달기간 동안 어떤 경험이 이루어져야 하는지, 그러한 경험이 어떤 뇌구조를 발달시키고 그 결과로서 어떤 행동이 실행될 수 있는지에 대한 과학적 연구는 진행 중에 있다.

현재 연구 결과에 의해 시사되고 있는 점은 아동기 자폐증은 망상활성계(reticular activation system)[22] 기능의 손상으로 인해 각성 능력이 저하된 상태로 태어난 아동이 어머니와의 적절한 접촉이 결여되는 경우, 운동각성의 박탈이 일어나고 그 결과 자폐증이 발생된다는 것이다. 선천적으로 장님인 아동에게 자폐증의 발생이 높다고 하는데, 이러한 현상은 성장기 어린이에게 감각박탈이 자폐증의 근거가 된다는 견해를 뒷받침하여 준다. 부모가 아이를 안아주거나 다양한 신체적 자극을 주는 기회가 제한된 가정에서 자란 아동은 지각적 능력에 있어서 영구적인 결함을 보이게 된다. 정신분열증에서 일차적인 결함은 어렸을 때 적절한 사회화 과정이 부족함으로써 성숙한 대인관계를 영구히 가질 수 없게 된다는 것이다.

---

22) 망상활성계: 주요 기능은 각성을 통제하는 기능을 하고 주의나 집중력과 관련된 정보를 취사선택해서 대뇌피질로 보내는 역할을 한다. 다시 말하자면 모든 감각기관으로부터 들어오는 정보를 조절해서 제한된 정보만을 대뇌피질로 보내는 역할을 한다. (장현갑, 1986, p. 493). http://health.search.naver.com/search.naver?where=health_detail&sm=tab_ txc&ie=utf8&query=%EB%A7%9D%EC%83%81%EA%B3%84

• 가난 : 가난(poverty)도 사회적 소외(social isolation)의 한 유형이라고 생각할 수 있다. 물질적으로 빈곤하다는 조건 그 자체가 정신장애를 유발하는 요인이 되는 것은 아니다. 많은 집단들이 물질적으로 빈곤한 조건에서 살아가고 있지만, 그 정도의 차이가 있는 집단들 간에 정신장애 발병 빈도나 정신장애 유형이 차이가 나타난다는 직접적인 증거는 밝혀지고 있지 않다. 그러나 빈곤이 발달과정에서 정서적 지원의 결핍을 초래하는 조건이라고 해석된다면, 물질적으로 풍부한 가정에서 성장하는 아동들 역시 정서적 지원의 결핍을 경험한다는 점에서 정신장애 발생을 촉발시키는 조건을 지니고 있다고 지적될 수 있다. 그러나 물질적으로 빈곤한 가정은 그렇지 않은 가정에 비해 정신장애를 발생시키는 요인에 상대적으로 더 심하게 노출되어 있다. 영향결핍은 어머니의 보살핌, 신생아의 뇌 발달, 신체적 발달 및 아동의 질병에 대한 취약성에 영향을 준다. 가난으로 인한 여러 박탈상태, 예컨대 지적인 자극을 받게되는 기회가 부족하거나, 혼잡스럽고 비위생적인 환경에서 성장하는 경우 아동은 신뢰성, 자발성, 자율성 및 책임감 등의 자아 긍정적인 자산이 발달될 가능성이 낮아지게 된다. 또한 충동조절능력이 발달되지 못하게 되고 이로 인해 자신이나 다른 사람에게 파괴적인 행동이나 공격적 행동을 하게 되고, 다른 사람을 신뢰하지 못하거나 희망을 갖지 못하고 절망에 빠지기 쉽다.

작업과중 및 은퇴

• 작업과중 : 사회 발전이 빠르게 진행되면서 다양한 영역에서의 최첨단 기술적 발전이 이루어지고 있고, 세계화 추세에 따라 국제적 경쟁이 치열해지면서 직업적인 작업과중이 발생되고 있다. 작업과중(work overload)이

란 주어진 시간 내에 개인이 감당할 수 있는 능력 이상의 작업이 부과되는 경우를 말한다. 또한 질적으로 자신이 할 수 있는 기술이나 지식의 한계를 벗어나는 작업을 요구 받는 경우를 의미한다. 이러한 작업과중이 외부에 의해 요구될 수도 있지만 개인의 성격적 특성과 관련되어 나타나기도 한다. 즉 사회적 성취 욕구가 지나치게 높거나 타인으로부터 인정받고자 하는 야망이 지나치게 높을 경우 개인 스스로에 의해 작업과중이 발생하게 된다. 특히 강박적인 성격을 갖고 있을 경우 개인은 지나치게 일에 몰두하게 되고 완벽하게 일 처리를 하고자 한다. 또는 열등감을 갖고 있는 경우 직업적 성취를 통해 열등감을 극복하고자 하고, 자신의 유능감을 인정받고자 한다면, 지나치게 직무에 집착하게 됨으로써 작업과중이 발생하게 될 것이다. 때로는 현실로부터 철수적인 사람(the withdrawn person) 또한 현실적인 사회적 상황에서의 인간관계에서는 위협감과 두려움을 느끼지만 작업을 통한 인간관계에서는 위협감을 느끼지 않는 경우, 일에 몰두하게 됨으로써 작업과중이 발생할 수 있다.

한편 성격 특성과 관련 없이 작업과중이 발생되기도 한다. 직업에 대한 불만족이나 직업 수행에 대한 인정을 받지 못하는 경우에도 개인은 주관적으로 작업과중을 느끼게 될 것이다. 즉 직업 자체에 대한 불만족으로 인해 직장에서의 직무에 대해 흥미나 열정을 갖지 못하게 되고 직장에서의 작업에 대한 피로감이나 부담감을 느끼게 된다. 그리고 개인이 수행한 직업적 수행에 대해 외부로부터 지속적으로 비판을 받고 인정받지 못하게 된다면, 직무수행에 대해 스트레스와 피로감을 느끼게 될 것이다.

• 직장 은퇴 : 정년이 되어 퇴직한 대부분의 사람들은 그동안 일했던 직장생활을 통해 만족감과 자존감을 충족시켜 왔기 때문에 은퇴 후 불안감이나

우울감을 경험하게 되고 사회적으로 소외감을 느끼게 된다. 따라서 은퇴자들의 경우, 타인으로부터 인정을 더 이상 받지 못하게 되고 사회적 지위와 명예를 상실하게 됨으로써 좌절감과 스트레스를 겪게 된다. 이때 동일한 처지에 있는 동년배 집단에서도 소외된다면 좌절감과 스트레스는 더욱 심각해진다. 이런 점에서 직장에 대한 만족도가 높지 않고 낮았던 사람들이 은퇴를 더 쉽게 받아들이게 되고 은퇴로 인한 정서적 문제도 덜 겪게 된다고 알려져 있다.

도시화

세계적으로 농촌에서 도시로 인구가 이동하는 도시화가 촉진되고 있다. 이에 따라 정신장애 발생에 미치는 도시환경의 영향에 대해서도 상당한 관심을 갖게 되었다. 대부분의 문화권에서 주요 생활영역에서의 공중위생조건이 향상되어 질병의 발병은 감소되었으나, 기계문명의 발달로 인한 교통사고나 다른 사고로 인한 외상, 지나친 소음 및 외부자극으로 인한 신체적 부담이 높아졌으며, 사회적 관계는 빈약해지고 있다. 일부 사람들에게는 이러한 상황이 동기와 성취 의욕을 높이고 잠재능력을 최대로 발휘할 수 있는 계기가 되기도 한다. 그러나 다른 한편으로는 큰 야망을 품고 도시로 이동해 왔지만 극심한 경쟁 속에서 목표를 달성하지 못하게 된다면, 정서적으로 고통스런 상태에 빠지게 되고 심리적으로 적응하기 어렵게 되며 자아기능의 손상이 나타남으로써 다양한 정신장애 증상이 일어날 수 있다. 자살에 대한 뉴스가 보도되고 나면, 자살률이 증가되기도 한다. 또한 아동들의 경우 폭력을 보여주는 텔레비전 프로그램에 노출될 경우 공격적 행동이 증가되는 경향성을 나타낸다는 점이 밝혀졌다. 밀집된 대도시에서의 생활은 공격 행동을 증가시키는 경향이 있는데, 동물실험에서도 밀집된 조건에서 성장할 경우 공격적 행동이 증가됨으로써 사회적 행동이 파괴된다는 결과가 보고되었다(Bandura, 1961, Libert & Baron, 1972, Carver & Scheler, 2004/2005에서 재인용).

사회과학자들에 의하면 주거 상태가 인간 조건의 주요 요소로서 지적되고 있는데, 주거 지역의 인구밀도가 높을수록 부모가 자녀를 가정 내에 머물게 할 기회가 줄어든다고 한다. 이러한 경우 부모가 자녀를 통제할 수 없게 되고 그 결과 아동은 품행장애 또는 싸이코패스(정신병질)의 특징인, 초자아 발달이 손상될 뿐만 아니라 사회적 자극을 받을 경우 자신의 능력을 충분히 발휘할 수 없게 된다.

사회경제적 요인

- 사회경제적 요인 : 치료를 받거나 받지 않는 정신장애의 유병률이 사회경제적 상태와 반비례적인 관계에 있다는 사실은 사회정신의학적 연구에서 가장 일관된 소견 가운데 하나다. 이러한 현상에 대해 두 가지 다른 설명이 제시되고 있다. 첫째는 사회경제적 조건이 빈곤할수록 생활에 부담을 많이 받기 때문에 사회경제적 지위가 낮을수록 정신장애의 유병률이 높아진다는 것이다. 다시 말하자면, 사회경제적 지위가 낮을수록 자원의 제한으로 인해 스트레스가 높아지고 생활 속에서 부담을 많이 느끼게 되어 정신장애 발병율이 높아진다는 것이다. 두 번째 설명은 정신장애자는 정신장애 때문에 작업을 효율적으로 할 수 없게 되고 이로 인해 사회경제적으로 낮은 위치에 처하게 된다는 것이다. 즉 이 경우에는 사회적 능력이나 자아 기능이나 작업 능력 등이 낮음으로 인해서, 즉 자아 기능이 무능해서

사회경제적 위치가 떨어지게 된다는 것이다. 이 두가지 설명은 모두 정확한 설명인 것으로 보여진다. 즉, 2가지 경우가 모두 발생할 수 있다.

사회경제적 조건과 정신장애 발병률과 관련해서 흥미로운 연구가 이루어졌는데, 장기적이고 대규모적인 경제 변동은 경제 빈곤층의 경제적 지위 하향에 영향을 미친다는 것이다. 즉, 장기적이고 대규모적인 경제적 변화에 의해 발생되는 스트레스는 빈곤한 사회경제 계층에 더 많은 영향을 미친다는 것이다. 127년에 걸친 미국 경제상태의 변동과 뉴욕 주에서의 입원율을 비교한 Brenner의 연구결과에 의하면, 낮은 사회경제계층의 사람들이 가장 높은 정신과 입원율을 나타냈다. 또한 정신장애를 앓은 적이 있는 사람들은 직장에서도 상대적으로 무능하기 때문에 경제적 변동 시기에 자신들의 사회경제적 지위를 잃게 될 가능성이 높아지게 된다 (Brenner, 1973: Kolb & Brodie, 1982에서 재인용).

Hollingshead와 Redlich(1958: Kolb, & Brodie, 1982/1988에서 재인용)는 New Haven에서 실시한 정신장애의 발생과 사회계층의 영향에 대한 연구에서 정신분열증과 초자아 결함이 특징적인 정신장애는 가장 낮은 사회경제계층에서 더 많이 발생되며, 이에 비해 강박신경증은 가장 높은 사회경제계층에서 발생되는 경향이 강하고, 오이디푸스 갈등은 중산층 가족에서 많이 발생된다고 하였다. 낮은 사회경제적 수준에서 성장한 사람들은 그들의 인격 발달과정에서 불안이나 성적 행동이나 공격적 행동, 그리고 자존감이 손상 받을 기회가 더 많으며, 감정적 성숙 및 인지기능 발달이 지지 받는 기회가 부족하다고 보고되었다.

입원율(hospitalization rate)은 일반인구의 발병빈도나 유병률, 입원이 가능한 병상 수에 의해 영향 받지만, 한편으로는 정신장애환자를 입원시키는 병원이나 시설에 대한 일반인들의 태도에 의해서도 달라질 수 있다.

오늘날 서구사회에서는 정신장애에 대한 일반인들의 태도가 많이 바뀌고 있고 이로 인해 정신장애의 조기 치료가 가능해짐에 따라 효율적인 치료를 받을 수 있다. 그리고 장기 입원이 가족과 친구와의 고립을 초래하고 그 결과 사회적 황폐화의 부작용을 초래한다는 인식이 높아지고 있다.

결혼상태 및 임신

- 결혼상태 : 통계적으로 미혼자는 기혼자보다 정신장애가 더 많은 것으로 나타난다. 이러한 결과는 집안을 이끌어 간다는 책임감으로 기혼자들은 안정되고 규칙적인 생활방식을 유지해나간다는 점 때문이기도 하지만, 이는 기혼자들의 정신건강을 높이는 요인 가운데 작은 부분에 해당된다. 보다 주요한 원인은 결혼에 의한 유대관계가 단순히 성적 욕구 충족뿐만 아니라 주요한 여러 안전망을 제공해줌으로써 상실감이나 결핍감을 방지해주는 역할을 한다는 점 때문으로 보여진다. 자신이 결혼의 대상으로 소망 받고, 환대(인정) 받고, 관심과 사랑의 대상이 된다는 감정은 심리적 안정감에 크게 기여한다. 또한 소외감을 느끼지 않게 되고 부모가 됨으로써 얻게 되는 감정적인 충족감, 이에 더하여 경제적 안전감은 심리적인 만족감을 갖도록 해준다. 그러나 결혼은 개인으로 하여금 매우 다른 환경에 적응하고 자신이 성장해온 것과는 다른 이질적인 인간관계에 적응하도록 요구한다. 결혼과 결혼의 책임에 있어서의 성공은 개인이 대인관계 적응능력과 자존감을 지니고 있음을 시사한다. 결혼 전 정신장애가 발병한 경우 결혼에 성공할 가능성이 낮아진다. 정서적으로나 성격적 결함이 매우 커서 정신장애에 걸릴 가능성이 높은 경우에는 배우자로서 선택받지 못할 가능성이 높다.

통계적으로 볼 때 이혼자들의 정신장애 발생률은 상당히 높다. 많은 경우 정신장애의 초기 단계를 암시하는 부적응은 정신장애가 명백하게 드러나기 이전에 가정불화나 이혼을 유도한다. 이혼으로 이끄는 심층적인 기제가 정신증이나 신경증을 유도하게 된다.

부모가 되는데 대한 불안, 또는 임신이나 유산 등 성적 기능과 관련되는 요인이 정신장애의 유발요인이 될 수도 있다. 부모가 됨으로써 의존 욕구라든가 어렸을 때 겪었던 형제간 경쟁심과 관련되는 갈등이 되살아남으로써 불안이나 분노, 공격심이 촉발될 수 있다.

• 임신 : 정신장애는 임신이나 출산과 관계되기도 한다. 그러나 이 기간과 특정한 정신장애 발병과의 상관성은 나타나지 않는다(산후 우울증, 산후 정신증은 예외적이다). 잠재적이고 억제적인 심리적 문제를 갖고 있는 경우 생리적 항상성(physiological homeostasis)을 유지하고 감정적으로 중요한 상황을 감당해야 하는 임신기의 부담은 제한된 자아 자원으로 처리하기에는 너무 힘겹기 때문에 정신병리적 반응이 일어난다. 임신은 여성이 어머니가 된다는 의미를 지니고 있는데 이는 아이가 태어난다는 의미만큼이나 중요하다. 임신은 과거 어머니에 대한 태도를 환기시켜주며 신체적 손상이나 침해 받았던 콤플렉스를 떠올리도록 한다. 어떤 경우 환자는 남편이나 자식에 대한 갈등을 나타내는 망상을 표현하기도 하는데, 이런 상황은 결혼생활에 대한 갈등이나 어머니가 된다는 사실에 대한 갈등을 드러내준다. 아이에 대한 거부감정은 아이가 죽었다는 망상으로 나타나기도 하고, 때로는 아동 학대 행동으로, 혹은 아이에게 무슨 일이 일어날 것 같다는 공포감으로 나타나기도 한다.

Rosenwald와 Stonehill(1972)은 산후정신증이 나타나는 시기에 따라 초기형과 후기형으로 나누고 산모의 인격에 따라 일찍 발현되기도 하고 나중에 발현되기도 한다고 하였다. 출산 경험과 출산 후 필연적으로 요구되는 수유나 아기 돌보기의 역할은 정신분열적 성향을 지닌 여성에게는 매우 무거운 짐이 되며 이 때문에 산모는 위축되고 자폐적으로 된다. 정신병리는 발병 시기에 따라 서로 다른 경향이 있다. 후기 산후정신증(late postpartum psychoses)을 나타내는 여성들은 지지와 애정의 철회라고 지각되는 상황에서 우울 반응을 보였던 과거력을 일반적으로 지니고 있다. 이들은 환심을 사려는 행동, 책임을 피하려고 타인에 대해 짜증내는 행동, 자아도취적인 보상적인 욕구를 지니고 있는 것으로 알려져 있다. 산후정신병은 하위 집단에 따라 정신병리에 차이가 난다. 출산 직후 입원하는 환자들은 주로 내적인 사멸감(inner deadness), 개인적인 변형(personal transformation), 사고의 전파(thought transmission)[23] 또는 초자연적 힘과 같은 생각에 집착하는 반면, 출산 후 어느 정도 시간이 경과된 후 입원하는 환자들은 피해망상, 자식을 해칠 것 같은 강박적 공포에 집착되어 있다.

이러한 임신 반응은 그 다음의 임신기에 유사한 반응을 일으키는 요인으로 작용하지는 않는다. 이러한 정신장애의 약 1/2은 두 번째 임신 또는 그 이후의 임신에서 나타나며, 회복 전망은 일반적인 반응성 정신병의 회복 전망과 유사하다.

임신은 남편에게도 불안을 높임으로써 정신생리적 증상을 유발하기도 한다. 연구에 의하면 산모에게서 나타날 수 있는 구토(nausea), 입덧, 식욕 변화, 복부팽만감과 비슷한 증상이 남편의 10%에서 발견된다고 보고

23) 내적 사멸감, 개인적 변형, 사고의 전파는 사고장애 가운데 망상의 표현으로 나타난다. 즉 자신이 죽어 있다거나 변형되었다거나 자신의 생각이 다른 사람에게 알려지고 퍼지고 있다는 망상을 갖게 되는 경우이다.

했다. 이러한 현상은 쿠바드(의만 擬娩, couvade) 증후군[24]으로 남편이 아내의 모성애 역할을 동일시한 결과로 발생된다.

문화 *culture*

문화란 여러 세대에 걸쳐 전개되고 전달되는 명백하거나 암시적인 행동 방식으로서 상징(symbols)이나 가치(values)에 의해 전달된다. 문화는 정신건강에 대한 정의에 영향을 미치고 인격발달과 관련되는 자녀양육의 중요성에 대한 비중에도 영향을 미친다. 또한 정신병리와 성역할, 알코올과 약물남용, 의사소통이 다양한 형태로 나타나는 현상을 이해하도록 해준다. 심지어는 치료가 다양한 형태로 나타나는 배경을 이해할 수 있도록 해준다.

문화적인 요인들이 정신장애의 원인이나 정신병리에 영향을 미친다는 사실은 문화인류학자들의 연구결과와 정신과 의사들의 비교문화적 연구결과로서 밝혀지고 있다. 시간의 흐름에 따라 정신증적 반응 양상들은 변화한다. 예를 들면, 19세기에는 흔히 나타났던 나폴레옹 과대망상은 오늘날에는 거의 볼 수 없다. 현대에서는 환자들의 동일한 욕구가 현대적인 유명 인물을 선택하여 나타난다.

우리나라의 경우에도 사회적 변화에 따라 망상형태와 주제가 달라지고 있음이 보고되었다(조완숙, 1985, 최주연, 1999). 1980년대 이전에는 망상형태에서 피해망상이 86%로 높았지만 90년 이후에는 60%로 저하되었다. 이는 80년 이전의 정치적 상황은 유신정권 시기로서 정치적으로 자유롭지

24) 아내가 분만할 때 남편도 함께 자리에 누워 산고(産苦)를 흉내내거나 음식을 제한하는 풍습. 의만(擬娩)·남자산욕(男子産褥)이라고도 한다. 아내가 출산을 할 때 남편이 가족들과 떨어진 장소에서 잠을 잔다든가, 식사에 섭생을 한다든가 하는 식으로 임산부(姙産婦)에게 기대되는 행동을 한다.

못한 상태였기 때문에 피해망상이 높았지만, 정치사회적 상황 변화에 따라 피해망상이 줄어든 것으로 해석된다. 망상주제에서는 1980년대에는 가족망상, 혈통망상이 높았지만 90년도 이후에는 장수 관련 망상이 높아졌다. 이는 사회적으로 안정되면서 개인의 건강과 장수에 대한 관심의 증가로 해석되었다. 시대를 이어가면서 가장 높았던 망상 주제는 종교, 초자연적 힘에 대한 망상이었고, 이런 주제는 정치적으로 영향을 받지 않음으로써 지속적으로 높게 나타나는 것으로 해석되었다.

정신장애에 대한 사회적 태도 및 도움 추구 행동

• 정신장애에 대한 사회적 반응 : 정신장애에 대한 태도는 1950년대부터 실시된 여론조사에 나타나고 있는데 정신장애자에 대한 혐오와 공포가 높았으며, 부정적인 태도는 특히 교육 수준이 낮은 집단과 연령이 높은 집단에서 두드러졌다. 남성이 여성에 비해 일관되게 부정적인 태도를 더 많이 보고하였다. 정신장애를 지닌 환자들에 대해 일반인들이 우려하는 핵심적인 내용은 환자들은 예측 불가능하며 위험하다는 것이다. 그러나 제 5장에서 살펴보았듯이 정신장애자들의 범죄율은 정상인이나 주취상태의 정상인들에 비해 매우 낮았다. 참고로 5장에서 관련되는 내용을 재인용해 보면 다음과 같다.

일반인들은 정신장애환자들이 일반인에 비해 공격적이고, 폭력적이고, 충동적이어서 위험한 행동을 저지르는 경향이 높다고 위험시하는 경향성이 높다. 그러나 정신장애 입원 환자들에 대한 과거 연구에 의하면 퇴원한 환자군은 일반인구 집단에 비해 폭력을 포함한 범죄행위로 구금되는 예가 적은 것으로 알려지고 있다. 이와 관련하여 정신장애환자들의 범죄율에 관한 「살인범죄의 실태와 유형별 특성」(강은영, 박형민, 2008)에서 구체적인 자료를 찾아볼 수 있다. 이 연구는 1997년부터 2006년까지 살해범죄자 422명을 대상으로 조사되었는데, 살인범죄 가해자의 정신상태를 보면 〈표 14-2〉과 같다.

〈표 14-2〉 살인범죄 가해자의 정신상태 단위: %

	1997	1998	1999	2000	2001	2002	2003	2004	2005	2006
정상	51.6	63.2	63.3	60.8	66.6	67.1	62.6	58.0	52.7	46.5
정신장애	4.9	3.8	4.0	4.5	4.5	2.9	4.3	3.7	5.4	5.8
주취	30.9	24.0	24.7	23.4	23.4	25.5	26.8	34.6	33.6	32.1
미상	12.6	8.9	8.0	10.1	5.3	4.4	6.3	3.6	8.2	15.6
계	100.0	100.0	100.0	100.0	100.0	100.0	100.0	100.0	100.0	100.0

살인범죄자의 경우 범행 당시 정신장애이거나 주취상태가 아니었던 '정상적' 정신상태 비율은 46~67% 수준이었고, '주취상태' 인 경우는 23~34%였고, '정신장애자' 인 경우는 2~5%였다.

정신장애에 대한 부정적 태도는 자신과 차이 있는 다른 사람들에 대한 뿌리 깊은 불신, 무엇이 올바르고 그른지에 대한 경직된 관점(rigid outlook)으로부터 비롯된다. 또한 도움이 필요한 사람에 대한 동정심이 부족한 결과이다.

다행스럽게도 정신장애에 대한 일반 대중들의 태도는 정신장애인들에 대한 경험을 바탕으로 변화되고 있다. 조사에 의하면 정신장애자들과의 접촉 경험에 따라 태도의 변화가 나타난다고 한다. 주변에 정신장애자가 있고 이들에 대해 알고 있다고 응답한 사람들은 그렇지 않은 사람들에 비해 보다 긍정적인 태도에 응답하였다. 이러한 조사 결과에서 나타나듯이 정신장애에 대한 부정적 태도는 실제로 정신장애에 관한 경험을 통해서 긍정적인 태도로 변화가 가능해진다(Kaplan & Sadock, 1989, p. 304).

• 정신장애에 대한 낙인이론 : 사회학자들은 정신장애자에 대한 꼬리표(labeling)이론(일명 낙인이론)을 주장하고 있다. 이 이론은 정신장애는 특정 사회의 문화적인 표준으로부터 이탈된 행동을 의미한다고 주장함으로써 정신장애에 그 이상의 의미가 있다는 견해에 의문점을 제기하였다. 사회적으로 다수인이 행동하는 방식에서 이탈된 행동을 하게 되는 경우 사회로부터 비난과 오명을 받는다는 것이다. 정신장애라는 꼬리표는 행동이 이탈된 사람에게 붙여지는 것으로서 이러한 꼬리표가 고착됨에 따라 이상행동을 지속하게 하는, 환자라는 역할정체감을 수용하도록 조장함으로써 정신과 환자라는 역할정체감을 갖게 되고, 그 결과 지속적으로 환자로 행동하도록 유도한다는 것이다. 지역사회에서 인정받는 사람들에 비해 정신병 환자라는 낙인이 찍힌 사람은 그 사회집단에서 주변인으로 취급받게 됨으로써 상처를 받게 된다.

• 전문가에 대한 도움 추구 행동 : 정신과적 문제가 있는 경우 전문가의 도움을 구하는 태도도 여러 가지 변인에 의해 영향 받을 수 있다. 일부 환자들은 정신과전문의가 아닌 다른 치료자(informal helper)의 도움을 구하는 경우도 있으나 대부분의 환자들은 정신과의사의 도움을 구하는 경우가 많아지고 있다. 이러한 도움 추구 행동(help seeking behavior)은 사회계층과 밀접한 관계가 있는데 특히 교육정도가 높을수록 정신과 의사의

도움을 구하는 비율이 높아진다. 전문가에 대한 도움 추구행동이 중요한 이유는 정신장애의 조기 발견과 조기 대처에 결정적으로 중요한 영향을 미치기 때문이다.

[학습목표]

1. 이상행동에 영향을 미치는 다양한 사회적 요인에 대해 살펴보고자 한다. 사회적 요인으로는 가족, 생활사건과 스트레스, 사회적 지지망 및 사회적 지지, 사회적 소외가 미치는 영향에 대해 살펴본다.
2. 작업과중, 은퇴. 도시화, 사회경제적 요인, 결혼상태 및 임신, 문화가 이상행동 발생에 영향 미치는 점에 대해서도 살펴본다.
3. 정신장애에 대한 사회적 태도 및 개인의 도움 요청 행동이 이상행동 발생에 미치는 영향에 대해서도 살펴볼 것이다.

[학습내용]

1. 이상행동에 영향 미치는 가족요인, 생활사건 및 스트레스, 사회적 지지망, 사회적 지지, 사회적 소외 등
2. 작업과중, 은퇴
3. 도시화, 사회경제적 요인, 결혼 및 임신, 문화적 요인
4. 질병에 대한 사회적 태도, 개인의 도움 요청 행동
5. 학습정리
6. 참고문헌
7. 부록

[학습정리]

1. 사회적 요인들은 대부분 정신장애가 발현되는데 방아쇠를 당기는 촉발 요인으로 작용한다.
2. 가족은 정서적 기능과 사회화 기능을 통해 가족구성원들의 정신건강 및 이상행동에 영향을 미친다. 가족요인으로는 가족 내 위기, 모성박탈, 부성박탈, 부모의 기대, 가족 내 긴장대처, 근친상간, 정신장애를 앓고 있는 부모 요인이 있다.
3. 생활사건은 개인으로 하여금 새로운 변화에 적응해야 하는 심리적 부담을 주는 스트레스사건이다. Homles와 Rahe는 생활사건에 대해 스트레스 점수를 부여하였다. 후속연구들은 생활사건 그 자체만으로 정신장애가 발생하는 것이 아니라 유전적 취약성이나 유전적 소인, 성격적 취약성이 선행될 경우 정신장애가 발생된다고 하였다. 생활사건과 스트레스는 심각한 재앙적 경우와 미세한 경우로 구별될 수 있다.
5. 사회조직망, 사회적 지지는 대인관계를 통해 스트레스로 인한 해로운 영향으로부터 보호 받을 수 있음을 의미한다. 이에 비해 사회적 소외는 인격장애 등 이상행동을 유발하는 요인이 된다.
6. 작업과중은 양적인 작업과중 및 질적 작업과중이 있고, 외부에 의해서나 개인 성격에 의해 발생된다. 직장에서의 은퇴는 불안이나 우울감을 유발하게 된다.
7. 도시화는 교통사고 등 외상이나 신체적 부담을 주며, 빈약한 사회적 관계를 가져오게 된다.
8. 빈곤할수록, 즉 사회경제적 지위가 낮을수록 정신장애 유병률은 높아진다. 사회경제적 요인과 정신장애 가운데 어떤 요인이 선행되는 요인인지에 대해서는 서로 다른 입장이 있다.

9. 결혼상태는 개인의 정신건강을 높이는 경향이 있고, 이혼자 중에서 정신장애 발병률이 높다. 임신은 정서적으로 중요한 상황을 감당해야 하는 부담을 주므로 이상행동 반응을 일으키는 작용을 한다. 산후정신증은 초기형과 후기형으로 나뉘어진다.
10. 문화는 정신건강에 대한 정의, 인격발달과 관련되는 자녀양육법의 중요성에 대한 비중에 영향을 미치고, 정신병리, 성역할, 알코올과 약물남용, 의사소통방법, 치료방법이 다양한 형태로 나타나는 현상을 이해하도록 해준다. 시대에 따라 망상의 주제가 변화되는 양상을 예로 들 수 있다.
11. 정신장애에 대한 부정적 태도는 다양한 심리적 요인에 따라 영향 받는데 점차 부정적 태도에서 긍정적 태도로 변화되고 있다. 사회학자들에 의하면 정신장애는 사회적 행동으로부터 이탈된 사람에게 붙여지는 꼬리표로서 개인에게 꼬리표가 붙여짐에 따라 정신과 환자라는 역할 정체감을 수용하도록 조장하고 그 결과 이상행동이 지속되도록 영향 미친다. 정신과적 문제가 있는 경우 전문가에게 도움을 구하는 태도는 여러 요인에 의하여 영향 받을 수 있는데, 이는 조기 발견과 조기 대처에 영향을 준다는 점에서 중요하다.

[퀴즈]

1. 모성 박달은 아동의 발달지체, 비행, 사이코패스 등을 유발하는 요인으로 작용한다.

   [정답] ○
2. 사회재적응 척도를 보면 부모와의 사별이 제일 큰 스트레스로 작용한다. 다른 사회적 스트레스는 이를 100점 기준으로 할 때 상대적으로 나

타나는 수치이다.

[정답] ×

[해설] 부부사별이 가장 큰 스트레스로 작용한다.

[참고문헌]

강은영, 박형민 (2008).「살인범죄의 실태와 유형별 특성 : 연쇄살인, 존속살인 및 여성살인범죄자를 중심으로」. 한국형사정책연구원, pp.139 - 140, p. 164.

권석만 (2003). 현대이상심리학. 학지사.

이근후 (1975). 정신의학적 인간생물학. 정신의학 강의용교재. 비출간물.

이수정, 김혜진 (2009). 사이코패스의 전구엽 집행기능 및 정서 인식력 손상기전. 한국심리학회지: 사회 및 성격, 23:3, 107 - 211.

장현갑 (1986). 생리심리학. 서울: 교육과학사. p. 493.

조완숙 (1985). 정신분열증 환자에서 시대적 흐름에 따른 망상내용 분석. 고려대학교 대학원 박사 학위 청구논문.

최주연 (1999). 정신분열증의 망상 : 발병 시대에 따른 망상 내용의 차이. 한양대학교 대학원 석사학위 청구논문, pp.14 - 25.

Bremmer, C. (1988). 정신분석학. (이근후, 박영숙 역). 서울: 하나의학사. (원권은 1973에 출판).

Carvdr, C. S. & Scheier, M. F. (2005). 성격심리학 (김교헌, 심미영, 원두리 역). 서울: 학지사. (원권은 2004에 출판).

Homles, T. H. & Rahe, R. H. (1967). The Social Readjustment Rating Scale. *J Psychosomatic Research*, 11: 213 - 218.

Kaplan, H, I, Sadock, B. J. (1989). *Comprehensive textbook of psychiatry/V*. Baltimore: Williams & Wilkins. Baltimore.

Kaplan, H, I, Sadock, B. J., & Grebb, J. A. (1991). *Kaplan and Sadock's Synppsis of Psychiatry* (7th ed.). Baltimore.: Williams & Wilkins.

Kolb, L. C., & Brodie, H. K. H. (1982). *Modern Clinical Psychiatry* (10th ed.). W.B. SAUNDERS COMPANY, p.182.

Kolb, L. C. & Brodie, H. K. MH. (1988). 최신 임상정신의학 (이근후 역). 서울: 하나의학사.

Rosenwald, G, C., & Stonehill. M. W. (1972). Early and late postpartum illness. *Psychosom. Med., 34*, 129 - 137.

Saul, L. J. (1999). 아동기 감정양식 - 인격형성에 미치는 - . (이근후 역). 서울: 하나의학사. (원전은 1977에 출판).

http://www.nyc.gov/html/doh/pdf/chw/needs1.pdf).

http://health.search.naver.com/search.naver?where=health_ detail&sm=tab_txc&ie=utf8&query=%EB%A7%9D%EC%83%81%EA%B3%84

부 록

방어과정 *DEFENSIVE PROCESSES*

오랜 기간 동안의 발달을 통해 인격은 다양한 심리적 방법을 습득하여 스스로를 방어하고 갈등적 충동들을 절충하고 내적 긴장을 완화시킨다. 자아의 이러한 기능은 의식에서는 자각되지 못한 채 내적 자아기전을 조절한다. 인격은 불안, 공격적 충동, 증오, 원망 및 좌절을 처리하기 위한 방어기전을 발달시킨다. 우리는 누구나 항상 방어기전을 사용하고 있다. 이들 자체가 반드시 병적인 것은 아니다. 합리화(rationalization)라든가 이와 유사한 정신적 방어수단이 없다면 우리의 생활은 견디기 힘들다. 이들 방어기전을 강화시키는 것이 항상 치료의 목표가 되는 것은 아니다. 때로는 이들 방어기전은 개인으로 하여금 평화롭게 살아가도록 도와주기 때문에 이러한 방어기전을 강화시키는 것이 치료의 목표가 되는 수도 있다. 감정적 욕구와 스트레스를 해결하고 불안을 방어하기 위하여 무의식적으로 선택되는 책략의 형태와 그 활용범위 및 그러한 방어방법이 인격을 왜곡시키고 행동을 지배하고 다른 사람들과의 적응에 장애를 주는 정도가 정신건강의 정도를 결정한다. 그러므로 본질적으로는 같은 종류의 과정이 정상인과 비정상인 모두에서 일어난다.

갈등 *Conflict*

불행하게도 인간의 의식적인 욕구, 인정받고자 하는 욕구, 그리고 선천적인 생물학적 충동의 충족은 자신이 속해 있는 보다 넓은 사회에서 관습적으로 설정된 습관, 태도, 요구 및 가치관과 일치되지 않을 때가 많으며 또 자기 인격 내에서의 금지나 검열과도 일치되지 않을 때가 많다. 의식적인 힘과 무의식적인 힘은 서로 모순되는 목표를 추구한다. 한편으로는 가정, 학교, 교회 등과 같이 윤리적, 도덕적 가치기준과 전통을 전달하는 다양한 매개 기관을 통하여 획득된 태도, 습관, 가치관이 있고, 다른 한편으로는 무의식적인 욕구 추구가 있어서 이 두 가지 모순되는 강력한 반응 경향성 사이에는 항상 알력이 존재한다.

서로 모순되는 정신적인 세력들, 타협될 수 없는 적대적인 충동들, 인격의 욕구들에 의해 개인에게 가해지는 진퇴양난은 정신적 갈등(psychic-conflict)이라고 알려지고 있다. 갈등은 인격의 서로 다른 부분끼리 부딪히는 내적 투쟁으로 생각될 수 있다. 정신분석 이론에 따르면 많은 갈등은 유아기와 아동기의 어린 시절의 경험으로부터 시작되지만 억압(repression)에 의하여 의식되지 못한다고 한다. 인간은 소망과 혐오, 사랑과 증오, 두려움과 동경, 강한 충동과 저항 등 서로 모순되는 욕구 사이에서 일어나는 역동적 충돌 속에서 고통 받는다. 개인의 욕구 및 소망과 그가 속해 있는 사회집단에 의해 채택된 규약, 관습, 신념 및 성실성 사이에서 일어나는 갈등 때문에 개인의 만족과 안정과 마음의 평화가 심하게 위협받는다.

인격은 내면적으로 항상 일종의 내란상태라고 할 수 있다. 인간은 동시에 상반되는 두 가지 행동을 하고 싶은 욕망에 사로잡힌다. 인격은 양분되어 긴장감이나 초조감이 생긴다. 인격의 임무는 어렵고 고통스럽더라도 갈등을 이루는 욕구나 충동을 만족스럽게 충족시키는 것이다. 때로는 그 임무가 성취되지 않을 수도 있으며 그 결과 막연한 근심과 지속적인 강한 내적 긴장상태인 불안을 경험하게 된다.

불안 *Anxiety*

정신역동적 과정을 이해하는데 중추적인 것으로 생각되는 불안(anxiety)이라는 정서는 갈등으로부터 생긴다. 불안은 자신의 인격이나 사회에 어떤 위험한 반응을 가져올 수 있는 용납될 수 없는 내적 태도가 의식으로나 행동으로 폭발하려 할 때 느껴지는 위험성에 대한 경고로서 임박한 재난의 가능성을 알려주는 긴장상태로 생각된다. 다르게 표현하자면 수치감이나 죄책감을 느끼도록 만드는 공격심이나 성욕이 노출되어지고, 외로움이나 슬픔으로 긴장되고, 사랑이나 연민을 표현해야 하는 갈등 상황에서 불안이 우선적으로 느껴진다.

불안(anxiety)과 공포(fear)는 모두가 위험에 대한 신호라는 공통점이 있긴 하지만 이들 사이에는 명백한 근본적 차이가 있다. 공포는 실제로 존재하는 위험에 대한 정서적 반응이다. 따라서 공포는 위험을 극복하거나 아니면 도피함으로써 위험상황이 제거되면 사라지게 된다. 가장 흔한 위험은 질병에 대한 위협이라든가 신체에 대한 외부로 부터의 공격 등 신체적 통증에 대한 것이다. 반면 불안은 인간이 살고 있는 사회 환경 속에서 인격에 가해지는 임박한 위협에 대한 신호라고 생각된다. 이런 관점에서 Sullivan(1954)은 불안에 대한 조작적 정의를 내렸다. 그는 불안은 중요한 관계가 있는 사람이 자신을 나쁘게 평가하지나 않나 하고 걱정할 때 일어나는 긴장상태라고 하였다. 대체로 불안을 경험하는 당사자는 단지 두렵다는 상태만을 알 뿐 갈등에 대해서는 거의 알지 못한다.

인격이 발달하면서 불안과 다른 정서 및 이러한 정서에 수반되는 생리반응으로부터 자신을 방어하기 위하여 여러 정신기제가 발달된다. 노골적인 불안과 이에 수반되는 생리적 표현은 인격에 가해지는 과도한 내적, 외적 위협의 결과로 인해 정신방어기제가 무너질 때에만 볼 수 있다.

심한 인격장애는 "자기애적" 이거나 "미숙한" 자아방어기제를 융통성 없이 반복적으로 사용함으로써 인격기능이 제한된 경우에 나타난다. 그러한 방어기제는 인격 내부의 끊임없는 갈등의 결과로서 심한 불안이 계속 일어나거나, 혹은 정서적 각성의 강도가 지나치지 않도록 방어하거나 방지하는 심리적 책략이 충분히 발달되지 못한 경우 일어난다.

정신증적 행동은 망상적 투사(delusional projection), 부정(denial), 공상(fantasy), 퇴행(regression), 상징화(symbolization) 및 행동화(acting out)와 같은 기제의 사용이 특징이다. 신경증은 억압(repression), 격리(isolation), 반동형성(reaction formation), 전치(displacement) 또는 해리(dissociation) 방어기제를 주요하게 사용한다. 정신증과 신경증 모두 인격의 자아 적응태도에 있어서 효과적인 균형이 제한되어 있거나 결여되어 있다.

억압 *Repression*

갈등을 처리하려는 목적으로 사용되는 정신기제 가운데 가장 흔한 기제는 억압(repression)이다. 예를 들면 서로 모순되는 욕구들, 대립적인 충동들, 그리고 우리가 자신에 대해 가지고 있는 자아상을 위협하는 행동 경향성을 처리하려는 것이다. 억압에 의하여 의식적인 자기 요구나 동기와 상반되거나 그러한 요구에 혼란을 주는 욕구, 충동, 사고 및 노력은 의식적 영역에서 무의식적 영역으로 밀려난다. 회상을 억제하는 기제에 의해 이들은 의식에 떠오를 수 없으므로 인식될 수 없다. 억압은 자아가 조절할 수 없는 욕구나 기억에 대한 방어작용을 한다. 이러한 억압은 그 사람의 의도적인 의식적 노력이나 거부가 아니라 무의식적 과정에서 자동적으로 일어나는 부정이며 거부라고 할 수 있다. 수치심이나 죄책감을 일으키거나 자존심을 손상시키는 경험들이 특히 억압되기 쉽다. 고통스런 불안을 일으킬 수 있는 동기나 생각이 인지되지 않은 채 기억이 억압되어 무의식에 남아있다.

자아가 억압으로 밖에는 다룰 수 없는 충동들은 역동적인 힘이나 긴장을 그대로 보유하고 있다. 이들은 표면에 떠오르지 않고 의식의 저변에 머물고 있지만, 인격성향이나 특수한 관심, 신념, 가치관에 영향을 주거나 또는 신경증이나 정신증 및 정신신체 증상 같은 여러 형태로 영향력을 나타낸다. 억압된 내용이 의식화될 수 있는 경우에는 비교적 합리적으로 처리될 수 있다. 그와 같이 회상될 수 있다는 것은 매우 바람직하다. 나중에 지적되겠지만 자유연상에 의하여 억압된 갈등 내용은 회상이 가능해진다.

억압은 견디기 힘든 사고와 충동이 의식화되려는 위협적인 상황에서 느껴지는 불안에 대한 일차적 방어라고 할 수 있다. 다른 각도에서 볼 때는 불안이 일어나려고 하기 때문에 억압기전이 발동된다고 한다. 어떠한 경우이든 정신역동적 입장에서 억압방어가 핵심적인 역할을 한다는 인식이 지배적이다. 만약 억압이 불안을 막을 수 없다면 투사(profection)나 상징화(symbolization)와 같은 다른 방어기전이 동원되어 방어적 기능을 보강하여 준다. 억압이 실패되는 경우에는 현실평가 능력이 손상되며 현실을 무시하는 유아적 방어들이 작용한다. 예를 들면 적대감이라는 용납될 수 없는 충동이나 위협적인 느낌이 있을 때 외부에서 어떠한 목소리가 들렸다고 탓을 하며 자신과의 관련성을 부인하려 한다. 이러한 증상을 고려하여 보면 불안에 대한 방어유형이 여러 가지로 변화될 수 있음을 알 수 있다.

본능적 충동이나 사회적 금기 행위가 노골적으로 표현되지 않도록 포기시킴으로써 억압은 사회 윤리적 관습을 유지시키고 개인으로 하여금 관습이나 사회제도에 적응하도록 도와준다. 그러나 억압이 사용되더라도 갈등은 지속된다. 심층적인 내면의 욕구나 충동들은 억압에 의해 소멸되지 않고 속박된 채 그 성질이나 힘은 아무 변화 없이 남아 있게 된다. 이러한 욕구나 충동은 사실 상 의식화되지 않을 뿐 아무 변화 없이 유지되는 상태에 머물게 된다. 욕구나 충동은 좌절된다고 하더라도 항상 충족을 추구하고 있다. 이들 욕구나 소망에 대한 표현을 막고 불쾌감이 느껴지지 않도록 하기 위해 인격은 자동적으로, 의식적인 계획 없이 이러한 욕구나 소망과 사고를 억누르고, 자유로운 상태와는 대조적인 방향으로 욕구나 소망이 무의식화되도록 작용한다. 억압을 강화하기 위한 이러한 노력의 산물로서 편견이 생기고 반동형성(reaction formation)으로 알려진 성격적 방어(character defense)기제가 형성된다. 이 부분에 대해서는 나중에 다시 설명하고자 한다. 억압을 많이 하는 사람일수록 억압되어 있는 욕구가 의식화되는 것을 막기 위하여 편견이 심해진다. 마찬가지로 다른 사람이 옳지 못한 일을 했을 때, 참지 못하는 사람은 자신의 마음 속에 자리 잡고 있는 인식되지 못한 비슷한 경향성을 억압하려는 시도가 존재함을 시사한다.

억압이 항상 병적이고 그 결과가 바람직하지 않은 것은 아니다. 억압기전이 원활히 힘들지 않게 작용하는 경우 잘 적응된 생활을 할 수 있다. 어떤 경우에는 갈등과 용납될 수 없는 충동을 다루기 위한 억압이나 다른 기전이 함께 작용하여 존경할 만한 성격특성을 이루지만, 그러나 이러한 기전은 그 발생적 원천과 그 심리적 목표나 욕구 및 그러한 기전이 추구하는 경직성으로 볼 때 정신병리적 산물로 보아야 한다. 존경할 만한 성격 특성들의 정신역동적 기능과 그 발생기원에 지나치게 관심을 둘 필요는 없다. 그러한 바람직한 성격 특성은 불리한 점이 오히려 자신의 자산으로 변화되어 나타난 것일 수 있다. 많은 인격 특성은 신경증적 증상과 같은 심리적 목적을 지니고 있다. 참을성이 없다거나 복종적이거나 소심하거나 지나치게 수줍어하는 경향은 신경증적 증상처럼 오랫동안 무의식에 묻혀있던 어린 시절의 공포나 미움, 또는 분노가 의식화되려는데 대한 방어에서 나온다.

억압(repression)은 억제(suppression)와 혼돈되어서는 아니되며, 억제는 받아들이고 싶지 않은 욕망과 바람직하지 않은 기억을 잊으려는 의식적인 노력이다.

동일시 *Identification*

동일시(Identification)는 자아성장을 결정하는 가장 중요한 심리기제이다. 인격발달에 대한 설명에서 언급하였듯이 아동은 자신에게 의미 있었던 부모나 다른 사람의 태도나 행동양상을 이어 받는다. 동일시의 동기는 아동이 자신의 형제나 동료의 힘과 기질을 숭배하거나 동경하고, 또 그들의 행동양상을 획득하여 자기도 그러한 성공을 얻고 싶다는 소망 충족적인 것이다. 동일시는 또한 초자아 기능의 성장에 중요하다. 즉 아들은 아버지를 동일시하고, 아버지의 인격을 본 따서 행동하는데 흥미를 가짐으로써 아버지와 닮아간다. 이 동일시 기제는 의식적인 깊은 생각도 아니며 단순한 모방도 아니다.

동일시 과정은 가족관계 내에서 이루어지며 아동의 정복하고 싶은 욕망이나 새로운 것에 대한 흥분과 관계가 있다. 그것은 아동을 보호하여 주는 부모와의 반복적인 분리과정에서 생기는데, 1차적으로 어머니로부터 분리되어 행동하게 되고 주의를 탐색하게 된다. 이후에 아동은 부모나 선생님, 그리고 친구 등의 행동을 동일시하려는 시도인 모방놀이(imitation play)를 통해 다른 일을 할 수 있는 힘을 찾는다. 바람직한 동일시를 위해서는 아동들과 관계를 맺고 있는 사람들이 주변에 있어야하며 또 동일시 행동에 의해 아동의 자신감과 자존심이 강화되도록 격려해주고 지지해주어야 한다.

장기간에 걸친 성공적인 동일시를 통하여 성인으로서의 개별화(adult individuation)가 이루어지게 되고 견고한 자기주체성을 갖게 되는데 이는 정신병리의 특징일 수 있는 병적 동일시와 구분된다.

어린 시절의 부모와의 고통스런 이별은 “부모와 같은 정체감(parenting identity)”을 가지려고 하는 동기를 자극함으로써 그 결과 다른 아동이나 동물에 대하여 지나치게 염려하고 관심을 갖도록 만든다.

동일시가 인격 성장에 건설적인 영향을 주는 기제이기는 하지만 이는 어디까지나 아동에게 비춰 보이는 어른의 인격 여하에 달려있다. 때로는 부모가 지닌 사회적으로 바람직하지 못한 특징일지라도 아동에게 부모의 그런 특징이 특별한 힘이나 장점으로 비춰진다면 아동은 이를 그대로 본받는다. 이러한 경우를 적대적 동일시(hostile identification)라고 한다. 제2차 대전 전이나 전쟁 중에 나타났던 독일 젊은이들의 잔인성은 당시의 나치군 행동에 대한 적대적 동일시의 결과로 설명될 수 있다. 좋아하는 사람의 인격 전체를 모두 모방할 수는 없기 때문에 완전한 동일시는 흔치 않으며, 어떤 특정한 경향성만을 선택적으로 모방하게 된다.

어떤 젊은 남자교사의 경우 친구들이 보기에 서있는 자세라든가 안경 너머로 바라보는 시선이라든가 정확하게 끊어지는 말씨 등의 변화가 눈에 띄었다. 그는 뛰어난 교장선생님이 있는 학교로 전근되었는데 그의 친구들은 그 교장선생님을 만난 후 그의 자세와 말씨가 그 교장선생님을 그대로 흉내내고 있음을 알게 되었다.

동일시는 심리적으로는 소망충족적 목적이 있다. 예를 들면 동일시는 훌륭한 인물의 하인들이 스스로 주인과 동일시함으로써 우월감을 느끼고 자아도취감을 느끼는 현상에서 볼 수 있으며, 또한 스스로 자신이 예수라고 믿고 예수의 역할을 하려하고 머리나 수염을 길러 예수의 모습을 모방하려는 정신증 환자의 심리적 상태를 설명해 준다.

동일시 방어기제를 사용할 경우 특정한 동일시 대상이 선택되고 특정한 상황이 선택된다. 이러한 선택이 이루어지는 이유는 방어기제를 사용하는 개인과 동일시 대상이 되는 사람 사이에 특정한 성격적 욕구가 공유되기 때문이다. 동일시 방어기제를 통해 다른 사람에 대해 지나친 동정심을 갖게 되는 경우, 두 사람 사이에 공통적인 욕구(impulse)가 존재한다는 점을 바탕으로 하여 동일시가 이루어진다-심지어는 심각한 범법자에게도 지나친 동정심을 느끼게 되는 경우가 있는데, 동일시 방어기제에 의해 이러한 동정심이 일어나게 된다. 이런 상황이 발생되는 이유는 두 사람(동일시 방어기제를 사용하는 개인과 동일시의 대상이 되는 대상자) 사이에 공통적인 욕구(impulse)가 존재하고 있음을 무의식적으로 감지하기 때문이다. 이러한 동일시 방어기제를 통해 욕구가 대리적으로 충족되게 되는데, 때로는 욕구 충족이 허용될 수 없음을 알고 있는 경우조차도 대리적으로 욕구가 충족된다. 가끔 신문에 범죄를 저질렀다는 거짓 자백이 신문에 보도되는데, 이는 그러한 범죄를 저지르고 싶다는 욕구의 결과로서 발생하게 된다.

이 방어기제는 자아정체감이나 성격이 잘 통합되지 않은 개인들에게 반복적으로 나타난다. 이미 언급한 바와 같이 안정된 동일시(stable identification)를 위해서는 장기간에 걸쳐 정서적인 지지와 격려를 해주는 구체적인 모델이 있어야 한다.

병적 동일시(Pathological identification)에서는 자아가 이상적이고 마술적인 공생에 의해 권위를 얻으려는 것이다. 따라서 가성 동일시(Pseudo identification)는 일시적인 과장 내지는 풍자로서 다른 사람과 납득할 만한 관계를 맺지 못한다. 이는 정신분석학적으로는 "…하는 체" 하는 성격(as if character)이라고 설명되는데, 이와 같은 성격을 지닌 사람은 어떤 바라는 힘을 가졌다고 생각되는 사람을 좇아 이 사람 저 사람과 밀착된 관계를 맺음으로써 안정을 찾으려 한다. 따라서 자신이 소망하는 특성을 흉내 내는 많은 시도를 한다. 이런 동일시는 유아적 소망충족을 나타내기 때문에 보통은 일시적이며 상대가 마술적 힘을 잃어버리거나 자신을 계속 지지해 준다는 느낌을 받지 못하면 곧 포기하여 버린다.

반동형성 *Reaction-Formation*

성격형성에 중요한 방어기제로 반동형성이 있다. 이 기전은 받아들일 수 없는 충동을 계속 억압하고, 감추어져 있는 인격성향을 부정하고 숨기기 위하여 본래의 경향과는 정반대로 표현하는 성격경향이다. 완벽하고 타협할 줄 모르는 경직된 성격은 금지된 욕망이나 충동에 대한 반동형성의 결과일 수 있다. 그러한 특성은 은연중에 그 인격의 이면, 즉 내재된 특성을 나타내준다. 뚜렷한 특성과 방어적인 태도는 강하게 과장되거나 부적절하기 때문에 잘 드러난다. 그러한 과장된 인격특성은 정신기제의 전면에 나타나는 결과라고 설명될 수 있다. 이러한 특성은 적응에 문제가 있지 않는 한 병리적이라고 평가되지는 않는다. 거부감과 적개심을 정중하고 공손한 표현이나 과장된 감사표현으로 위장하기도 한다. 의식적인 의도가 개입되는 상황에서는 반동형성은 언제나 정직하고 성실한 모습으로 나타난다. 끝없이 자신의 권리를 요구하며 조그만 자극에도 싸우려드는, 노골적으로 적대적인 사람은 자신의 마음 속 깊이 자리 잡고 있는 불안정감에 대항하여 자신을 방어하고 있는 것이다. 그와는 반대로 복종은 인지되지 않고 있는 적대성향을 감추기 위한 반동형성이기도 하다. 마찬가지로 겉으로 지나치게 상냥한 것도 강한 적개심을 감추고 있을 수 있다.

특정한 사람에 대한 지나친 관심은 의식되지 못하고 있는 적개심이나 질투심 내지는 그 사람의 죽음을 바라는 소망을 암시해 준다. 헌신적인 태도의 이면에는 상대방의 죽음을 바라는 소망이 숨겨져 있을 수 있다. 예를 들어 과부인 어머니를 위하여 과년한 딸이 스스로 희생하여 결혼신청을 거절하는 수가 있다. 그러한 헌신은 죄책감을 완화시켜준다. 반동형성이 합리적인 범위에서 사용된다면 불안에 대한 바람직한 방어적 선택이라고 할 수 있다.

쌍둥이 미혼남성이 자신의 난잡한 동성애 행위에 대한 불안 때문에 치료를 받으러 왔다. 환자의 형은 행복한 결혼생활을 하고 있었다. 환자는 사춘기 시절 어머니가 더러운 혼외정사로 가족을 배반했기 때문에 어머니를 증오했으며 자기 형과 같은 남성하고만 신뢰할 수 있는 관계를 맺을 수 있다고 확신하고 있었는데, 이런 이면에는 어떤 여성도 믿을 수 없음을 시사하였다. 나중에 그는 어린 시절에 어머니와 친밀한 부드러운 관계를 바랐으며 마찬가지로 여자 친구에 대해서도 어머니에 대해 느꼈던 그런 소망이 있었음을 고백하였다. 환자의 동성애적 경향은 자신이 느꼈던 여성에 대한 소망이 두려워서 그러한 소망을 막아보려는 반동형성의 결과임을 나타내 준다.

보상 *Compensation*

생리신체적인 보상은 내과의사와 외과의사가 흔히 보는 현상이다. 심장판막이 무력하면 판막장애 때문에 순환기능을 보상하기 위하여 심장근육이 비대해 진다. 어떤 질병이나 그릇된 자세 습관 때문에 척추측만증(scoliosis)이 오면 체중의 중심을 지지하기 위하여 일차궁형과는 반대쪽에 이차궁형이 생긴다. 그러한 보상은 생리적 결함에 적응하려는 시도이다. 마찬가지로 개인이 그의 부족과 불완전을 보상하여 안정을 얻으려고 한다.

그러한 보상은 과장된 행동으로 드러난다. 작은 키의 사람이 공격적이고 지배적인 기질을 보이는 경우가 잘 알려진 과잉보상의 한 예라고 할 수 있다. 점잖고 뽐내는 듯한 태도는 자신의 작은 체구로 나타내지 못하는 힘과 권위를 나타내려는 것이다. 자기 보다 더 작은 사람에게서는 편안함과 안정감을 느끼고 자신의 신체적 열등감을 잊게 된다.

체면과 자존심을 지키려는 소망은 인격의 기본 욕구의 하나이다. 자존심을 높이고 자신의 결함을 감추는 방법은 다양하게 드러나는데, 친구들과의 어울림에서 허세를 부린다거나 유별난 옷이나 물질적 성공을 상징하는 장식으로 꾸미는 단순한 보상으로부터 과대망상에 이르기까지 다양하다. 더욱이 사회적으로 용납될 수 있는 보상적 행동이나 존경받을 만한 인격특성도 신경증적 욕구의 표현일 수 있음을 잊어서는 안 된다. 신경증적 근원을 갖고 있는 보상행동은 대개는 그 정도가 과장되게 나타난다는 특성을 지니고 있다.

보상의 원인으로 작용하는 개인의 단점이나 약점에는 신체적인 약점에서부터 정신적인 열등감에 이르기까지 매우 다양하다. 보상기제의 토대가 되는 열등감은 현실적인 것일 수도 있고 공상의 산물일 수도 있다. 일반적인 현실적 관계나 특정한 사회적인 자극에 대한 반응이 잘 통정되어 있는 사람의 경우는 신체적 열등감이 오히려 건설적인 활동을 하도록 자극함으로써 결과적으로 사회적으로 유능하게 만든다.

개인이 자신의 장애 때문에 더 많은 노력을 하게 되어 Wordsworth처럼 영광스런 업적을 남길 수도 있다. 반면 정상적인 본능이나 야망을 좌절시키거나 집단에서 멀리 떨어져 있도록 만드는 질병이나 결함은 바람직한 인격적 발달을 저해하여 오히려 소망성취적인 사교에 집착하게 만들거나 불안정한 성격을 형성하게 함으로써 정신병으로 발전되도록 한다. 보상의 형태가 어떻게 나타나든 만족스러운 자존심과 안정감을 얻으려는 노력의 결과임은 틀림없다. 또한 불행히도 과잉 보상의 경우 자신은 만족스러울지 모르지만 사회적 가치 기준에서 볼 때에는 허세에 지나지 않는다.

항상 지나치게 자아의식에 빠져있는 키 크고 마른, 못생긴 편인 소년이 군에 입대하였다. 소년이 의식하고 있지는 않았겠지만 자신이 남과는 다르다는 불유쾌한 감정에서 해방되고 싶은 희망을 실현시켜 줄 것으로 보이는 군복이나 군대의 마력 때문에 그는 군에 입대하게 되었다. 소년은 군대의 여러 훈련을 받는 과정에서도 서투른 행동으로 야유의 대상이 되었다. 소년은 안

간힘을 써서 노력한 후 가장 어려운 부대로 배치 받았다. 여기서도 당연히 자신의 부족감을 더욱 통감하게 되었다. 그의 자존심에 대한 상처는 너무나 컸으며 안정감과 만족스러운 인정을 받고 싶은 욕구가 지나쳐서 자신이 육군소장이라는 믿음으로 발전되기에 이르렀다. 자신보다 못난 군인은 있을 수 없고 동료들과는 비교도 할 수 없는 상태이면서도 지휘관으로서 중요한 군사사건을 지휘하려 하였다. 이런 보상적인 망상은 소년의 정서적 욕구는 만족시켜 주었지만 현실적으로는 군생활을 할 수 없게 만들었으며 결국 입원하도록 만들었다.

합리화 *Rationalization*

합리화 방어기제는 자존심을 유지하고 죄책감을 막아주는 기제 중 가장 널리 사용된다. 이 방어기제는 개인에게 고통스런 진실을 감추기 위해 시도되는 일종의 자기기만이다.

우리는 모든 행동이 심사숙고하여 올바르게 판단되고 충분히 지각된 결과라고 믿고 싶어 한다. 그러나 실제에 있어서는 그러한 의식적이고 지적인, 깊은 생각 후에 일어나는 행동이란 매우 미미한 정도다. 우리는 인식되지 못한 동기에 따라 행동한 다음, 나중에야 그 행동에 대한 그럴싸한 이유를 생각해 낸다. 이러한 대처는 실제로는 인식되지 못한 동기에서 일어난 행동에 대해 합리적이고 지적인 설명을 제공하여 준다. 우리는 우리 행동을 충분히 설명할 수 있다고 생각하지만 이는 합리적으로 꾸민 거짓 설명일 뿐이다. 결국 우리의 실제 욕구와 태도는 숨겨져 감추어진 채 남는다.

때로는 그러한 합리화가 진실을 나타내기도 하지만 대개는 지나치게 과장되어 원래의 진짜 동기를 감추어 줄 뿐이다. 여러 동기들 중에서 용납될 수 있는 동기만 선택되고, 자신의 행동의 동기는 그 동기 하나뿐이라고 생각하게 된다. 우리의 생각이 우리의 감정을 방어하여 준다. 그러므로 우리의 행동이 어떤 동기에 의한 결과라고 믿는 경우 자기기만을 통한 합리화의 결과라고 생각해 볼 수 있다. 실제로는 여러 동기가 합쳐져서 행동을 취하게 만들며, 여러 동기 중에는 윤리적 가치와 동떨어진 동기도 있다. 또 다른 요소로는 이기적이고 감정적이고, 본능적인 동기도 있다.

이러한 여러 동기가 합쳐져서 어떤 행동을 결정할 때 자기행동을 설명하는 여러 동기 중 가장 용납될 수 있는 동기만을 선택한다. 자기중심적인 동기일수록 행동결정에 있어 역동적으로 보다 큰 영향을 미친다. 그러나 이 과정은 의식에서는 자각되지 않는다. 여러 동기 중에서 가장 윤리적인 동기가 자각되지 않은 다른 동기보다 행동 결정에 대한 영향은 적지만 의식을 지배하기 때문에 실제 동기인 것처럼 생각하게 된다.

그렇다면 혹자는 그 사람의 행동의 동기가 사실이 아니므로 그가 죄책감을 느끼지 않겠느냐고 물을 수도 있을 것이다. 거짓말인 경우에는 그런 설명이 허구라는 사실을 의식수준에서 안다. 그러나 합리화는 철저히 무의식적인 기제이기 때문에 합리화에 의해 왜곡된 동기를 감추고자 하는 무의식적 동기로 인해 그대로 받아들이고 있다는 사실을 모른다. 자신의 행동을 설명하면서 합리화를 사용한다고 해서 그 사람이 정직하지 않다거나 성실하지 않다는 것을 의미하지는 않는다. 합리화라는 자기기만은 자아에게 고통스러운 사실을 감추고자 하는 무의식적 동기로 인해 일어난다.

합리화가 심리적으로 자기 보호와 안정감을 가질 수 있도록 도와 준다면 유용한 기제라고 할 수 있다. 그러나 합리화가 자기 기만을 초래한다면 그 결과로서 또 다른 행위가 이어지게 마련이다. 이와 같이 합리화에 의해 동기와 행동이 허구적으로 발전된다면 망상이 만들어지는데 영향을 미치게 된다.

부족감을 느낄 때 자존심을 지켜주는, 합리화와 밀접하게 연관되는, 드물지 않는 반응은 흔히 "신포도"로 불리우는 기제이다. 이러한 방어적인 평가절하 반응을 하는 경우 개인이 간절히 바라던 목표가 장애물로 인해 - 흔히 자신의 능력부족 때문에- 성취될 수 없을 경우 원래 자신이 바라던 목표를 깎아 내리고 노력해서 성취할 가치가 없는 것이라고 평가절하하게 된다. 이런 반응은 불안에 대해 방어하기 위한 시도이다. 이러한 방어기제와 동반되어 나타나는 다른 양상은 자존심을 손상시키는 상황에 대해 무관심을 보이는 경우이다.

전치 *Displacement*

대치과정으로 불안을 덜어주는 또 다른 방법으로 전치(displacement)가 있다. 이 방어기전에 따라 어떠한 정서적 느낌이 실제 대상에서 다른 대리 대상에게로 전이된다. 어떤 사람이나 대상 또는 특정 상황으로 향했던 원래의 감정이 다른 사람이나 대상 또는 상황으로 전이되어 원래의 대상에게 가지고 있던 감정적 의미가 그대로 부여된다. 예를 들면 공포증에서 두려움이 원래의 무의식속에 숨겨져 있는 내적 원천으로부터 전혀 관계없는 외적인 대상에게로 옮겨진다. 강박 신경증에서 흔히 볼 수 있는 손 씻는 행위는 어린 시절의 경험에서 도덕적인 불결감이 손이 더럽다는 생각으로 전치된 것이다. 이런 경우 무의식속에 잠재되어 있는 원래의 경험에 결부되어 있던 감정이 다른 대상이나 상황으로 전치되어 나타나게 되는 것이다.

30세 된 가정주부가 집을 나서지 못하는 공포상태를 치료하기 위하여 입원하였다. 그러한 공포는 셋째 아이를 낳은 후 시작되었는데 당시 그녀는 성적으로 공격 당한다는 생각 때문에 공황상태의 느낌을 가졌다. 치료과정에서 그녀는 어릴 때부터 매우 의존적이었고 유혹적이었음이 밝혀졌다. 결국에는 자신을 보호해 주는 남성을 만나고 싶다는 욕망과 이런 욕망으로 인해 성적 조절력을 상실하게 되고, 그 결과 성적으로 헤픈 여자가 될까 두려워서 거리에 나갈 수 없는 공포증이 발생되었음이 밝혀졌다. 그러한 두려움은 길거리를 산보하는 것을 두려워하는 것으로 전치되었다.

사랑과 미움 같은 느낌과 태도는 원래의 대상에게서 다른 대리 대상에게로 전치되기 쉽다. 예를 들면 부모에 대한 적개심이 너무나 강렬하면 의식적인 수준에서 표현되기가 어려워진다. 그런 경우 부모와 비슷한 사람을 미워한다면 부모에 대한 자신의 미워하는 태도를 의식적으로 인지하지 않을 수 있다.

대부분의 상징은 일종의 전치현상이라고 할 수 있다. 한 대상이 어떤 감정이나 충동을 자극했던 원래의 사람이나 사물의 상징이 된다. 따라서 전치는 위험하고 용납될 수 없는 충동이라든가 소망이나 사고 내용을 억압하여 준다. 의미 있는 대상으로부터 덜 의미 있는 대상으로 불안이 전치되는 경우는 흔하다. Freud는 의식이 무의식 속의 내용을 농담처럼 취급하며 방어하는 것도 전치기제와 관계있는 것으로 보았다(Brenner, 1974/1988).

투 사 *Projection*

여러 가지 면에서 이 기제는 전치의 한 형태라고 볼 수 있으며 일상생활에서도 어느 정도 적용되며 정신병적 수준에서의 편집증(paranoia)과 편집성 정신병(paranoid psychoses)에서 흔히 보이는 방어수단이다. 불안에 대한 방어서 투사는 자신이 부인하고 싶은 성격특성, 태도, 동기, 욕구 등을 외부로 돌려 다른 사람의 탓으로 돌린다. 이 기제는 자신의 마음 속에 담겨있는, 스스로 용납하기 어려운 소망이나 욕구, 또는 자신의 특성을 인식하지 못한 채 외부 세계에 존재하는 것으로 지각하게 된다.

자신이 경멸하는 기질이나 동기를 자기 스스로가 지니고 있음을 전혀 인식하지 못한 채 자기 성격의 약점인 바로 그러한 결함을 지닌 다른 사람을 심하게 비난하는 경우를 흔히 볼 수 있다. 투사하는 내용은 투사하는 개인의 무의식의 반향(echo)이라고 할 수 있다. 자신의 공격 의도나 본능적인 충동을 투사에 의해 다른 사람에게 전가시킨다. 그럼으로써 부인하고 싶은 경향이 배출구를 찾게 된다.

자신은 아무 죄가 없이 희생되었다고 주장함으로써 수치스러운 경향이나 소망을 밖으로 투사할 수 있다면 불안을 일으키는 죄의식은 약화될 수 있다. 이렇게 다른 사람 탓으로 돌리고 나면 자신은 죄책감을 덜 느끼게 된다. 불안에 대한 방어를 강화하기 위한 기제로서 투사의 초점이 되는 외부 대상에게 적대적인 공격행동을 보이기도 한다. 자신의 무의식적인 어떤 경향 -미움과 두려움- 과 느낌을 투사하여 다른 사람을 왜곡되게 지각한다. 예를 들면 자신의 분노를 용납하지 못하고 타인이 자신에게 분노하고 있다고 느끼게 된다.

투사는 부정(denial)이라는 기전과 매우 깊은 관련이 있다. 이 관계는 Freud가 공식화하여 잘 설명하여 준다. A라는 사람이 B라는 사람을 미워함으로써 느끼게 되는데서 나오는 불안을 견딜 수 없을 때 "나는 B를 미워한다"가 "B가 나를 미워한다"는 식으로 무의식적으로 바꾸어 버린다. 억압과 투사는 자아가 공격심, 증오감, 죄책감 때문에 압도 당하거나 와해되는 것을 막아준다.

남들과 비교하여 실제적이든, 가상적이든 불리한 입장에 있다고 생각하는 사람이 최고를 지향하고 안정을 찾기 위해 투사기제를 사용한다. 만약 자아가 실패하거나 붕괴되는 경우 투사와 관계있는 환각이나 망상이라는 증상이 나타난다.

망상과 투사 *Delusions and Profection*

무의식의 내용이 투사되는 형태는 사고(ideas)의 형태일 수도 있고 지각(perceptions)의 형태일 수도 있다. 사고의 형태로 투사되는 경우에는 망상 특히 피해망상의 형태로 나타난다.

세계대전 중 한 미군이 무서운 상황을 모면하기 위하여 자기 발에 총을 쏘았다. 그 병사는 야전병원에서 1차 치료를 받은 후 미국으로 후송되었고 상처는 서서히 치유되었다. 자신의 비겁과 태만에 대한 죄책감과 불편감은 심리적으로 투사에 의하여 방어되었다. 그 병사는 상처의 치유가 지연되는 것이 의사의 태만 때문이라고 믿었다. 그 병사는 잘못이 있는 사람은 자신이 아니고 의사라고 믿었기 때문에 죄책감이라고는 전혀 느끼지 않았다. 그는 자신이 저지른 사고는 전혀 모르는 채 의사가 자신을 망쳐 버렸다고 원망하였다.

죄책감에서 나오는 투사는 때로 편집증에서 중요한 기제로 작용한다. 이 기제에 의하여 환자는 자신을 가해하는 자는 말할 수 없이 악하므로 죽어야 마땅하며 그러한 가해자를 죽인다는 것은 범죄행위가 아니라 칭찬받을 만한 일이라고 믿게 된다.

앞서 의사를 죽이려고 한 병사는 체면 손상으로 인한 죄책감을 지울 수가 없었다. 어느 날 길을 걸어가다가 자신을 비난하는 소리를 듣게 되었고 질책하는 목소리가 들려오는 쪽을 바라보았는데, 마침 거기에는 오토바이를 타고 가는 사람이 있었다. 그러자 병사는 바로 아무 경고도 없이 그 사람을 총으로 쏴버렸다. 이와 같이 투사를 통하여 그의 무의식적인 증오의 대상으로 구체화된 인물을 죽였던 것이다.

퇴행 *Regression*

성장과정에서 인격적 발달이 제한될 때 충분하고 조화로운 발달이 일어나지 않는다. 불안을 피하는 기제의 하나인 퇴행을 통하여 인격은 이미 달성했던 발달단계로부터 후퇴하여 이전의 적응단계로 되돌아간다. 이러한 인격발달의 이전 단계로의 후퇴는 생각이나 감정 또는 행동 면에서 미성숙한 양상을 보이는 것이 특징이다.

대소변을 가리기 시작했던 아이가 동생이 태어난 후 어머니의 관심을 빼앗기면서 다시 대소변을 가리지 못하는 경우가 있다. 아이는 퇴행을 통하여 좀 더 어렸을 때의 만족을 되찾으려는 것이다.

오랫동안 잠재되어 있던 유아기 또는 아동기의 특징이 어떤 좌절 경험이나 상황에 직면하면서 되살아나는 경우가 있다. 유아기나 아동기의 의존적인 단계로의 퇴행은 성인이 되어 독립적으로 처리하여야 하는 상황과 책임 때문에 일어나는 공포와 불안정을 피하게 해준다. 퇴행은 그 목적에 있어서는 적응하려는 것이긴 하지만 파괴적인 면이 있으며 바람직한 적응을 저해한다.

발달과정 중 고착이 강할수록 좌절과 갈등을 주는 상황에서 과거의 고착 단계로 퇴행하는 경향이 있다. 아주 심한 퇴행현상은 결국 인격의 심한 황폐화를 가져오며 정신분열증을 발생시키는 요소가 된다. 퇴행 과정에서 인격 전체가 일정한 과거 발달단계로 퇴행되는 것은 아니다. 환자의 느낌과 생각 및 행동이 여러 단계의 여러 수준으로 퇴행되어 나타날 수 있다. 예를 들면 생각이나 행동은 어른답게 하면서도 유아적인 요구를 하는 환자를 볼 수 있다.

양녀로 입양된 18세의 여성이 친구들과 함께 해외여행을 다녀온 뒤부터 위축되고 종교적인 일에 집착하고 자기 부모에 대한 환상을 가지기 시작하였다. 그녀는 입원 며칠 전부터 반향어(echolalia) 증상을 보였다. 이 행동은 입원 후 수 주 동안 계속되었다. 치료가 된 후 그녀는 어린 시절에 다른 아이들이 자기 말을 흉내 내고 놀려서 고통 받은 적이 있었는데, 증상을 통해 자신을 괴롭히는 사람에 대한 화난 감정을 표현할 수 있었고 충족시킬 수 있었다고 하였다.

해리 *Dissociation*

인격의 여러 부분이 잘 통정되지 않을 경우 안정감 있는 충족의 방법을 모색하는 또 다른 기전이 해리(dissociation)이다. 감정적인 고통을 주는 인격의 한 부분이 해리에 의하여 무의식화된다. 해리에서는 인격활동의 어떤 면이 개인의 통제를 벗어나 정상적인 의식과는 분리되어 하나의 독립된 인격으로 기능한다.

부정 *Denial*

부정은 의식에서는 견딜 수 없는 지각을 무시하거나 응분의 평가를 하지 않으려는 내적인 정신 방어기제이다. 부정의 경우 무의식적으로는 부정된 지각의 중요성과 정서적인 함축성을 동시에 느끼기 때문에 자아기능에 분열이 온다. 의식에서 참을 수 없는 내용은 이 방어기제에 의하여 무의식적으로 거부된다. 이런 방법에 의하여 현실은 변형되어서 더 이상 기분 나쁘거나 고통스럽지 않게 된다. 정신의학적 의미에서 사용되는 부정이라는 말에는 꾀병이라든가 거짓말로 부인하는 의식적인 노력은 포함되지 않는다.

40대 중반의 유명한 신경학자가 몇 주 동안 계속 두통을 느끼면서 왼손이 약해짐을 느꼈다. 그러던 중 갑자기 혼수상태로 빠져 입원하였고 뇌수술 결과 왼쪽 대뇌반구에서 빠르게 성장하고 있는 교종(glioma)을 발견하였다. 감압시킨 후 의식은 돌아 왔으나 그는 친구나 가족들에게 반복하여 자신은 미미한 뇌졸중을 겪은 것이라고 하였다. 그는 자신의 증상을 부정하고 있었다.

방어기제로서의 부정은 어린 시절의 발달 초기에서 나타난다. Winnicott는 유아기에 지나치게 집착하는 옷이나 인형 또는 다른 푹신한 물건 등의 일시적 대상물이 어머니로부터 분리된 상태에 대한 부정을 나타낼 수 있다고 하였다. 이러한 대상물은 어머니와의 일체감에서 어머니와 관계있는 외부의 대상(사물)에게로 옮겨가는 이행과정을 도와준다(Hales, Yudofsky & Talbott, 1944에게 재인용).

승화 *Sublimation*

억압은 갈등을 초래하는 욕망이나 요구를 다루기 위하여 사용되는 정신기제다. 억압이 목적대로 불안을 없애준다면 적응을 잘 하도록 하여 준다. 그러나 억압이란 한 가지 힘을 다른 힘으로 압도하는 것이기 때문에 충동을 억압시키기 위하여 사용된 에너지는 의식에서 이루어지는 건설적인 활동에 이용될 수 없다. 원초적이며 용납될 수 없는 충동을 억제하는데 사용되는 에너지가 어느 정도 변형되어 의식수준에서 자유롭게 이용됨으로써 그 사람의 관심과 행동을 지시할 수 있다면 바람직한 현상이다. 이 에너지가 변형되어 사회적으로 유용한 목표를 위하여 사용되도록 하는 기전이 승화(sublimation)이다. 본능적 욕구와 용납될 수 없는 충동 때문에 생긴 불안이 사회적으로 용납될 수 있는 형태로 발산될 때 이러한 욕구와 충동은 용납될 수 있는 출구와 표현양상을 발견하게 된다. 승화는 이기적이고 금지된 목적의 원초적인 경향과 충동을 개인과 사회집단 모두에게 풍요로운 삶과 문화발달을 증진시켜주는 예술, 문학, 종교, 과학 등의 다른 활동으로 바꾸어 나아가도록 한다. 예를 들어 공격적인 충동은 운동이나 직업활동 또는 사회적으로 용납되는 다른 방법으로 승화될 수 있다.

사람들은 자신과 동료들에게 물질적, 정신적, 문화적 안녕을 주는 자신의 활동이 본래는 생리적인(생물학적인) 이기적인 충동으로부터 에너지를 얻는다는 사실을 거의 모르고 있다. 전 인류의 건강과 안녕을 위하여 중요한 연구에 전념하는 과학자들은 자신의 연구가 호기심이라는 내적인 욕망이 위장되어 세련되게 표현된 것임을 의식수준에서 알지 못한다.

전환 *Conversion*

전환은 억압, 동일시, 전치, 부정, 상징화 등의 기전이 사용되는 심리적 과정이다. 고통스러운 정서를 일으키는 갈등이 운동이나 감각기능의 억제로 전환됨으로써 고통스런 감정이 중화되고 해소된다. 마비나 감각장애로 인해 갈등이 부인되고 정서가 억압되지만 그러한 기능의 억제는 억압되어 있는 소망과 억제의 필요성을 암시해 준다. 전환과정에서 일어나는 증상들은 종종 동일시를 바탕으로 하여 선택되기도 한다. 즉 주변 대상에서 관찰되는 전환증상을 무의식적으로 동일시 함으로써 동일한 과정이 일어나게 된다.

[참고문헌]

김재은, 이근후, 김정규, 박영숙 (1991). **이화방어기제검사 실시요강**. 서울: 하나의학사.

이근후 (1975). **정신의학적 인간생물학**. 정신의학 강의용교재. 비출간물.

Brenner C. (1985). **정신분석학** (이근후, 박영숙 역). 서울: 하나의학사. (원본은 1974에 출판).

Freud, A. (1936). *The ego and the mechanism of defence*. New York: International University Press.

Hales, R. E., Yodofsky, S. C. & Talbott, J. A. (1944). *The American Psychiatric*

Psyohiatry (2nd.). Textbook of Wash: ngton D. C: American Psychiatric Press, Inc.

Kaplan, H. I. & Sadock B. J. (1989). *Comprehensive textbook of psychiatry IV*. Baltimore, Williams & Wilkins.

Kenrick, D. & Trost, M. (1994). *"The evolutionary perspective"*. In A. Beall & R. Sternberg (Eds.), The psychology of Gender. NY: Guilford Press.

Kolb, L. C., & Brodie, H. K. (1988). **최신 임상정신의학**. (이근후 외 역). 서울: 하나의학사 (원전은 1982에 출판).

Sullivan, H. S. (1954). *The Psychiatric interview*. New York: W. W. Norton & Company. Inc.

Valiant, G. E. (1971). Theoretical hierarchy of adaptive ego mechanism. *Archives of General Psychiatry*, 24:107-118, 1971.

Wilson, E. (1984). "Sex." In A. Jaggar & P. Rothenberg (Eds.), *Feminist Frameworks*. NY: McGraw-Hill Company.

저자 약력

이근후

- 경북대학교 의과대학 졸업
- 신경정신과 전문의 자격과 의학박사 학위 취득
- 이화여자대학교 의과대학 교수
- 대한신경정신의학회 회장 역임
- 현) 이화여자대학교 명예교수

박영숙

- 이화여자대학교 사회학과 학부 및 대학원 심리학과 석사
- 고려대학교 대학원 심리학과 박사(임상심리학 전공)
- 한국임상심리학회장, 한국영유아 · 아동정신건강학회 고문
- 정신보건임상심리사1급(보건복지부),임상심리전문가(한국심리학회)
- 현)이화여자대학교 교육대학원 교수

알기 쉬운 정신병리학

초판인쇄일 : 2011년 12월 15일
초판발행일 : 2011년 12월 25일
저 자 : 이근후 · 박영숙
펴 낸 이 : 오무근
펴 낸 곳 : 도서출판 하나의학사
등 록 번 호 : 제300-2011-21호(1988.4.1)
주 소 : 서울시 종로구 홍파동 13-4
전 화 : 730-2555, 730-2556
팩 스 : 730-2557
E-mail : hanampc1@naver.com

정가 19,000원

저자와의 합의로 인지생략

ISBN 978-89-92141-81-9 93510